全国中医药行业高等职业教育"十二五"规划教材

针灸推拿技术

（供中医康复技术、中医养生保健、医学美容技术等专业用）

主　编	宋少军（山东中医药高等专科学校）
	辛铭金（山东中医药高等专科学校）
副主编	常晓波（江西中医药大学）
	郁　杰（湖南中医药大学）
	许慧艳（辽宁医药职业学院）
	黄昕红（黑龙江中医药大学佳木斯学院）
编　委	（以姓氏笔画为序）
	于本性（辽宁中医药大学）
	牛红社（河南推拿职业学院）
	李秀坤（四川中医药高等专科学校）
	张训浩（重庆三峡医药高等专科学校）
	张杰昌（张掖医学高等专科学校）
	陈春华（南阳医学高等专科学校）
	赵　菲（山东中医药高等专科学校）

中国中医药出版社

·北　京·

图书在版编目（CIP）数据

针灸推拿技术/宋少军，辛铭金主编 . —北京：中国中医药出版社，2015.8（2020.8重印）
全国中医药行业高等职业教育"十二五"规划教材
ISBN 978-7-5132-2556-4

Ⅰ . ①针… Ⅱ . ①宋… ②辛… Ⅲ . ①针灸学—高等职业教育—教材 ②推拿—高
等职业教育—教材 Ⅳ . ①R24

中国版本图书馆 CIP 数据核字（2015）第 118563 号

中 国 中 医 药 出 版 社 出 版
北京经济技术开发区科创十三街 31 号院二区 8 号楼
邮政编码 100176
传真 010 64405750
廊坊市晶艺印务有限公司印刷
各地新华书店经销

*

开本 787×1092 1/16 印张 21.5 字数 481 千字
2015 年 8 月第 1 版 2020 年 8 月第 2 次印刷
书 号 ISBN 978-7-5132-2556-4

*

定价 58.00 元
网址 www.cptcm.com

如有印装质量问题请与本社出版部调换（010-64405510）
版权专有 侵权必究
社长热线 010 64405720
购书热线 010 64065415 010 64065413
微信服务号 zgzyycbs
书店网址 csln.net/qksd/
官方微博 http：//e.weibo.com/cptcm
淘宝天猫网址 http：//zgzyycbs.tmall.com

张美林（成都中医药大学附属医院针灸学校党委书记、副校长）

张登山（邢台医学高等专科学校教授）

张震云（山西药科职业学院副院长）

陈　燕（湖南中医药大学护理学院院长）

陈玉奇（沈阳市中医药学校校长）

陈令轩（国家中医药管理局人事教育司综合协调处副主任科员）

周忠民（渭南职业技术学院党委副书记）

胡志方（江西中医药高等专科学校校长）

徐家正（海口市中医药学校校长）

凌　娅（江苏康缘药业股份有限公司副董事长）

郭争鸣（湖南中医药高等专科学校校长）

郭桂明（北京中医医院药学部主任）

唐家奇（湛江中医学校校长、党委书记）

曹世奎（长春中医药大学职业技术学院院长）

龚晋文（山西职工医学院／山西省中医学校党委副书记）

董维春（北京卫生职业学院党委书记、副院长）

谭　工（重庆三峡医药高等专科学校副校长）

潘年松（遵义医药高等专科学校副校长）

秘　书　长　周景玉（国家中医药管理局人事教育司综合协调处副处长）

前　言

　　中医药职业教育是我国现代职业教育体系的重要组成部分，肩负着培养中医药多样化人才、传承中医药技术技能、促进中医药就业创业的重要职责。教育要发展，教材是根本，在人才培养上具有举足轻重的作用。为贯彻落实习近平总书记关于加快发展现代职业教育的重要指示精神和《国家中长期教育改革和发展规划纲要（2010—2020年）》，国家中医药管理局教材办公室、全国中医药职业教育教学指导委员会紧密结合中医药职业教育特点，充分发挥中医药高等职业教育的引领作用，满足中医药事业发展对于高素质技术技能中医药人才的需求，突出中医药高等职业教育的特色，组织完成了"全国中医药行业高等职业教育'十二五'规划教材"建设工作。

　　作为全国唯一的中医药行业高等职业教育规划教材，本版教材按照"政府指导、学会主办、院校联办、出版社协办"的运作机制，于2013年启动了教材建设工作。通过广泛调研、全国范围遴选主编，又先后经过主编会议、编委会议、定稿会议等研究论证，在千余位编者的共同努力下，历时一年半时间，完成了84种规划教材的编写工作。

　　"全国中医药行业高等职业教育'十二五'规划教材"，由70余所开展中医药高等职业教育的院校及相关医院、医药企业等单位联合编写，中国中医药出版社出版，供高等职业教育院校中医学、针灸推拿、中医骨伤、临床医学、护理、药学、中药学、药品质量与安全、药品生产技术、中草药栽培与加工、中药生产与加工、药品经营与管理、药品服务与管理、中医康复技术、中医养生保健、康复治疗技术、医学美容技术等17个专业使用。

　　本套教材具有以下特点：

　　1. 坚持以学生为中心，强调以就业为导向、以能力为本位、以岗位需求为标准的原则，按照高素质技术技能人才的培养目标进行编写，体现"工学结合""知行合一"的人才培养模式。

　　2. 注重体现中医药高等职业教育的特点，以教育部新的教学指导意见为纲领，注重针对性、适用性及实用性，贴近学生、贴近岗位、贴近社会，符合中医药高等职业教育教学实际。

　　3. 注重强化质量意识、精品意识，从教材内容结构、知识点、规范化、标准化、编写技巧、语言文字等方面加以改革，具备"精品教材"特质。

　　4. 注重教材内容与教学大纲的统一，教材内容涵盖资格考试全部内容及所有考试要求的知识点，满足学生获得"双证书"及相关工作岗位需求，有利于促进学生就业。

　　5. 注重创新教材呈现形式，版式设计新颖、活泼，图文并茂，配有网络教学大纲指导教与学（相关内容可在中国中医药出版社网站 www.cptcm.com 下载），符合职业院校学生认知规律及特点，以利于增强学生的学习兴趣。

在"全国中医药行业高等职业教育'十二五'规划教材"的组织编写过程中，得到了国家中医药管理局的精心指导，全国高等中医药职业教育院校的大力支持，相关专家和各门教材主编、副主编及参编人员的辛勤努力，保证了教材质量，在此表示诚挚的谢意！

我们衷心希望本套规划教材能在相关课程的教学中发挥积极的作用，通过教学实践的检验不断改进和完善。敬请各教学单位、教学人员及广大学生多提宝贵意见，以便再版时予以修正，提升教材质量。

国家中医药管理局教材办公室
全国中医药职业教育教学指导委员会
中国中医药出版社
2015 年 5 月

编写说明

　　《针灸推拿技术》是"全国中医药行业高等职业教育'十二五'规划教材"之一。本教材是依据习近平总书记关于加快发展现代职业教育的重要指示和《国家中长期教育改革和发展规划纲要（2010—2020 年）》精神，为充分发挥中医药高等职业教育的引领作用，满足中医药事业发展对于高素质技术技能中医药人才的需求，由全国中医药职业教育教学指导委员会、国家中医药管理局教材办公室统一规划、宏观指导，中国中医药出版社具体组织，全国中医药高等职业教育院校联合编写，供中医药高等职业教育中医康复技术、中医养生保健、医学美容技术等专业教学使用的教材。

　　本教材牢固确立职业教育在国家人才培养体系中的重要位置，力求职业教育专业设置与产业需求、课程内容与职业标准、教学过程与生产过程"三对接"，"崇尚一技之长"，提升人才培养质量，做到学以致用。教材编写强化质量意识、精品意识，以学生为中心，以"三对接"为宗旨，突出思想性、科学性、实用性、启发性、教学适用性，在教材内容结构、知识点、规范化、标准化、编写技巧、语言文字等方面加以改革，从整体上提高教材质量，力求编写出"精品教材"。

　　本教材注重实用操作技术的介绍，强化操作技能的训练，并注意吸收本学科新成果、新技术，保持了教材的继承性、科学性、先进性和实用性，为针灸、推拿、保健按摩等职业岗位奠定了坚实的基础。

　　本教材内容简明扼要，通俗易懂。全书分基础篇、治疗篇两部分。基础篇主要介绍了经络的概念、循行路线及规律，腧穴的定位、主治及操作，其中重点穴以星号标注；针灸技术中介绍各种刺灸法的基本知识，突出针灸操作技能的实训；推拿技术中介绍成人推拿、小儿推拿基本知识，突出推拿手法操作技能的实训。治疗篇主要介绍了运用针灸推拿技术治疗各种常见病证的具体操作技术，分骨伤、内、外、妇、儿、五官等部分。本教材明显有别于本科和中职教材，体现了工学结合的特色，符合高等职业教育的培养目标：以就业为导向、能力为本位、学生为主体；打破了学科意识，强调内容整体优化。从人才所需知识、能力、素质出发，把培养职业能力作为主线，根据岗位需要设计教材内容，力求与临床实践、职业资格鉴定无缝对接。

　　在编写过程中，我们坚持"基础够用，突出技能"的原则，尽力做到精简实用，从而更有效地施惠于学生、服务于教学。并邀请了医院、保健康复类企业专家共同参与了教材的整体设计和建设，根据行业岗位要求，适当调整教材的内容，精简理论内容，突出能力培养。

本教材面向针灸推拿工作的全过程和各职业岗位,对学生进行针灸推拿能力的培养,所涉及的基本知识和基本技能可以在针灸推拿专业领域中被广泛应用。

　　本教材在编写中参考了一些最新出版的国家统编教材和同道的成果,如北京中医药大学睢明河教授为经络腧穴制作的真人实体彩色插图。在此,对上述各位专家和学者表示衷心的感谢。但因时间仓促,编写水平有限,本教材若有不足之处,敬请同道多提宝贵意见,以便再版时修订。

《针灸推拿学》编委会

2015 年 5 月

目 录

上篇　基础篇

第一章　经络腧穴总论

第一节　经络总论

经络是经脉和络脉的总称，是人体运行气血、联络脏腑、沟通内外、贯穿上下的通路。"经"，有路径的含义。经脉贯穿上下，沟通内外，是经络系统中的主干。"络"，有网络的含义。络脉是经脉别出的分支，较经脉细小，纵横交错，遍布全身。《灵枢·脉度》说："经脉为里，支而横者为络，络之别者为孙。"就是说脉按大小可逐级分为经脉、络脉和孙络。《灵枢·经脉》说："经脉者，常不可见也。""诸脉之浮而常见者，皆络脉也。"说的是经脉分布较深而络脉分布浮浅。

经络系统是由经脉与络脉相互衔接、密切联系而构成的体系，由十二经脉、奇经八脉、十五络脉及附属于十二经脉的十二经别、十二经筋、十二皮部等组成。通过经络系统的联系，使人体内部脏腑和外部组织器官成为一个有机的整体。

经络学说是阐述人体经络系统的循行分布、生理功能、病理变化及其与脏腑相互关系的理论，是中医学理论体系的重要组成部分，贯穿于中医学的生理、病理、诊断和治疗等各个方面，对中医临床各科尤其是针灸推拿临床实践具有重要的指导意义。所以《灵枢·经脉》说："经脉者，所以决死生，处百病，调虚实，不可不通。"李梴《医学入门》指出："医而不知经络，犹人夜行无烛，业者不可不熟。"

一、经络系统的组成

经络系统是由经脉和络脉组成的。经脉包括十二经脉和奇经八脉，以及附属于十二经脉的十二经别、十二经筋、十二皮部，是经络系统的主要部分。络脉有十五络脉、孙络、浮络等（表1-1）。

表 1-1　经络系统

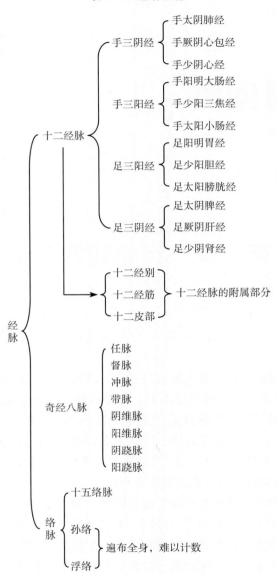

十二经脉
- 手三阴经
  - 手太阴肺经
  - 手厥阴心包经
  - 手少阴心经
- 手三阳经
  - 手阳明大肠经
  - 手少阳三焦经
  - 手太阳小肠经
- 足三阳经
  - 足阳明胃经
  - 足少阳胆经
  - 足太阳膀胱经
- 足三阴经
  - 足太阴脾经
  - 足厥阴肝经
  - 足少阴肾经

十二经脉的附属部分
- 十二经别
- 十二经筋
- 十二皮部

奇经八脉
- 任脉
- 督脉
- 冲脉
- 带脉
- 阴维脉
- 阳维脉
- 阴跷脉
- 阳跷脉

络脉
- 十五络脉
- 孙络
- 浮络　遍布全身，难以计数

经脉

（一）十二经脉

十二经脉即手三阴经、手三阳经和足三阴经、足三阳经的总称。它们是经络系统的主体，故又称为"十二正经"。

1. 十二经脉的命名　十二经脉的命名是依据手足、阴阳、脏腑三方面而确定的。经脉循行上、下肢不同，有手、足经之分；各经隶属脏腑不同，有属脏属腑之分；经脉循行分布于四肢的内、外和所属脏腑的阴阳属性不同，有阴经、阳经之分。在分阴阳的基础上，根据阴阳衍化又分三阴三阳，分为手足各六经。

2. 十二经脉在体表分布的规律 十二经脉左右对称分布于头面、躯干和四肢，纵贯全身。凡属脏的经脉称为阴经，分布于四肢内侧和胸腹；凡属腑的经脉称为阳经，分布于四肢外侧和头面、躯干。以人体自然直立，两手下垂，掌心向内的姿势，将上下肢的内外侧分为前、中（侧）、后三个区线，则手足三阳经在四肢的排列是：阳明在前，少阳在中，太阳在后；手足三阴经在四肢的排列一般是：太阴在前、厥阴在中（侧）、少阴在后，其中足三阴经在足内踝上 8 寸以下为厥阴在前、太阴在中、少阴在后，至内踝上 8 寸以上则太阴交出于厥阴之前。

3. 十二经脉的表里属络关系 十二经脉内属于脏腑，阴经属脏而络腑，阳经属腑而络脏。脏与腑有表里相合的关系，阴经与阳经有表里属络关系。如手太阴肺经属肺络大肠，手阳明大肠经属大肠络肺，肺与大肠表里相合，手太阴肺经与手阳明大肠经则表里属络。这样，十二经脉就形成了六组表里属络关系。互为表里的经脉，在生理上相互联系，病理上相互影响，治疗上相互为用。

4. 十二经脉的循行走向与交接规律 十二经脉的循行走向是：手三阴经从胸走手，手三阳经从手走头，足三阳经从头走足，足三阴经从足走腹（胸）（图 1-1）。十二经脉的交接规律是：阴经与阳经（表里经）在手足交接；阳经与阳经（同名经）在头面部交接；阴经与阴经在（手足三阴经）在胸部交接。

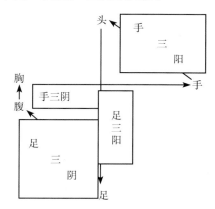

图 1-1 十二经脉循行走向示意图

5. 十二经脉气血流注次序 十二经脉的气血从手太阴肺经开始，至足厥阴肝经，再传回手太阴肺经（图 1-2）。这样逐经相传，阴阳相贯，构成了周而复始，如环无端的流注系统。

（二）奇经八脉

奇经八脉是任脉、督脉、冲脉、带脉、阴维脉、阳维脉、阴跷脉、阳跷脉的总称。它们与十二正经不同，既不隶属脏腑，又无表里配属关系，故称"奇经"。

奇经八脉的名称反映了其循行分布和各自的功能特点。督脉行于脊背正中，上至头面，总督一身之阳，称"阳脉之海"。任脉行于胸腹正中，上抵额部，总任一身之阴，

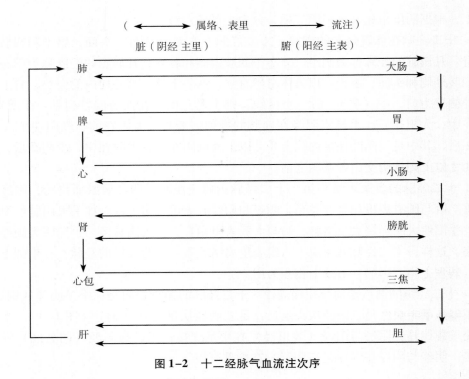

图1-2　十二经脉气血流注次序

称"阴脉之海"。冲脉与足少阴肾经并行，夹脐而上至口唇，调节十二经气血，称"十二经之海"，又称"血海"。任、督、冲三脉皆起于胞中，同出于会阴，然后分别循行，故有"一源三歧"之称。带脉环腰一周，状如束带，约束纵行诸脉。阴阳跷脉始于足踝部，经下肢内外侧与手足太阳经会合，有主司下肢运动、眼睑开合及"分主一身左右之阴阳"的功能。阴维脉与足三阴经联系，与任脉相会，具有维络诸阴的作用；阳维脉与足少阳胆经并行，与督脉会合，具有维络诸阳的作用。

总之，奇经八脉的作用主要体现在两方面：其一，沟通了十二经脉之间的联系。将部位相近、功能相似的经脉联系起来，达到统摄有关经脉气血、协调阴阳的作用。其二，奇经八脉对十二经气血有蓄积和渗灌的调节作用。《难经》比拟十二经与奇经的关系有如"沟渠"与"深湖"。"沟渠满溢，流于深湖……人脉隆盛，入于八脉而不环周"。当十二经脉气血旺盛时，奇经八脉能加以蓄积，当人体功能活动需要时，奇经八脉又能渗灌供应。

奇经八脉中，除任督二脉各有所属腧穴外，其他六脉的腧穴都寄附于十二经脉与任督脉之中。十二经脉和任督二脉，均具有一定的循行路线、病候及专属腧穴与主治，是经络系统中的主要部分，故相提并论，合称"十四经"。

（三）十五络脉

十二经脉和任督二脉各自别出一络，加上脾之大络，称为"十五络脉"。其名称分别以络脉发出处的腧穴命名。

十五络脉的循行分布特点是：十二经脉的别络均从本经四肢肘膝关节以下的络穴别出，走向其相表里的经脉，即阴经络脉走向其相表里的阳经，阳经络脉走向其相表里的阴经。任脉的别络从鸠尾分出后，散布于腹部；督脉别络从长强分出后，散布于头部，左右别走足太阳经；脾之大络从大包分出，散布于胸胁。十五络脉是全身络脉的主体，从络脉中分出的细小分支称为"孙络"，络脉中浮行于浅表部位的称为"浮络"。浮络和孙络遍布全身，难以计数。

十五络脉的作用特点是：十二络脉加强表里经之间的联系，尤其是十二经脉在体表之间的联系。督脉络、任脉络和脾之大络分别加强了腹、背和胸胁部的联系。浮络和孙络可促进气血渗灌输布，以濡养周身。

（四）十二经别

十二经别是从十二经脉分出，深入体腔的支脉。其循行分布具有"离、入、出、合"的特点。"离"是别离正经，多从肘膝关节以上本经别出；"入"是进入体腔与相关脏腑联系；"出"是浅出头项；"合"是表里会合，阳经经别合于本经经脉，阴经经别合于相表里的阳经经脉。这样，十二经别阴阳表里相合为六对，称之为"六合"。

十二经别的作用特点是：加强了表里两经和脏腑之间的联系，加强了阴经与头面的联系，补充了经脉在循行分布上的不足，使十二经脉与人体各部的联系更趋周密，扩大了阴经腧穴的主治范围。

经别和络脉都是加强表里两经的联系，所不同的是：经别主内，主要是加强躯干部互为表里脏腑之间的联系和表里经脉在头面部的联系；而络脉主外，主要是加强肘膝关节以下表里两经之间的联系。

（五）十二经筋

十二经筋是十二经脉之气结聚散络于筋肉关节的体系，是十二经脉气血所濡养的筋肉部分，并随所辖经脉而命名。

十二经筋的分布与其所辖经脉体表循行路线基本一致，即均从四肢末端走向头面、胸腹，不入内脏。在循行分布过程中有结、聚、散、络的现象，多在关节骨骼部结聚，并与邻近的他经相联结。

经筋的作用主要是联结全身骨节，利于关节的屈伸，从而保持人体正常的运动功能，如《素问·痿论》所说："宗筋主束骨而利机关也。"

（六）十二皮部

十二皮部是十二经脉之气在体表的分部，也是络脉之气散布所在。

十二皮部在体表分布，是机体的卫外屏障，可保卫机体，抗御外邪。当机体卫外功能失常时，可以通过皮→络→经→腑→脏，传注病邪，反之，当脏腑经络有病时，也可以反应病候于皮部。临床上，从外部的诊察和施治，可推断和治疗内部的疾病。

二、经络的生理功能及其临床应用

（一）经络的生理功能

1. 联络脏腑，沟通内外 人体的五脏六腑、四肢百骸、五官九窍、皮肉筋骨等组织器官，虽各有不同的生理功能，但又互相联系，使机体内外上下保持着协调统一，构成一个有机的整体。这种相互联系、有机配合，主要是依靠经络系统的联系沟通来实现的。正如《灵枢·海论》所说："夫十二经脉者，内属于腑脏，外络于肢节。"由于十二经脉及其分支的纵横交错，通上达下，入里出表，联络脏腑，使人体成为一个有机整体。

2. 运行气血，协调阴阳 气血是人体生命活动的物质基础，必须依赖经络的传注，才能输布周身，以温养濡润全身脏腑组织器官，维持机体的正常功能。《灵枢·本脏》说："经脉者，所以行血气而营阴阳，濡筋骨，利关节者也。"这就说明了经络是运行气血的通路，能将营养物质输布周身，从而完成濡养脏腑组织器官、协调阴阳之功能。

3. 抗御病邪，反映病证 在疾病的情况下，经络有抗御病邪、反映病证的作用。《素问·气穴论》说，"孙络"能"以溢奇邪，以通营卫"。营卫特别是卫气，就是通过孙络散布到全身皮部，当病邪侵犯时，孙络和卫气发挥了重要的抗御作用。在正虚邪乘的情况下，经络又是病邪传注的途径。外邪从皮毛腠理通过经络内传于脏腑，脏腑病变通过经络传注而相互影响，内脏病变又可通过经络反映到体表组织器官。当经络营内卫外的机能发生障碍时，可在其相应的经络循行部位，或相应的脏腑组织器官出现各种病证。

4. 传导感应，调整虚实 针灸防治疾病，是基于经络具有传导感应和调整虚实的作用。针刺中的得气现象和气行现象是经络传导感应的功能表现，经络的调整虚实功能是以它正常情况下的协调阴阳作为基础，针灸等治法就是通过恰当的腧穴和运用有效的刺激方法，激发经络的功能，泻其有余，补其不足，达到阴阳平复。

（二）经络的临床应用

经络理论是针灸、推拿、导引、刮痧等中医治疗方法的理论基础，它在疾病的诊断和治疗中具有重要的指导意义。

1. 指导临床诊断 经络有一定的循行路线和脏腑络属，它可以反映所属脏腑的病证，因此可根据病理变化出现的部位，诊断出病在何经、何脏、何腑。如肋胁部疼痛，多为肝胆病；缺盆疼痛，多为肺脏病变。又如头痛一症，前额痛多与阳明经有关，侧头痛多与少阳经有关，后头痛多与太阳经有关，颠顶痛多与厥阴经有关。这是根据头部经脉分布特点进行辨证归经。临床上还可根据疾病所出现的证候，结合其所联系的脏腑，进行辨证归经。如咳嗽、咳痰、胸闷，或上肢内侧前缘疼痛，与手太阴肺经有关。

此外，在某些疾病过程中常发现在经络循行通路上或在某些腧穴上，有明显的压痛、结节、条索状等反应物和皮肤温度、电阻改变等，临床上采用循经诊察、扪穴诊察和经络电测定等方法，可了解有关经络、腧穴及脏腑的变化，作为诊断参考。

2. 指导临床治疗　针灸治病选穴，一般在明确辨证的基础上，除选用局部腧穴外，通常以循经取穴为主，即某一经络或脏腑有病，便选用该经或该脏腑的所属经络或相应经脉的远部腧穴来治疗。《四总穴歌》所说"肚腹三里留，腰背委中求，头项寻列缺，面口合谷收"，就是循经取穴的很好例证，临床应用非常广泛。

此外，根据皮部理论，经络有病，或内脏有病，皆可取治于皮部，临床上用皮肤针、皮内针来治疗脏腑经络的病证。根据"菀陈则除之"的理论，又可通过刺络放血的方法来治疗一些常见病证，如目赤肿痛刺太阳出血、咽喉肿痛刺少商出血等。经筋的病候，多表现为拘挛、强直或抽搐、弛缓等症，治疗多以局部取穴，所谓"以痛为输"。这些都是经络理论应用在针灸临床方面的体现。

第二节　腧穴总论

腧穴是人体脏腑经络之气输注于体表的特殊部位，是疾病的反应点，又是针灸施术的部位。腧，通"输"，有转输的意思，像水流的转输灌注；穴，有孔隙的意思，即经气所居之处。在古代文献中有"砭灸处""节""会""气穴""孔穴""穴道""骨空"等不同名称，后世通称为"穴位"。

近代针灸著作对"腧""输""俞"三字做了区分："腧"指广义的腧穴，泛指全身所有的穴位；"输"是指井、荥、输、经、合五输穴中的第三个穴位；"俞"是指脏腑之气输注于背部的穴位，即背俞穴。本节所述，是指广义的腧穴而言。

腧穴在体表上不是孤立存在的点，而是与体内脏腑组织器官有密切的联系。

腧穴分别归属于各条经脉，经脉又隶属于一定的脏腑，这样就形成了腧穴–经络–脏腑间密切联系的完整体系，脏腑病证可以通过经络反映到体表腧穴，体表腧穴施以针灸，也能通过经络作用于脏腑。

一、腧穴的分类

人体的腧穴很多，一般分为十四经穴、经外奇穴和阿是穴三类。

（一）十四经穴

十四经穴指归属于十二经脉和任、督二脉的腧穴，简称"经穴"，共有 362 个。其特点是有具体的名称、固定的位置和归经，均可主治本经病证，是腧穴最重要的组成部分，为临床所常用。十二经脉的腧穴为左右对称分布的双穴，任督二脉的腧穴为分布在人体前后正中线的单穴。

（二）经外奇穴

经外奇穴指有具体的穴名和固定的位置，但尚未列入十四经穴系统的腧穴，简称"奇穴"。多是经验效穴，对某些病证具有独特疗效，如四缝穴治疗小儿疳积、定喘治疗哮喘、腰痛点治疗急性腰扭伤等。经外奇穴或以位置不在十四经脉循行线上，难以归属某经；或是一名数穴，也难以归入某一经；或位置虽在经络线上，如胆囊穴、太阳穴、阑尾穴等，但因定名较晚，仍属奇穴。历代针灸文献所增补的经穴，有些就是从经外奇穴而来。如《针灸资生经》增加的眉冲、《铜人腧穴针灸图经》增加的膏肓俞、《腧穴名称与定位》增加的印堂穴，先前都属于奇穴。临床上，奇穴可作为经穴的补充。

（三）阿是穴

阿是穴，即《灵枢·经筋》所谓"以痛为输"，既无固定位置，又无具体名称，又称"压痛点""天应穴"或"不定穴"。多用于治疗局部病痛。"阿是穴"之称首见于唐代孙思邈《备急千金要方》二十九卷中："有阿是之法，言人有病痛，即令捏其上，若里当其处，不问孔穴，即得便快成（或）痛处，却云阿是。灸刺皆验，故曰阿是穴也。"

二、腧穴主治作用

腧穴是气血输注的部位，也是邪气所客之处，又是针灸防治疾病的刺激点。其防治疾病的关键，就是接受针灸等刺激，以畅气血、调阴阳、和脏腑，从而达到扶正祛邪的目的。腧穴因其所处的部位、归属的经脉和特定穴类别的不同，其主治病证也不尽相同。但腧穴的主治作用有其一定的规律，归纳起来不外乎三个方面，即近治作用、远治作用和特殊作用。

（一）近治作用

近治作用指腧穴能治疗其所在部位及邻近组织、器官、经络、脏腑的病证，所谓"腧穴所在，主治所在"，是所有腧穴共有的主治作用。如头部的百会、太阳等穴治疗头部病证；耳部的翳风、听宫、听会、耳门等穴治疗耳部病证；腰部的肾俞、命门等穴治疗腰部病证；膝部的足三里、阳陵泉等穴治疗膝关节疼痛等。

（二）远治作用

远治作用指十四经穴，尤其是位于十二经脉肘、膝关节以下的腧穴，不仅能治疗局部病证，还能治疗本经循行所及的远隔部位的脏腑、组织、器官的病证，所谓"经脉所过，主治所及"，是十四经穴主治作用的基本规律。如合谷穴，不仅能治疗上肢病证，还能治疗经脉所过之处的头面部病证。

（三）特殊作用

特殊作用指某些腧穴具有双向良性调整作用和相对的特异治疗作用。临床实践证明，针刺某些腧穴，对机体的不同状态起到相反而又有效的效果。如针刺天枢既能止泻又能通便，内关可治心动过速，也可治心动过缓。腧穴的特异治疗作用尤其体现在特定穴中，如背俞穴与原穴主治五脏疾患，募穴与下合穴主治六腑疾患，郄穴主治急性病痛，五输穴中的井穴用于急救、荥穴主治热病等。另外，其他腧穴如大椎退热、至阴矫正胎位等，都是腧穴特殊作用的体现。

三、腧穴主治规律

腧穴的主治规律包括分经主治规律和分部主治规律两个方面。

（一）分经主治规律

十四经腧穴的主治以分经为基础，凡是属于同一经脉的腧穴，其主治均有其共同之处。如手太阴肺经腧穴主治以肺、喉病证为主，手阳明大肠经腧穴主治以头面病证为主，足阳明胃经腧穴主治以胃肠病证为主等。不同经脉的腧穴，如果这些经脉经过或到达同一部位，则有相同的主治病证。如手三阴经从胸走手，手三阴经腧穴则主治胸部病证和本经所过的上肢部位的疼痛、麻木、厥冷等。由于经脉循行和属络脏腑的不同，不同经脉和脏腑各有其不同的病候，其分经主治就既有共性，又有特性。现将十四经腧穴主治异同归纳如下（表1–2）。

表1–2　十四经腧穴主治异同表

1. 手三阴经

经脉	本经主治	三经相同主治
手太阴肺经	肺、咽喉病	
手厥阴心包经	心、胃病	胸部病
手少阴心经	心病	

2. 手三阳经

经脉	本经主治	三经相同主治
手阳明大肠经	前头、面、眼、鼻、口齿病	
手少阳三焦经	侧头、耳、胁肋病	头部病
手太阳小肠经	后头、项、肩胛病	

3. 足三阳经

经脉	本经主治	三经相同主治
足阳明胃经	前头、面、眼、口齿、喉、胃肠病	
足少阳胆经	侧头、耳、胁肋、胆肝病	头部病
足太阳膀胱经	后头、项、背腰病（背俞并治脏腑病）	

4. 足三阴经

经脉	本经主治	三经相同主治
足太阴脾经	脾胃病	
足厥阴肝经	肝胆病、胁肋病、头面病	腹部病（前阴病、妇科病）
足少阴肾经	肺病、咽喉病	

5. 任督二脉

经脉	本经主治	二经相同主治
任脉	回阳固脱，有强壮作用	神志病、脏腑病、妇科病
督脉	中风、昏迷、热病、头面病	

（二）分部主治规律

在分经的基础上，由于每一条经脉所属的腧穴分布部位不同，其主治作用的范围也有差异。如手阳明大肠经的合谷与迎香，迎香以治局部病证为主，而合谷除主治局部病证外，还能治疗经脉循行所过的上肢及头面部病证。临床实践证明，腧穴的主治作用是与腧穴的部位密切相关的。一般来说，头面躯干部的腧穴，除任、督脉某些腧穴具有特殊的或全身性的主治作用外，绝大部分腧穴一般只能主治腧穴所在部位及邻近的脏腑组织器官的病证。四肢部的腧穴，尤其是四肢肘膝关节以下的腧穴，除主治局部和邻近部位的病证外，还能主治该经循行所及的远隔部位的头面躯干及其脏腑组织器官的病证。而且越是远离躯干部的腧穴，其主治范围越广。四肢部腧穴的远治作用是与经脉的循行密切相关的，只要熟悉经脉的循行，就能把握腧穴作用的范围。

四、特定穴

特定穴是指十四经穴中具有特殊治疗作用，并以特定称号概括的腧穴。特定穴在针灸学的基本理论和临床应用方面有着重要的意义。

（一）五输穴

五输穴，即十二经脉分布在肘、膝关节以下的井、荥、输、经、合穴的总称。其分布次序是从四肢末端向肘膝方向排列。古代医家把经气在经脉中运行的情况，比作自然界的水流，以说明经气的出入和经过部位的深浅及其不同作用。如分布在指（趾）端，为经气所出，像水的源头，称为"井穴"；分布在掌指或跖趾关节之前，经气所溜，像刚出的泉水微流，称为"荥穴"；分布在掌指或跖趾关节之后，经气渐盛，像水流由浅入深，由小到大，称为"输穴"；分布在腕踝关节以上，经气盛行，像水在通畅的河中流过，称为"经穴"；位于肘膝关节附近，经气充盈合于脏腑，像江河水流落入湖海，称为"合穴"。正如《灵枢·九针十二原》所说："所出为井，所溜为荥，所注为输，所行为经，所入为合。"

（二）原穴、络穴

原，即本源、原气之意，原穴是脏腑原气输注、经过和留止的部位，十二经脉在四肢各有一个原穴，称为"十二原"。阴经原穴又为五输穴中的输穴，即阴经以输为原；阳经于输穴之后另置一原。十二经原穴多分布于腕踝部附近。

络，有联络之意。络脉从经脉分出的部位各有一个腧穴，叫作"络穴"。十二经的络穴位于四肢肘膝关节以下，具有联络表里两经的作用。加上位于腹部之任脉络穴鸠尾、位于尾骶部之督脉络穴长强及位于胸胁的脾之大络大包穴，共十五穴，故又合称"十五络穴"。

（三）郄穴

郄，有空隙之意，郄穴是各经经气深聚的部位。十二经脉和奇经八脉中的阴跷脉、阳跷脉、阴维脉、阳维脉各有 1 个郄穴，共 16 个郄穴，多分布于四肢肘膝关节以下。

（四）下合穴

下合穴是指六腑之气下合于足三阳经的 6 个腧穴，又称六腑下合穴。主要分布在膝关节附近的足三阳经上。

（五）俞穴、募穴

俞穴是脏腑之气输注于背腰部的腧穴，又称"背俞穴"。背俞穴分布在足太阳膀胱经第 1 侧线上，其位置大体与相关脏腑所在部位相接近。

募穴是脏腑之气汇聚于胸腹部的腧穴，又称"腹募穴"。脏腑各有 1 个募穴，分布于胸腹部，其中 6 个募穴分布于任脉上，其位置也与其相关脏腑所处部位相接近。

（六）八会穴

八会穴指脏、腑、气、血、筋、脉、骨、髓之气会聚的 8 个腧穴，即脏会章门、腑会中脘、气会膻中、血会膈俞、筋会阳陵泉、骨会大杼、髓会绝骨。八会穴分布于躯干和四肢部，主治以上八个方面的病证。

（七）八脉交会穴

八脉交会穴是指十二经脉与奇经八脉脉气相通的 8 个腧穴，又称交经八穴。分布于四肢部腕踝关节的上下。

（八）交会穴

交会穴是指两经或数经经脉相交或会合处的腧穴，多分布于头面、躯干部。

五、腧穴的定位方法

在临床上，腧穴定位的准确与否，直接影响着治疗效果，因此必须重视和掌握正确的定位方法。常用的方法有四种：体表解剖标志定位法、骨度折量定位法、指寸定位法和简便取穴法。

（一）体表解剖标志定位法

体表解剖标志定位法，又称"自然标志定位法"，是根据人体解剖学的各种体表标志来确定腧穴位置的方法。分为固定标志和活动标志两种。

1. 固定标志 指不受人体活动影响而固定不移的标志，如五官、发际、指（趾）甲、乳头、肚脐、骨节突起或凹陷等。如腓骨小头前下方取阳陵泉，足内踝尖上 3 寸，胫骨内侧缘后方取三阴交，眉头取攒竹，脐中旁开 2 寸取天枢，两眉中间取印堂，两乳头中间取膻中，肚脐处取神阙等。

2. 活动标志 指需要采取相应的活动姿势才会出现的标志，即各部的关节、肌肉、肌腱、皮肤随着活动而出现的空隙、凹陷、皱纹等。如在耳屏与下颌关节之间微张口呈凹陷处取听宫；下颌角前上方约一横指当咀嚼时咬肌隆起，按之凹陷处取颊车；屈肘，在肘横纹外侧端凹陷处取曲池等。

（二）骨度折量定位法

骨度折量定位法，是以体表骨节为主要标志，将两骨节之间的长度折量为一定的分寸来定腧穴的方法，又称"骨度分寸定位法"。"寸"即等份的意思，如前发际至后发际为 12 寸，即是将这段距离划分为 12 等份。此法是腧穴定位法中较为准确的一种方法，不论男女、老少、高矮、胖瘦，均可按此法应用。全身主要的骨度折量寸见表 1-3 和图1-3。

表 1-3　骨度折量寸表

部位	起止点	折量寸	度量法	说明
头面部	前发际正中至后发际正中	12	直寸	用于确定头部腧穴的纵向距离
	眉间（印堂）至前发际正中	3	直寸	用于确定前或后发际及头部腧穴的纵向距离
	两额角发际（头维）之间	9	横寸	用于确定头前部腧穴的横向距离
	耳后两乳突（完骨）之间	9	横寸	用于确定头后部腧穴的横向距离
胸腹胁部	胸骨上窝（天突）至剑胸结合中点（歧骨）	9	直寸	用于确定胸部任脉腧穴的纵向距离
	剑胸结合中点（歧骨）至脐中	8	直寸	用于确定上腹部腧穴的纵向距离
	脐中至耻骨联合上缘（曲骨）	5	直寸	用于确定下腹部腧穴的纵向距离
	两肩胛骨喙突内侧缘之间	12	横寸	用于确定胸部腧穴的横向距离
	两乳头之间	8	横寸	用于确定胸腹部腧穴的横向距离
背腰部	肩胛骨内侧缘至后正中线	3	横寸	用于确定背腰部腧穴的横向距离
上肢部	腋前、后纹头至肘横纹（平尺骨鹰嘴）	9	直寸	用于确定上臂部腧穴的纵向距离
	肘横纹（平尺骨鹰嘴）至腕掌（背）侧远端横纹	12	直寸	用于确定前臂部腧穴的纵向距离

续表

部位	起止点	折量寸	度量法	说明
下肢部	耻骨联合上缘至髌底	18	直寸	用于确定大腿部腧穴的纵向距离
	髌底至髌尖	2	直寸	
	髌尖（膝中）至内踝尖	15	直寸	用于确定小腿内侧部腧穴的纵向距离
	胫骨内侧髁下方阴陵泉至内踝尖	13	直寸	
	股骨大转子至腘横纹（平髌尖）	19	直寸	用于确定大腿前外侧部腧穴的纵向距离
	臀沟至腘横纹	14	直寸	用于确定大腿后部腧穴的纵向距离
	腘横纹（平髌尖）至外踝尖	16	直寸	用于确定小腿外侧部腧穴的纵向距离
	内踝尖至足底	3	直寸	用于确定足内侧部腧穴的纵向距离

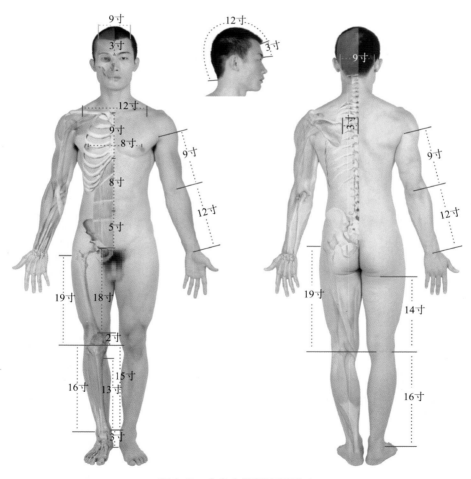

图 1-3　全身主要骨度折量寸

（三）指寸定位法

指寸定位法，是指依据患者本人手指折量分寸来量取腧穴的定位方法，又称"手指同身寸取穴法"。常用的有以下3种：

1. 中指同身寸 以患者中指中节桡侧两端纹头（拇、中指屈曲成环形）之间的距离作为1寸（图1-4）。

2. 拇指同身寸 以患者拇指的指间关节的宽度作为1寸（图1-5）。

3. 横指同身寸（一夫法） 是令患者将食指、中指、无名指和小指并拢，以中指中节横纹为标准，其四指的宽度作为3寸（图1-6）。

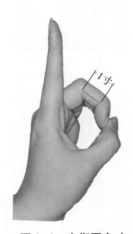

图 1-4　中指同身寸

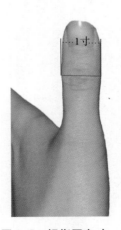

图 1-5　拇指同身寸

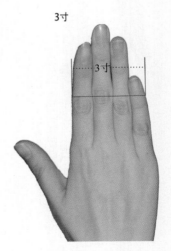

图 1-6　横指同身寸

（四）简便取穴法

在长期的临床实践中，历代医家积累了丰富的取穴经验，对有些腧穴总结出简便快捷的取穴方法，称为"简便取穴法"。如直立垂手，中指端取风市；两手自然平直交叉，在食指尽端到达桡骨茎突上取列缺等。

上述四种定位方法，从定位的准确性考虑，以体表解剖标志（主要指固定标志）和骨度分寸法首选，指寸法和简便取穴法虽然方便快捷，但误差也较大，临床定穴必须以前法为主要依据，适当参合后法，灵活运用，以求取穴的准确。

第二章 经络腧穴各论

第一节 十二经脉及腧穴

一、手三阴经

（一）手太阴肺经

【经脉循行】起于中焦，向下联络大肠，回绕过来沿着胃的上口，通过横膈，属于肺脏，从肺系横行出来，向下沿上臂内侧，下行到肘窝中，沿着前臂内侧前缘，进入寸口，经过手掌大鱼际边缘，出拇指桡侧端。手腕后方的支脉，从列缺处分出，沿食指的桡侧端直达食指末端，与手阳明大肠经相接。（图 2-1）

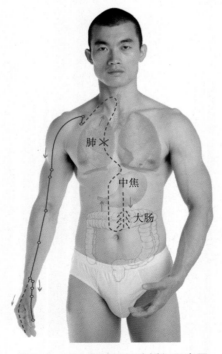

图 2-1　手太阴肺经经脉循行示意图

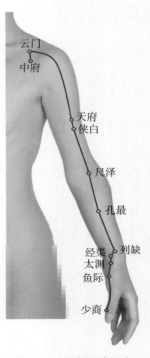

图 2-2　手太阴肺经穴

【主要病候】咳嗽，气喘，少气不足以息，咯血，伤风，胸部胀满，咽喉肿痛，缺盆部及手臂内侧前缘痛，肩背部寒冷、疼痛等症。

【主治概要】本经腧穴主治喉、胸、肺病以及经脉循行部位的其他病证。

【本经腧穴】起于中府，止于少商，左右各 11 个穴位（图 2-2）。

1. 中府*（Zhōngfǔ，LU 1）　肺之募穴

【定位】在胸部，横平第 1 肋间隙，锁骨下窝外侧，前正中线旁开 6 寸（图 2-3）。

【主治】咳嗽，气喘，胸痛，胸中烦满，肩背痛。

【操作】向外斜刺 0.5～0.8 寸，不可向内侧深刺。

【附注】中府主肺系急咳辄胸痛。（《备急千金要方》）

2. 云门（Yúnmén，LU 2）

【定位】在胸部，锁骨下窝凹陷中，肩胛骨喙突内缘，前正中线旁开 6 寸。以手叉腰，在锁骨外端下缘出现一个三角形的凹陷，凹陷的正中即是云门（图 2-3）。

【主治】咳嗽，气喘，胸痛，胸中烦热，肩痛。

【操作】向外斜刺 0.5～0.8 寸，不可向内侧深刺。

3. 天府（Tiānfǔ，LU 3）

【定位】在上臂前区，腋前纹头下 3 寸，肱二头肌桡侧缘处（图 2-3）。

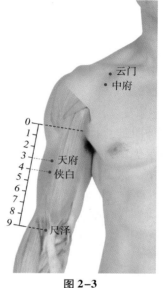

图 2-3

【主治】气喘，鼻衄，瘿气，上臂内侧痛。

【操作】直刺 0.3～0.5 寸。

【附注】禁不可灸，灸之令人逆气。（《针灸甲乙经》）

4. 侠白（Xiábái，LU 4）

【定位】在上臂前区，腋前纹头下 4 寸，肱二头肌桡侧缘处（图 2-3）。

【主治】咳嗽，气喘，烦满，干呕，心痛，上臂内侧痛。

【操作】直刺 0.5～0.8 寸。

5. 尺泽*（Chǐzé，LU 5）　合穴

【定位】在肘区，肘横纹上，肱二头肌腱桡侧凹陷中（图 2-3）。

【主治】咳嗽，气喘，咯血，潮热，咽喉肿痛，胸部胀满，小儿惊风，吐泻，肘臂挛痛。

【操作】直刺 0.5～0.8 寸，或点刺出血。

【附注】

（1）吐血定喘补尺泽。（《灵光赋》）

（2）筋急不开手难伸，尺泽从来要认真。（《玉龙歌》）

（3）三棱针静脉放血治疗急性胃肠炎，轻症单侧，重症双侧同时放血。

（4）针刺治疗急慢性扁桃体炎及咽炎，行透天凉手法，或放血。

6. 孔最* (Kǒngzuì，LU 6)　郄穴

【定位】在前臂前区，腕掌侧远端横纹上 7 寸，尺泽与太渊连线上（图2-4）。

【主治】咳嗽，气喘，咯血，鼻衄，咽喉肿痛，失音，痔疮，热病无汗，头痛，肘臂挛痛。

【操作】直刺 0.5～0.8 寸。

【附注】孔最，主臂厥热痛汗不出，皆灸刺之，此穴可以出汗。（《备急千金要方》）

7. 列缺* (Lièquē，LU 7)　络穴；八脉交会穴（通任脉）

【定位】在前臂，腕掌侧远端横纹上 1.5 寸，拇短伸肌腱与拇长展肌腱之间，拇长展肌腱沟凹陷中。两手虎口自然平直交叉，一手食指按在另一手桡骨茎突上，指尖下凹陷中是穴（图2-4）。

【主治】咳嗽，气喘，咽喉肿痛，口眼喎斜，偏正头痛，项强，牙痛。

【操作】向肘部斜刺 0.2～0.3 寸。

【附注】

（1）头项寻列缺。（《四总穴歌》）

（2）埋针治疗血管性头痛。

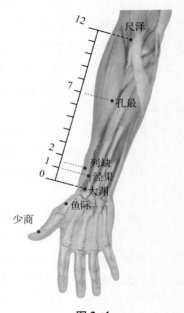

图 2-4

8. 经渠 (Jīngqú，LU 8)　经穴

【定位】在前臂前区，腕掌侧远端横纹上 1 寸，桡骨茎突与桡动脉之间（图2-4）。

【主治】咳嗽，气喘，喉痹，胸痛，手腕痛。

【操作】直刺 0.2～0.3 寸。

【附注】禁灸。

9. 太渊* (Tàiyuān，LU 9)　输穴；原穴；八会穴之脉会

【定位】在腕前区，桡骨茎突与舟状骨之间，拇长展肌腱尺侧凹陷中（图2-4）。

【主治】咳嗽，气喘，咯血，胸痛，缺盆中痛，喉痹，腕臂痛，无脉症。

【操作】避开桡动脉，直刺 0.2～0.3 寸。

【附注】

（1）寒痰咳嗽更兼风，列缺二穴最可攻，先把太渊一穴泻，多加艾火即收功。（《玉龙歌》）

（2）咳嗽风痰，太渊、列缺宜刺。（《玉龙赋》）

10. 鱼际* (Yújì，LU 10)　荥穴

【定位】在手外侧，第 1 掌骨桡侧中点赤白肉际处（图2-4）。

【主治】咳嗽，咯血，失音，喉痹，咽干，发热。

【操作】直刺 0.5～0.8 寸。

【附注】

（1）凡唾血，泻鱼际，补尺泽。（《针灸甲乙经》）

（2）针刺治疗哮喘急性发作，向掌心斜刺 6 分左右，行提插手法，使针感传至胸部。

11. 少商（Shàoshāng，LU 11） 井穴

【定位】在手指，拇指末节桡侧，指甲根角侧上方 0.1 寸（图 2-4）。

【主治】咳嗽，气喘，喉痹，鼻衄，中暑，发热，昏迷，癫狂，指腕挛急。

【操作】浅刺 0.1 寸，或点刺出血。

【附注】

（1）乳蛾之症少人医，必用金针疾始除，如若少商出血后，即时安稳免灾危。（《玉龙歌》）

（2）针刺放血法治疗发热、咽喉肿痛。

（二）手厥阴心包经

【经脉循行】起于胸中，出属心包络，向下通过横膈，从胸至腹依次联络上、中、下三焦。胸中支脉，沿着胸内出于胁部，当腋下 3 寸处向上到腋下，沿上臂内侧，行于手太阴和手少阴之间，进入肘窝中，向下行于前臂两筋之间，进入掌中，沿着中指到指端。掌中支脉，从掌中分出，沿无名指到指端，与手少阳三焦经相接。（图 2-5）

【主要病候】心痛，胸闷，心悸，心烦，癫狂，腋肿，肘臂挛急，掌心发热等症。

【主治概要】本经腧穴主治心、胸、胃、神志病以及经脉循行部位的其他病证。

【本经腧穴】起于天池，止于中冲，左右各 9 个穴位（图 2-6）。

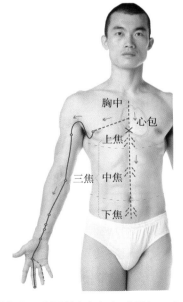

图 2-5 手厥阴心包经经脉循行示意图

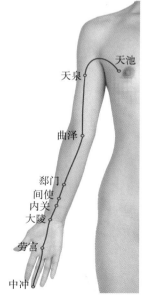

图 2-6 手厥阴心包经穴

1. 天池（Tiānchí，**PC 1**）

【定位】在胸部，第 4 肋间隙，前正中线旁开 5 寸（图 2-7）。

【主治】咳嗽，气喘，胸闷，胸痛，乳痈，瘰疬，腋下肿痛。

【操作】斜刺或平刺 0.3 ～ 0.5 寸。

2. 天泉（Tiānquán，**PC 2**）

【定位】在上臂前区，腋前纹头下 2 寸，肱二头肌的长、短头之间（图 2-8）。

【主治】心悸，咳嗽，胸胁胀痛，臂痛。

【操作】直刺 0.5 ～ 0.8 寸。

3. 曲泽＊（Qūzé，**PC 3**）　合穴

【定位】在肘前区，肘横纹上，肱二头肌腱的尺侧缘凹陷中（图 2-8）。

【主治】心痛，心悸，咳嗽，胃痛，呕吐，泄泻，热病，中暑，肘臂痛。

【操作】直刺 0.8 ～ 1 寸，或点刺出血。

【附注】曲泽、大陵，主心下澹澹，善惊。（《备急千金要方》）

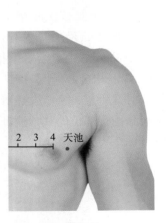

图 2-7

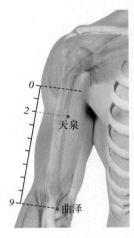

图 2-8

4. 郄门（Xìmén，**PC 4**）　郄穴

【定位】在前臂前区，腕掌侧远端横纹上 5 寸，掌长肌腱与桡侧腕屈肌腱之间（图 2-9）。

【主治】心痛，心悸，胃痛，呕血，咯血，肘臂痛，疔疮，癫狂，痫证。

【操作】直刺 0.5 ～ 1 寸。

5. 间使（Jiānshǐ，**PC 5**）　经穴

【定位】在前臂前区，腕掌侧远端横纹上 3 寸，掌长肌腱与桡侧腕屈肌腱之间（图 2-9）。

【主治】心痛，心悸，胃痛，呕吐，热病，疟疾，肘臂痛，癫狂，痫证。

【操作】直刺 0.5 ～ 1 寸。

6. **内关**[*]（Nèiguān，**PC 6**） 络穴；八脉交会穴（通阴维脉）

【定位】在前臂前区，腕掌侧远端横纹上 2 寸，掌长肌腱与桡侧腕屈肌腱之间（图 2-9）。

【主治】心痛，心悸，胸痛，胃痛，呕吐，呃逆，失眠，头痛，癫狂痫，癔症，热病，肘臂挛痛。

【操作】直刺 0.5~1 寸。

【附注】

（1）胸腹满痛刺内关。（《标幽赋》）

（2）肚痛须是公孙妙，内关相应必然瘳。（《席弘赋》）

7. **大陵**[*]（Dàlíng，**PC 7**） 输穴；原穴

【定位】在腕前区，腕掌侧远端横纹中，掌长肌腱与桡侧腕屈肌腱之间（图 2-9）。

【主治】心痛，心悸，胸胁痛，胃痛，呕吐，癫狂痫，手腕臂痛，腕下垂。

【操作】直刺 0.3~0.5 寸。

【附注】心热口臭大陵驱。（《胜玉歌》）

8. **劳宫**[*]（Láogōng，**PC 8**） 荥穴

【定位】在掌区，横平第 3 掌指关节近端，第 2、3 掌骨之间偏于第 3 掌骨（图 2-10）。

【主治】心痛，中风昏迷，癫狂，中暑，鹅掌风，口疮，口臭。

【操作】直刺 0.3~0.5 寸。

【附注】口有疮蚀龈，臭秽气冲人，灸劳宫二穴，各一壮。（《针灸大成》）

9. **中冲**[*]（Zhōngchōng，**PC 9**） 井穴

【定位】在手指，中指末端最高点（图 2-10）。

【主治】心烦，心痛，舌强肿痛，中风昏迷，中暑，热病，掌中热。

【操作】浅刺 0.1 寸，或点刺出血。

【附注】中风之症症非轻，中冲二穴可安宁，先补后泻如无应，再刺人中立便轻。（《玉龙歌》）

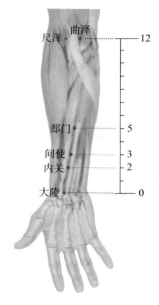

图 2-9

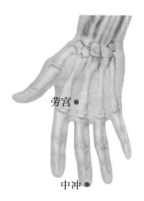

图 2-10

（三）手少阴心经

【经脉循行】起于心中，出属心系，向下通过横膈，联络小肠。上行支脉，从心系向上，沿咽喉至目系。其直行主干，从心系上行至肺，再向下浅出腋下，沿上臂内侧后缘到达肘窝，沿前臂内侧后缘至掌后豌豆骨部，进入掌内，沿小指桡侧至末端，与手太

阳小肠经相接。（图2-11）

【主要病候】心痛，咽干，口渴，目黄，胁痛，上臂内侧痛，手心发热等症。

【主治概要】本经腧穴主治心、胸、神志病以及经脉循行部位的其他病证。

【本经腧穴】起于极泉，止于少冲，左右各9个穴位（图2-12）。

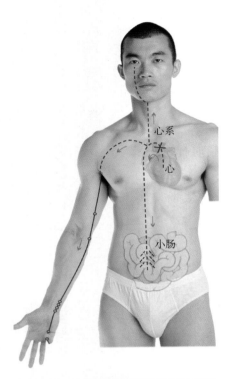

图2-11　手少阴心经经脉循行示意图

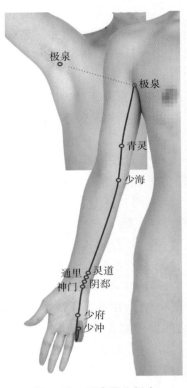

图2-12　手少阴心经穴

1. 极泉*（Jíquán，**HT 1**）

【定位】在腋窝中央，腋动脉搏动处（图2-13）。

【主治】心痛，心悸，胁肋疼痛，肘臂冷痛，上肢不遂，瘰疬。

【操作】避开动脉，直刺0.2～0.3寸。

【附注】治心痛干呕，四肢不收。（《铜人腧穴针灸图经》）

2. 青灵（Qīnglíng，**HT 2**）

【定位】在上臂前区，肘横纹上3寸，肱二头肌的内侧沟中（图2-14）。

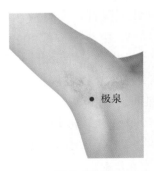

图2-13

【主治】目黄，头痛，胁痛，肩臂痛，腋下肿痛。

【操作】直刺0.3～0.5寸。

3. 少海*（Shàhǎi，**HT3**）　合穴

【定位】屈肘成直角，当肘横纹内侧端与肱骨内上髁连线的中点处（图2-15）。

【主治】心痛，头痛，肘臂挛痛、麻木，腋胁痛，癫狂痫。

【操作】直刺或斜刺 0.5 ~ 1 寸。

【附注】

（1）心疼手颤针少海。（《灵光赋》）

（2）且如两臂顽麻，少海就傍于三里。（《百症赋》）

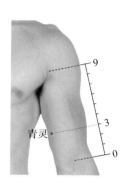

图 2-14

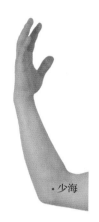

图 2-15

4. 灵道（Língdào，**HT4**）　经穴

【定位】在前臂前区，腕掌侧远端横纹上 1.5 寸，尺侧腕屈肌腱的桡侧缘（图 2-16）。

【主治】心悸怔忡，心痛，悲恐善笑，暴喑，腕臂挛急，手麻不仁。

【操作】直刺 0.3 ~ 0.5 寸。

5. 通里（Tōnglǐ，**HT5**）　络穴

【定位】在前臂前区，腕掌侧远端横纹上 1 寸，尺侧腕屈肌腱的桡侧缘（图 2-16）。

【主治】暴喑，舌强不语，心悸怔忡，头痛目眩，腕臂内后侧痛。

【操作】直刺 0.3 ~ 0.5 寸。

【附注】针刺廉泉、通里、照海穴治疗脑血管病引起的失音。

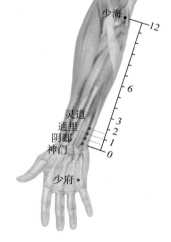

图 2-16

6. 阴郄（Yīnxì，**HT6**）　郄穴

【定位】在前臂前区，腕掌侧远端横纹上 0.5 寸，尺侧腕屈肌腱的桡侧缘（图 2-16）。

【主治】心痛，心悸，惊恐，骨蒸盗汗，吐血，衄血，失语，腕痛。

【操作】直刺 0.3 ~ 0.5 寸。

【附注】泻阴郄止盗汗，治小儿骨蒸。（《标幽赋》）

7. 神门[*] （Shénmén，**HT7**） 输穴；原穴

【定位】在腕前区，腕掌侧远端横纹尺侧端，尺侧腕屈肌腱的桡侧缘（图 2-16）。

【主治】心痛，心烦，心悸怔忡，健忘失眠，胸胁痛，痴呆，癫狂痫，腕痛。

【操作】直刺 0.3～0.4 寸。

【附注】神门独治痴呆病，转手骨开得穴真。（《玉龙歌》）

8. 少府（Shàofǔ，**HT8**） 荥穴

【定位】在手掌，横平第 5 掌指关节近端，第 4、5 掌骨之间（握拳时小指尖所指处）（图 2-16）。

【主治】心悸，胸痛，阴痒，阴痛，掌中热，手小指挛痛。

【操作】直刺 0.2～0.3 寸。

9. 少冲（Shàochōng，**HT9**） 井穴

【定位】在手小指的末节桡侧，指甲根角侧上方 0.1 寸（图 2-17）。

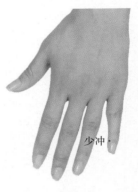

少冲

图 2-17

【主治】心痛，心悸，胸胁痛，癫狂，热病，昏迷。

【操作】浅刺 0.1 寸，或点刺出血。

实　　训

1. 手三阴经腧穴定位中用到了哪些重要的体表解剖标志？

2. 手三阴经腧穴中所用到的骨度分寸有哪些？

3. 如实填写下列表格：

腧穴	定位方法	针刺角度、方向、深度	针下感应	综合评定
内关				
孔最				
神门				

二、手三阳经

（一）手阳明大肠经

【经脉循行】起于食指末端，沿着食指桡侧缘向上，通过第 1、第 2 掌骨之间，进入两筋（拇长伸肌腱和拇短伸肌腱）之间，沿前臂桡侧，进入肘外侧，再沿上臂外侧前缘，上走肩端，沿肩峰前缘，向上交会到第 7 颈椎棘突下，再向前下行到锁骨上窝，络于肺，通过膈肌，属于大肠。颈部支脉，从锁骨上窝分出，上行颈部，通过面颊，进入下齿中，回绕至上唇，交叉于人中，左脉向右，右脉向左，上行夹着鼻孔到鼻翼两旁，与足阳明胃经相接。（图 2-18）

【主要病候】腹痛，肠鸣，泄泻，便秘，痢疾，咽喉肿痛，鼻流清涕或出血，以及

经脉循行部位疼痛、热肿或寒冷等症。

【主治概要】 本经腧穴主治头面、五官、咽喉病，热病及经脉循行部位的其他病证。

【本经腧穴】 起于商阳，止于迎香，左右各 20 个穴位（图 2-19）。

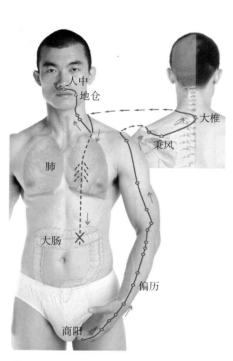

图 2-18 手阳明大肠经经脉循行示意图

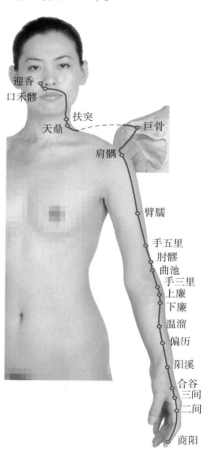

图 2-19 手阳明大肠经穴

1. 商阳[*]（Shāngyáng，**LI1**） 井穴

【定位】 在手指，食指末节桡侧，指甲根角侧上方 0.1 寸（图 2-20）。

【主治】 咽喉肿痛，颐颔肿，齿痛，耳鸣，耳聋，青盲，热病，昏厥，食指麻木。

【操作】 浅刺 0.1 寸，或点刺出血。

【附注】 中风暴仆昏沉，痰塞壅。（《医宗金鉴》）

2. 二间（Èrjiān，**LI2**） 荥穴

【定位】 在手指，第 2 掌指关节桡侧远端赤白肉际处（图 2-20）。

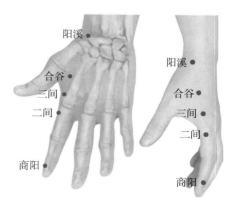

图 2-20

【主治】目痛，鼻衄，齿痛，口眼㖞斜，喉痹，食指屈伸不利，热病。

【操作】直刺 0.2~0.3 寸。

3. 三间（Sānjiān，**LI3**） 输穴

【定位】在手背，第 2 掌指关节桡侧近端凹陷中（图 2-20）。

【主治】目痛，齿痛，咽喉肿痛，腹满肠鸣，掌指关节肿痛。

【操作】直刺 0.3~0.5 寸。

4. 合谷*（Hégǔ，**LI4**） 原穴

【定位】在手背，第 1、2 掌骨间，第 2 掌骨桡侧的中点处。以一手的拇指指间关节横纹，放在另一手拇、食指之间的指蹼缘上，当拇指尖下是穴（图 2-20）。

【主治】头痛，眩晕，鼻衄，齿痛，面肿，口眼㖞斜，疟腮，指臂痛，上肢不遂，腹痛，便秘，发热，汗证，隐疹，滞产。

【操作】直刺 0.5~0.8 寸。

【附注】

（1）面口合谷收。（《四总穴歌》）

（2）无汗更将合谷补，复溜穴泻好施针，倘若汗多流不绝，合谷收补效如神。（《拦江赋》）

5. 阳溪（Yángxī，**LI5**） 经穴

【定位】在腕区，在腕背侧远端横纹桡侧，桡骨茎突远端，手拇指向上翘起时，当拇短伸肌腱与拇长伸肌腱之间的凹陷中（图 2-21）。

【主治】头痛，目赤，耳鸣，耳聋，咽喉肿痛，齿痛，腕痛。

【操作】直刺 0.3~0.5 寸。

6. 偏历*（Piānlì，**LI6**） 络穴

【定位】在前臂，腕背侧远端横纹上 3 寸，阳溪与曲池连线上（图 2-21）。

【主治】目赤，耳聋，耳鸣，鼻衄，喉痛，肩臂肘腕疼痛，水肿。

【操作】直刺或斜刺 0.3~0.5 寸。

【附注】

（1）实则龋聋，虚则齿寒痹膈，取之所别也。（《灵枢·经脉》）

（2）刺偏历利小便，医大人水蛊。（《标幽赋》）

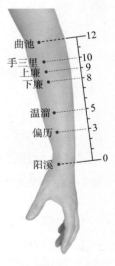

图 2-21

7. 温溜（Wēnliū，**LI7**） 郄穴

【定位】在前臂，腕背侧远端横纹上 5 寸，阳溪与曲池连线上（图 2-21）。

【主治】头痛，面肿，口舌肿痛，咽喉肿痛，肠鸣腹痛，肩臂痛，癫痫。

【操作】直刺 0.5~0.8 寸。

8. 下廉（Xiàlián，**LI8**）

【定位】在前臂，肘横纹下 4 寸，阳溪与曲池连线上（图 2-21）。

【主治】头风，眩晕，目痛，肘臂痛，腹痛，腹胀。

【操作】 直刺 0.5 ~ 0.8 寸。

9. 上廉 (Shànglián, **LI9**)

【定位】 在前臂，肘横纹下 3 寸，阳溪与曲池连线上（图 2-21）。

【主治】 头痛，肩臂酸痛麻木，半身不遂，腹痛，肠鸣，泄泻。

【操作】 直刺 0.5 ~ 0.8 寸。

10. 手三里* (Shǒusānlǐ, **LI10**)

【定位】 在前臂，肘横纹下 2 寸，阳溪与曲池连线上（图 2-21）。

【主治】 齿痛，颊肿，手臂麻痛，肘挛不伸，上肢不遂，腹胀，吐泻。

【操作】 直刺 0.5 ~ 0.8 寸。

【附注】 肩上痛连脐不休，手中三里便须求。（《席弘赋》）

11. 曲池* (Qūchí, **LI11**)　合穴

【定位】 在肘区，屈肘成直角，在肘横纹外侧端与肱骨外上髁连线中点处（图 2-21）。

【主治】 热病，咽喉肿痛，齿痛，瘰疬，隐疹，手臂肿痛，上肢不遂，腹痛，吐泻，痢疾，高血压，癫狂。

【操作】 直刺 0.8 ~ 1.2 寸。

【附注】

（1） 两手酸痛难执物，曲池、合谷共肩髃。（《胜玉歌》）

（2） 头面耳目口鼻病，曲池、合谷为之主。（《杂病穴法歌》）

12. 肘髎 (Zhǒuliáo, **LI12**)

【定位】 在肘区，屈肘成直角，曲池穴外上 1 寸，当肱骨边缘处（图 2-22）。

【主治】 肘臂疼痛、拘挛、麻木。

【操作】 直刺 0.5 ~ 0.8 寸。

13. 手五里 (Shǒuwǔlǐ, **LI13**)

【定位】 在臂部，肘横纹上 3 寸处，曲池与肩髃连线上（图 2-22）。

【主治】 肘臂挛急、疼痛，瘰疬。

【操作】 避开动脉，直刺 0.5 ~ 0.8 寸。

14. 臂臑 (Bìnào, **LI14**)

【定位】 在臂部，曲池上 7 寸，三角肌前缘处（图 2-22）。

【主治】 肩臂疼痛，颈项拘急，瘰疬，目疾。

【操作】 直刺或斜刺 0.8 ~ 1.2 寸。

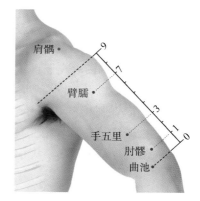

图 2-22

15. 肩髃* (Jiānyú, **LI15**)

【定位】 在三角肌区，肩峰外侧缘前端与肱骨大结节两骨凹陷中。屈臂外展，肩峰外侧缘呈现前后两个凹陷，前下方凹陷即是本穴（图 2-22）。

【主治】 肩臂疼痛，半身不遂，隐疹，瘰疬，瘿气。

【操作】 直刺或向下斜刺 0.5 ~ 1.2 寸。

【附注】

（1）手臂挛痹，取肩髃。（《天星秘诀歌》）

（2）肩髃主治瘫痪疾，手挛肩肿效非常。（《十四经要穴歌》）

16. 巨骨（Jùgǔ，LI16）

【定位】在肩胛区，锁骨肩峰端与肩胛冈之间凹陷中（图2-23）。

【主治】肩背手臂疼痛，不得屈伸，瘰疬，瘿气。

【操作】直刺0.4～0.8寸，不可深刺，以免刺入胸腔造成气胸；或向外下方斜刺0.5～1寸。

17. 天鼎（Tiāndǐng，LI17）

【定位】在颈部，横平环状软骨，胸锁乳突肌后缘（图2-24）。

【主治】咽喉肿痛，暴喑，气梗，瘿气，瘰疬。

【操作】直刺0.3～0.5寸。

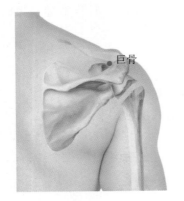

图2-23

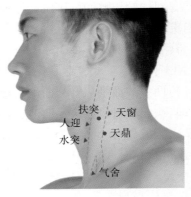

图2-24

18. 扶突（Fútū，LI18）

【定位】在胸锁乳突肌区，横平喉结，胸锁乳突肌的前缘与后缘之间（图2-24）。

【主治】咳嗽，气喘，咽喉肿痛，暴喑，瘿气，瘰疬。

【操作】直刺0.5～0.8寸。

19. 口禾髎（Kǒuhéliáo，LI19）

【定位】在面部，横平人中沟上1/3与下2/3交点，鼻孔外缘直下（图2-25）。

【主治】鼻衄，鼻塞，鼻流清涕，口㖞，口噤。

【操作】直刺或斜刺0.3～0.5寸。

20. 迎香*（Yíngxiāng，LI20）

【定位】在面部，在鼻翼外缘中点旁，鼻唇沟中（图2-25）。

【主治】鼻塞，不闻香臭，鼻衄，鼻渊，口眼㖞斜，面痒，面肿。

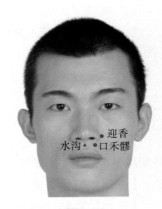

图2-25

【操作】斜刺或平刺 0.3~0.5 寸；禁灸。

【附注】

（1）不闻香臭从何治，迎香二穴可堪攻，先补后泻分明效，一针未出气先通。（《玉龙歌》）

（2）面上虫行有验，迎香可取。（《百症赋》）

（三）手少阳三焦经

【经脉循行】起于无名指末端，向上出于第 4、5 掌骨间，沿着腕臂上行前臂外侧桡骨、尺骨之间，通过肘尖，沿上臂外侧上达颈部，交出足少阳胆经的后面，向前进入锁骨上窝，分布于膻中，联络心包，向下通过横膈，从胸至腹，属于上、中、下三焦。胸中的支脉，从膻中向上，出于锁骨上窝，上走颈外侧，沿耳后直上，出于耳上方，再屈曲向下至面颊，到达眶下部。耳部支脉，从耳后进入耳中，出走耳前，经过上关交叉于面颊部，到达目外眦，与足少阳胆经相接。（图 2-26）

【主要病候】腹胀，水肿，遗尿，小便不利，耳聋，耳鸣，咽喉肿痛，目赤肿痛，颊肿，耳后、肩臂肘部外侧疼痛等症。

【主治概要】本经腧穴主治侧头、耳、目、胸胁、咽喉病，热病以及经脉循行部位的其他病证。

【本经腧穴】起于关冲，止于丝竹空，左右各 23 个穴位（图 2-27）。

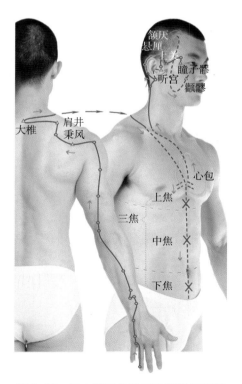

图 2-26 手少阳三焦经经脉循行示意图

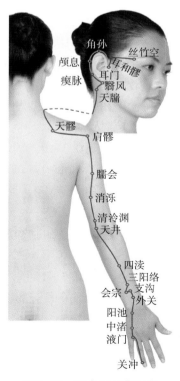

图 2-27 手少阳三焦经穴

1. 关冲（Guānchōng，**TE1**） 井穴

【定位】在手指，第4指末节尺侧，指甲根角侧上方0.1寸（图2-28）。

【主治】头痛，目赤，耳鸣，耳聋，咽喉肿痛，舌强，热病。

【操作】浅刺0.1寸，或点刺出血。

2. 液门（Yèmén，**TE2**） 荥穴

【定位】在手背部，当第4、5指间，指蹼缘上方赤白肉际凹陷处（图2-28）。

【主治】手背痛，喉痹，头痛，目赤，耳鸣，齿龈肿痛，疟疾，热病。

【操作】直刺0.3~0.5寸。

【附注】喉痛兮，液门、鱼际去疗。（《百症赋》）

3. 中渚[*]（Zhōngzhǔ，**TE3**） 输穴

【定位】在手背，第4、5掌骨，第4掌指关节近端凹陷中（图2-28）。

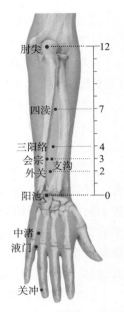

图 2-28

【主治】手指不能屈伸，肩背肘臂酸痛，头痛，目赤，耳鸣，耳聋，喉痹，热病，疟疾。

【操作】直刺0.3~0.5寸。

【附注】

（1）五指不伸中渚取。（《灵光赋》）

（2）久患伤寒肩臂痛，但针中渚得其宜。（《席弘赋》）

4. 阳池（Yángchí，**TE4**） 原穴

【定位】在腕后区，腕背侧远端横纹上，指伸肌腱的尺侧缘凹陷中（图2-28）。

【主治】肘臂腕痛，目痛，咽喉肿痛，疟疾，消渴。

【操作】直刺0.3~0.5寸。

5. 外关[*]（Wàiguān，**TE5**） 络穴；八脉交会穴（通阳维脉）

【定位】在前臂后区，腕背侧远端横纹上2寸，尺骨与桡骨间隙中点（图2-28）。

【主治】手指疼痛，肘臂屈伸不利，肩痛，头痛，目赤肿痛，耳鸣，耳聋，热病，胸胁痛。

【操作】直刺0.5~1寸。

【附注】一切风寒暑湿邪，头痛发热外关起。（《杂病穴法歌》）

6. 支沟[*]（Zhīgōu，**TE6**） 经穴

【定位】在前臂后区，腕背侧远端横纹上3寸，尺骨与桡骨间隙中点（图2-28）。

【主治】手指震颤，肘臂痛，胁肋痛，暴喑，耳鸣，耳聋，落枕，热病，便秘。

【操作】直刺0.5~1寸。

【附注】

（1）暴喑不能言，支沟主之。（《针灸甲乙经》）

（2）凡三焦相火炽盛，及大便不通，胁肋疼痛者，俱宜泻之。（《类经图翼》）

7. 会宗（Huìzōng，**TE7**） 郄穴

【定位】在前臂后区，腕背侧远端横纹上3寸，尺骨的桡侧缘（图2-28）。

【主治】上肢痹痛，耳鸣，耳聋，痫证。

【操作】直刺0.5～1寸。

8. 三阳络（Sānyángluò，**TE8**）

【定位】在前臂后区，腕背侧远端横纹上4寸，尺骨与桡骨间隙中点（图2-28）。

【主治】手臂痛，耳聋，暴喑，齿痛。

【操作】直刺0.5～1寸。

9. 四渎（Sìdú，**TE9**）

【定位】在前臂后区，肘尖下5寸，尺骨与桡骨间隙中点（图2-28）。

【主治】前臂痛，咽喉肿痛，暴喑，暴聋，齿痛。

【操作】直刺0.5～1寸。

10. 天井（Tiānjǐng，**TE10**） 合穴

【定位】在肘后区，肘尖上1寸凹陷中（图2-29）。

【主治】肘臂痛，耳聋，偏头痛，瘰疬，隐疹，癫痫。

【操作】直刺0.5～1寸。

11. 清冷渊（Qīnglíngyuān，**TE11**）

【定位】在臂后区，肘尖与肩峰角连线上，肘尖上2寸（图2-29）。

【主治】肩臂痛，头痛，目痛，目黄。

【操作】直刺0.5～1寸。

12. 消泺（Xiāoluò，**SJ12**）

【定位】在臂后区，肘尖与肩峰角连线上，肘尖上5寸（图2-29）。

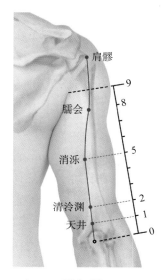

图2-29

【主治】肩臂痛，头痛，齿痛，颈项强痛。

【操作】直刺0.8～1.2寸。

13. 臑会（Nàohuì，**TE13**）

【定位】在臂后区，肩峰角下3寸，三角肌的后下缘（图2-29）。

【主治】肩臂痛，肩胛肿痛，瘿气，瘰疬。

【操作】直刺0.8～1.2寸。

14. 肩髎*（Jiānliáo，**TE14**）

【定位】在三角肌区，肩峰角与肱骨大结节两骨间凹陷中（图2-29）。当臂外展时，于肩峰后下方呈现凹陷处。

【主治】肩臂挛痛不遂。

【操作】直刺 0.8 ~ 1.2 寸。

【附注】肩重不举，臂痛，肩髎主之。（《针灸甲乙经》）

15. 天髎（Tiānliáo，TE15）

【定位】在肩胛区，肩胛骨上角骨际凹陷中（图 2-30）。

【主治】肩臂痛，颈项强痛。

【操作】直刺 0.5 ~ 0.8 寸。

16. 天牖（Tiānyǒu，TE16）

【定位】在颈部，横平下颌角，胸锁乳突肌的后缘凹陷中（图 2-31）。

【主治】项强，头痛，头晕，面肿，目痛，瘰疬，暴聋。

【操作】直刺 0.5 ~ 1 寸。

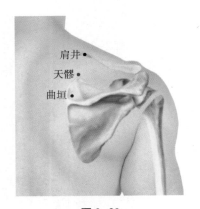

图 2-30

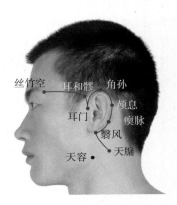

图 2-31

17. 翳风*（Yìfēng，TE17）

【定位】在颈部，耳垂后方，乳突下端前方凹陷中（图 2-31）。

【主治】耳鸣，耳聋，聤耳，口眼㖞斜，牙关紧闭，齿痛，瘰疬，颊肿。

【操作】直刺 0.8 ~ 1.2 寸。

【附注】耳聋气闭痛难言，须刺翳风穴始痊，亦治项上生瘰疬，下针泻动即安然。（《玉龙歌》）

18. 瘈脉（Chìmài，TE18）

【定位】在头部，乳突中央，角孙与翳风沿耳轮弧形连线的上 2/3 与下 1/3 的交点处（图 2-31）。

【主治】耳鸣，耳聋，头痛，小儿惊痫。

【操作】平刺 0.3 ~ 0.5 寸，或点刺出血。

19. 颅息（Lúxī，TE19）

【定位】在头部，角孙与翳风沿耳轮弧形连线的上 1/3 与下 2/3 的交点处（图 2-31）。

【主治】耳鸣，耳聋，头痛，小儿惊痫。

【操作】平刺 0.3 ~ 0.5 寸。

20. 角孙[*]（Jiǎosūn，**TE20**）

【定位】在头部，耳尖正对发际处（图 2-31）。

【主治】颊肿，目翳，齿痛，偏头痛，项强。

【操作】平刺 0.3~0.5 寸。

【附注】灯心草灸角孙穴治疗流行性腮腺炎。

21. 耳门[*]（Ěrmén，**TE21**）

【定位】在耳区，耳屏上切迹与下颌骨髁状突之间的凹陷中（图 2-21）。

【主治】耳鸣，耳聋，聤耳，齿痛。

【操作】直刺 0.5~1 寸。

【附注】

（1）耳聋鸣，头颔痛，耳门主之。（《针灸甲乙经》）

（2）耳门、丝竹空，住牙痛于顷刻。（《百症赋》）

22. 耳和髎（Ěrhéliáo，**TE22**）

【定位】在头部，鬓发后缘，耳郭根的前方，颞浅动脉的后缘（图 2-31）。

【主治】头痛，耳鸣，牙关拘急，颔肿。

【操作】避开动脉，斜刺 0.3~0.5 寸。

23. 丝竹空[*]（Sīzhúkōng，**TE23**）

【定位】在面部，眉梢凹陷中（图 2-31）。

【主治】头痛，目眩，目赤肿痛，眼睑眴动，齿痛，癫痫。

【操作】平刺 0.5~1 寸。

【附注】

（1）不宜灸。灸之不幸令人目小及盲。（《针灸甲乙经》）

（2）偏正头风痛难医，丝竹金针亦可施，沿皮向后透率谷，一针两穴世间稀。（《玉龙歌》）

（三）手太阳小肠经

【经脉循行】起于手小指外侧端，沿着手背尺侧至腕部，出于尺骨茎突，直上沿着前臂外侧后缘，经尺骨鹰嘴与肱骨内上髁之间，沿上臂外侧后缘，出于肩关节，绕行肩胛部，交会于肩上，向下进入锁骨上窝，联络心脏，沿着食管，通过横膈，到达胃部，属于小肠。颈部支脉，从缺盆上行，沿着颈部，上经面颊至目外眦，弯向后进入耳中。面颊部支脉，从面颊部分出，上向颧骨抵于鼻旁，至目内眦，与足太阳膀胱经交接。（图 2-32）

【主要病候】小腹痛，腰脊痛引睾丸，耳聋，目黄，颊肿，咽喉肿痛，肩臂外侧后缘痛等症。

【主治概要】本经腧穴主治头、项、耳、目、咽喉病，热病，神志病以及经脉循行部位的其他病证。

【本经腧穴】起于少泽，止于听宫，左右各 19 个穴位（图 2-33）。

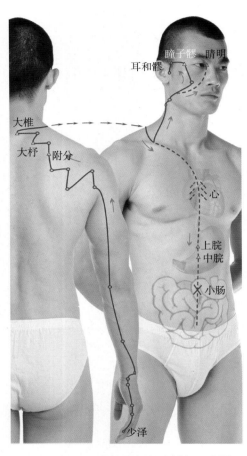

图 2-32 手太阳小肠经经脉循行示意图

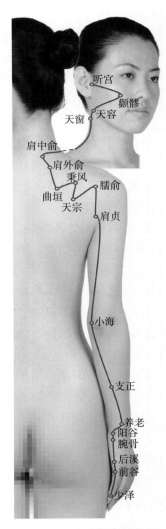

图 2-33 少太阳小肠经穴

1. 少泽[*]（Shàozé，**SI1**） 井穴

【定位】在手小指末节尺侧，指甲根角侧上方 0.1 寸（图 2-34）。

【主治】头痛，目翳，项强，咽喉肿痛，肩臂外后侧疼痛，手小指麻木，乳痈，乳汁少，热病，昏迷。

【操作】浅刺 0.1 寸，或点刺出血。

【附注】

（1）妇人无乳，少泽、合谷、膻中。（《针灸大成》）

（2）人吹乳痈难消，吐血风痰稠似胶，

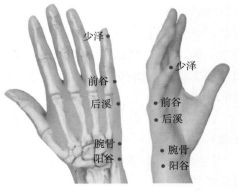

图 2-34

少泽穴内明补泻，应时神效气能调。（《玉龙歌》）

2. 前谷（Qiángǔ，**SI2**） 荥穴

【定位】在手第 5 掌指关节尺侧远端赤白肉际凹陷中（图 2-34）。

【主治】手指麻木，头痛，目痛，目翳，耳鸣，咽喉肿痛，热病，产后无乳，癫痫。

【操作】直刺 0.2～0.3 寸。

3. 后溪*（Hòuxī，**SI3**） 输穴；八脉交会穴（通督脉）

【定位】在手第 5 掌指关节尺侧近端赤白肉际凹陷中（图 2-34）。

【主治】手指及肘臂挛急，头项强痛，耳聋，目赤目翳，咽喉肿痛，腰背痛，疟疾，癫狂痫。

【操作】直刺 0.5～0.8 寸。

【附注】

（1）时行疟疾最难禁，穴法由来未审明，若把后溪穴寻得，多加艾火即时轻。（《玉龙歌》）

（2）后溪专治督脉病，癫狂此穴治还轻。（《拦江赋》）

4. 腕骨（Wàngǔ，**SI4**） 原穴

【定位】在腕部，当第 5 掌骨底与钩骨之间的赤白肉际凹陷中（图 2-34）。

【主治】指挛腕痛，头痛，项强，耳鸣，目翳，黄疸，热病，疟疾，消渴。

【操作】直刺 0.3～0.5 寸。

5. 阳谷（Yánggǔ，**SI5**） 经穴

【定位】在腕后区，尺骨茎突与三角骨之间的凹陷中（图 2-34）。

【主治】腕痛，颈颌肿，齿痛，头痛目眩，耳鸣，耳聋，热病，癫狂。

【操作】直刺 0.3～0.5 寸。

6. 养老*（Yǎnglǎo，**SI6**） 郄穴

【定位】在前臂后区，腕背横纹上 1 寸，尺骨头桡侧凹陷中（图 2-35）。

【主治】肩背肘臂痛，急性腰痛，头痛项强，目视不明。

【操作】掌心向胸时，向肘方向斜刺 0.5～0.8 寸。

【附注】治目视不明。（《铜人腧穴针灸图经》）

7. 支正（Zhīzhèng，**SI7**） 络穴

【定位】在前臂后区，腕背侧远端横纹上 5 寸，尺骨尺侧与尺侧腕屈肌腱之间（图 2-35）。

【主治】肘臂手指挛痛，头痛，目眩，消渴，癫狂。

【操作】直刺 0.3～0.5 寸。

8. 小海（Xiǎohǎi，**SI8**） 合穴

【定位】在肘后区，尺骨鹰嘴与肱骨内上髁之间凹陷中（图 2-36）。

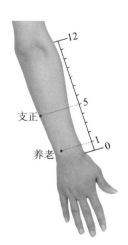

图 2-35

【主治】肘臂疼痛，项痛，颊肿，头痛，癫痫。

【操作】直刺 0.3～0.5 寸。

9. 肩贞* （Jiānzhēn，SI9）

【定位】在肩胛区，肩关节后下方，腋后纹头直上 1 寸（图 2-37）。

【主治】肩臂麻痛，耳鸣，耳聋，瘰疬。

【操作】直刺 0.4～1 寸。

【附注】

（1）治风痹，手臂不举。（《铜人腧穴针灸图经》）

（2）主伤寒寒热，耳鸣耳聋。（《针灸大成》）

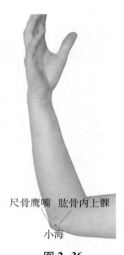

图 2-36

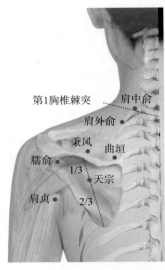

图 2-37

10. 臑俞 （Nàoshū，SI10）

【定位】在肩胛区，当腋后纹头直上，肩胛冈下缘凹陷中（图 2-37）。

【主治】肩臂疼痛，肩肿，瘰疬。

【操作】直刺 0.6～1 寸。

11. 天宗* （Tiānzōng，SI11）

【定位】在肩胛区，肩胛冈中点与肩胛骨下角连线上 1/3 与下 2/3 交点凹陷中（图 2-37）。

【主治】肩胛疼痛，肘臂外后侧痛，气喘，乳痈。

【操作】直刺或斜刺 0.5～0.7 寸。

【附注】肩重肘臂痛，不可举，天宗主之。（《针灸甲乙经》）

12. 秉风 （Bǐngfēng，SI12）

【定位】在肩胛区，肩胛冈中点上方冈上窝中（图 2-37）。

【主治】肩胛疼痛，上肢酸麻。

【操作】直刺 0.3～0.5 寸。

13. 曲垣（Qūyuán，**SI18**）

【定位】在肩胛区，肩胛冈内侧端上缘凹陷中（图2-37）。

【主治】肩胛拘挛疼痛，肩背痛。

【操作】直刺0.3~0.5寸。

14. 肩外俞（Jiānwàishū，**SI14**）

【定位】在脊柱区，第1胸椎棘突下，后正中线旁开3寸（图2-37）。

【主治】肩背酸痛，颈项强直。

【操作】斜刺0.3~0.6寸。

15. 肩中俞（Jiānzhōngshū，**SI15**）

【定位】在脊柱区，第7颈椎棘突下，后正中线旁开2寸（图2-37）。

【主治】肩背疼痛，咳嗽，气喘，目视不明，落枕。

【操作】斜刺0.3~0.6寸。

16. 天窗（Tiānchuāng，**SI16**）

【定位】在颈部，横平喉结，胸锁乳突肌的后缘（图2-38）。

【主治】颈项强直，咽喉肿痛，颈瘿，暴喑，耳鸣，耳聋。

【操作】直刺0.3~0.5寸。

17. 天容（Tiānróng，**SI17**）

【定位】在颈部，下颌角后方，胸锁乳突肌的前缘凹陷中（图2-38）。

【主治】咽喉肿痛，颊肿，耳鸣，耳聋，颈项肿痛。

【操作】直刺0.5~0.8寸。

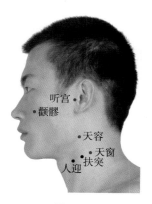

图2-38

18. 颧髎（Quánliáo，**SI18**）

【定位】在面部，颧骨下缘，目外眦直下凹陷中（图2-38）。

【主治】口眼㖞斜，眼睑瞤动，齿痛，颊肿。

【操作】直刺0.2~0.3寸。

19. 听宫*（Tīnggōng，**SI19**）

【定位】在面部，耳屏前，下颌骨髁状突的后方，张口时呈凹陷处（图2-38）。

【主治】耳鸣，耳聋，聤耳，齿痛，癫痫。

【操作】微张口，直刺0.5~1寸。

【附注】治耳聋。（《铜人腧穴针灸图经》）

实　训

1. 你认为手三阳经腧穴定位中用到了哪些重要的体表解剖标志？

2. 手三阳经腧穴中所用到的骨度分寸有哪些？

3. 如实填写下列表格：

腧穴	定位方法	针刺角度、方向、深度	针下感应	综合评定
合谷				
外关				
曲池				

三、足三阳经

（一）足阳明胃经

【经脉循行】起于鼻翼旁，上行到鼻根部，与旁侧足太阳经交会，向下沿着鼻柱外侧，进入上齿龈内，回出环绕口唇，向下交会于颏唇沟处，再向后沿着口腮后下方，出于下颌大迎处，沿着下颌角上行耳前，经过颧弓，沿着发际到达前额。颈部支脉，从大迎前下走人迎，沿着喉咙，进入锁骨上窝部，向下通过横膈，属于胃，络于脾。胸腹部直行的脉，从锁骨上窝向下，经乳头向下夹脐旁，进入小腹两侧气冲；胃下口的支脉，沿着腹里向下到气冲会合，再由此下行经大腿前侧直抵伏兔部，下至膝盖，沿胫骨外侧前缘，下经足跗，进入第二足趾外侧端。小腿部的支脉，从膝下三寸处分出，进入足中趾外侧。足部支脉，从跗上分出，进入足大趾内侧端，与足太阴脾经相接。（图2-39）

【主要病候】肠鸣，腹胀，水肿，胃痛，呕吐，或消谷善饥，口渴，咽喉肿痛，鼻衄，热病，发狂，以及本经循行部位的疼痛等症。

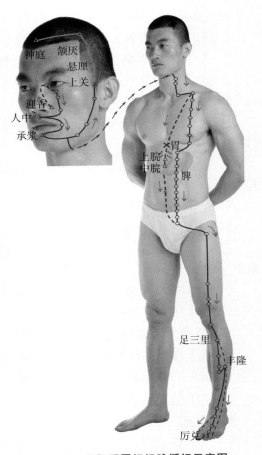

图2-39 足阳明胃经经脉循行示意图

【主治概要】本经腧穴主治胃肠病，头面、目、鼻、口齿痛，神志病及经脉循行部位的其他病证。

【本经腧穴】起于承泣，止于厉兑，左右各45个穴位（图2-40）。

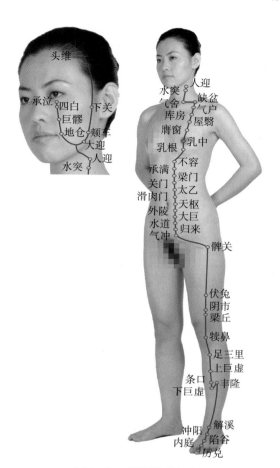

图 2-40　足阳明胃经穴

1. 承泣＊（Chéngqì，**ST1**）

【定位】在面部，目正视，瞳孔直下，眼球与眶下缘之间（图 2-41）。

【主治】眼睑瞤动，目赤肿痛，迎风流泪，夜盲，口眼㖞斜。

【操作】固定眼球，沿眶下缘缓慢直刺 0.3 ~ 0.7 寸，不宜提插和大幅度捻转；禁灸。

2. 四白＊（Sìbái，**ST2**）

【定位】在面部，目正视，瞳孔直下，眶下孔处（图 2-41）。

【主治】目赤痛痒，目翳，眼睑瞤动，口眼㖞斜，眩晕，头痛。

【操作】直刺 0.2 ~ 0.3 寸；不宜灸。

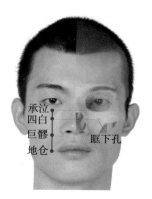

图 2-41

【附注】凡用针稳审方得下针，若针深，即令人目乌色。（《铜人腧穴针灸图经》）

3. 巨髎（Jùliáo，**ST3**）

【定位】在面部，目正视，瞳孔直下，横平鼻翼下缘（图 2-41）。

【主治】口眼㖞斜，眼睑眴动，颊肿，齿痛，鼻衄。

【操作】直刺0.3~0.6寸。

4. 地仓*（Dìcāng，ST4）

【定位】在面部，口角旁开0.4寸（图2-41）。

【主治】唇缓不收，口角㖞斜，流涎，齿痛，颊肿。

【操作】直刺0.2~0.3寸，或向颊车方向平刺0.5~0.7寸。

【附注】口眼㖞斜最可嗟，地仓妙穴连颊车。（《玉龙歌》）

5. 大迎（Dàyíng，ST5）

【定位】在面部，下颌角前方，咬肌附着部的前缘凹陷中，面动脉搏动处（图2-42）。

【主治】面肿，颊肿，齿痛，牙关紧闭，口㖞。

【操作】避开动脉，直刺0.2~0.3寸，或向地仓方向斜刺0.3~0.5寸。

6. 颊车*（Jiáchē，ST6）

【定位】在面部，下颌角前上方一横指（中指），咀嚼时，咬肌隆起处（图2-42）。

【主治】口眼㖞斜，颊肿，齿痛，牙关紧闭。

【操作】直刺0.3~0.4寸，或向地仓方向斜刺0.5~0.7寸。

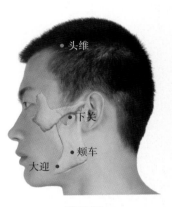

图2-42

【附注】颊车、地仓穴，正口㖞于片时。（《百症赋》）

7. 下关*（Xiàguān，ST7）

【定位】在面部，当颧弓下缘中央与下颌切迹之间的凹陷中（图2-42）。

【主治】齿痛，牙关开合不利，口眼㖞斜，耳聋，耳鸣，聤耳。

【操作】直刺0.3~0.5寸。

【附注】牙齿龋痛，耳痛。（《备急千金要方》）

8. 头维*（Tóuwéi，ST8）

【定位】在头部，额角发际直上0.5寸，头正中线旁4.5寸（图2-42）。

【主治】头痛，眼痛，目眩，迎风流泪，眼睑眴动。

【操作】向下或向后平刺0.5~0.8寸；不宜灸。

9. 人迎（Rényíng，ST9）

【定位】在颈部，横平结喉，胸锁乳突肌前缘，颈总动脉搏动处（图2-43）。

【主治】咽喉肿痛，瘰疬，瘿气，胸满喘息，高血压。

【操作】避开动脉，直刺0.2~0.4寸；禁灸。

10. 水突（Shuǐtū，ST10）

【定位】在颈部，横平环状软骨，胸锁乳突肌前缘（图2-43）。

【主治】咽喉肿痛，咳喘，瘿瘤。

【操作】直刺0.3~0.4寸。

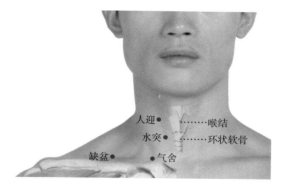

图 2-43

11. 气舍（Qìshè，**ST11**）

【定位】在胸锁乳突肌区，锁骨上小窝，锁骨胸骨端上缘，胸锁乳突肌胸骨头与锁骨头之间的凹陷中（图 2-43）。

【主治】咽喉肿痛，瘿瘤，瘰疬，喘息，呃逆，颈项强痛。

【操作】直刺 0.3～0.4 寸。

12. 缺盆（Quēpén，**ST12**）

【定位】在颈外侧区，锁骨上大窝，锁骨上缘凹陷中，前正中线旁开 4 寸（图 2-43）。

【主治】咳嗽气喘，缺盆中痛，咽喉肿痛，瘰疬。

【操作】直刺 0.2～0.4 寸。

13. 气户（Qìhù，**ST13**）

【定位】在胸部，锁骨下缘，前正中线旁开 4 寸（图 2-44）。

【主治】咳嗽，气喘，胸胁胀满、疼痛，呃逆。

【操作】直刺 0.2～0.4 寸。

14. 库房（Kùfáng，**ST14**）

【定位】在胸部，第 1 肋间隙，前正中线旁开 4 寸（图 2-44）。

【主治】咳嗽，气喘，咳唾脓血，胸胁胀满。

【操作】向内斜刺 0.5～0.8 寸。

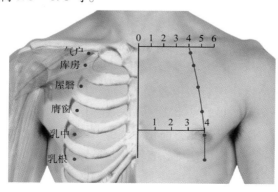

图 2-44

15. 屋翳（Wūyì，**ST15**）

【定位】在胸部，第2肋间隙，前正中线旁开4寸（图2-44）。

【主治】咳嗽，气喘，唾脓血痰，胸胁胀满，乳痈。

【操作】直刺0.2~0.4寸，斜刺或平刺0.5~0.8寸。

16. 膺窗（Yīngchuāng，**ST16**）

【定位】在胸部，第3肋间隙，前正中线旁开4寸（图2-44）。

【主治】咳嗽，气喘，胸胁胀痛，乳痈。

【操作】直刺0.2~0.4寸，斜刺或平刺0.5~0.8寸。

17. 乳中（Rǔzhōng，**ST17**）

【定位】在胸部，乳头中央（图2-44）。

【操作】不针不灸，只作胸部取穴定位标准。

18. 乳根（Rǔgēn，**ST18**）

【定位】在胸部，第5肋间隙，前正中线旁开4寸（图2-44）。

【主治】咳嗽，气喘，胸痛，乳痈，乳少。

【操作】斜刺或平刺0.5~0.8寸。

19. 不容（Bùróng，**ST19**）

【定位】在上腹部，脐中上6寸，前正中线旁开2寸（图2-45）。

【主治】胃痛，呕吐，食欲不振，腹胀。

【操作】直刺0.5~0.8寸。

20. 承满（Chéngmǎn，**ST20**）

【定位】在上腹部，脐中上5寸，前正中线旁开2寸（图2-45）。

【主治】胃痛，呕吐，腹胀，肠鸣，食欲不振。

【操作】直刺0.5~0.8寸。

21. 梁门[*]（Liángmén，**ST21**）

【定位】在上腹部，脐中上4寸，前正中线旁开2寸（图2-45）。

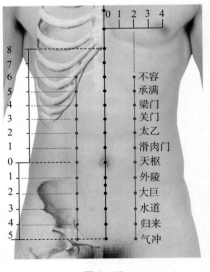

图2-45

【主治】胃痛，呕吐，食欲不振，便溏。

【操作】直刺0.5~0.8寸。

【附注】腹中积气结痛。（《针灸甲乙经》）

22. 关门（Guānmén，**ST22**）

【定位】在上腹部，脐中上3寸，前正中线旁开2寸（图2-45）。

【主治】腹痛，腹胀，肠鸣，泄泻，食欲不振，水肿。

【操作】直刺0.8~1.2寸。

23. 太乙（Tàiyǐ，**ST23**）

【定位】在上腹部，脐中上 2 寸，前正中线旁开 2 寸（图 2-45）。

【主治】胃痛，消化不良，癫狂，心烦。

【操作】直刺 0.8 ~ 1.2 寸。

24. 滑肉门（Huáròumén，**ST24**）

【定位】在上腹部，脐中上 1 寸，前正中线旁开 2 寸（图 2-45）。

【主治】胃痛，呕吐，癫狂。

【操作】直刺 0.8 ~ 1.2 寸。

25. 天枢*（Tiānshū，**ST25**） 大肠的募穴

【定位】在腹部，横平脐中，前正中线旁开 2 寸（图 2-45）。

【主治】绕脐腹痛，腹胀，肠鸣，肠痈，痢疾，泄泻，便秘，癥瘕，痛经，月经不调。

【操作】直刺 0.8 ~ 1.2 寸。

【附注】

（1）肠鸣大便时泄泻，脐旁两寸灸天枢。（《胜玉歌》）

（2）月潮违限，天枢、水泉细详。（《百症赋》）

26. 外陵（Wàilíng，**ST26**）

【定位】在下腹部，脐中下 1 寸，前正中线旁开 2 寸（图 2-45）。

【主治】腹痛，痛经，疝气。

【操作】直刺 0.8 ~ 1.2 寸。

27. 大巨（Dàjù，**ST27**）

【定位】在下腹部，脐中下 2 寸，前正中线旁开 2 寸（图 2-45）。

【主治】小腹胀满，疝气，小便不利，遗精，早泄，不眠。

【操作】直刺 0.8 ~ 1.2 寸。

28. 水道（Shuǐdào，**ST28**）

【定位】在下腹部，脐中下 3 寸，前正中线旁开 2 寸（图 2-45）。

【主治】小腹胀满，疝气，痛经，小便不利。

【操作】直刺 0.8 ~ 1.2 寸。

29. 归来*（Guīlái，**ST29**）

【定位】在下腹部，脐中下 4 寸，前正中线旁开 2 寸（图 2-45）。

【主治】小腹疼痛，疝气，茎中痛，月经不调，经闭，阴挺，白带。

【操作】直刺 0.8 ~ 1.2 寸。

【附注】

（1）奔豚，卵上入，痛引茎；女子阴中寒。（《针灸甲乙经》）

（2）小肠气痛归来治。（《胜玉歌》）

30. 气冲（Qìchōng，**ST30**）

【定位】在腹股沟区，耻骨联合上缘，前正中线旁开 2 寸，动脉搏动处（图 2-45）。

【主治】腹痛，疝气，阴肿，阳痿，月经不调，不孕。

【操作】直刺 0.8 ~ 1.2 寸。

31. 髀关（Bìguān，**ST31**）

【定位】在股前区，股直肌近端、缝匠肌与阔筋膜张肌 3 条肌肉之间凹陷中（图 2-46）。

【主治】髀股痿痹，足麻不仁，腰腿疼痛，筋急不得屈伸。

【操作】直刺 0.6 ~ 1.2 寸。

32. 伏兔（Fútù，**ST32**）

【定位】在股前区，髌底上 6 寸，髂前上棘与髌底外侧端的连线上（图 2-46）。

【主治】腿膝寒冷、麻痹，腰胯疼痛，疝气，脚气。

【操作】直刺 0.6 ~ 1.2 寸。

33. 阴市（Yīnshì，**ST33**）

【定位】在股前区，髌底上 3 寸，股直肌肌腱外侧缘（图 2-46）。

【主治】腿膝痿痹，屈伸不利，疝气，腹胀，腹痛。

【操作】直刺 0.5 ~ 1 寸。

34. 梁丘*（Liángqiū，**ST34**）　郄穴

【定位】在股前区，髌底上 2 寸，股外侧肌与股直肌肌腱之间（图 2-46）。

【主治】膝肿痛，下肢不遂，胃痛，乳痈。

【操作】直刺 0.5 ~ 0.8 寸。

35. 犊鼻（Dúbí，**ST35**）

【定位】在膝前区，髌韧带外侧凹陷中（图 2-47）。

【主治】膝痛、屈伸不利，脚气。

【操作】稍向髌韧带内方斜刺 0.5 ~ 1.2 寸。

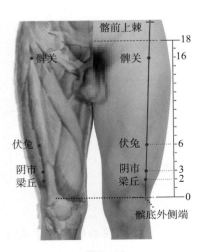

图 2-46

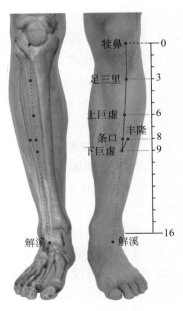

图 2-47

36. 足三里[*] （Zúsānlǐ，**ST36**） 合穴；胃的下合穴

【定位】在小腿外侧，犊鼻下 3 寸，胫骨前嵴外 1 横指处，犊鼻与解溪连线上（图 2-47）。

【主治】膝胫酸痛，下肢不遂，胃痛，呕吐，腹胀，肠鸣，泄泻，便秘，痢疾，水肿，咳喘痰多，乳痈，头晕，耳鸣，心悸，癫狂，中风，疳疾，体虚羸瘦。

【操作】直刺 0.5 ~ 1.5 寸。

【附注】

（1）肚腹三里留。（《四总穴歌》）

（2）三里却五劳之羸瘦，华佗言斯。（《通玄指要赋》）

37. 上巨虚[*] （Shàngjùxū，**ST37**） 大肠的下合穴

【定位】在小腿外侧，犊鼻下 6 寸，犊鼻与解溪连线上（图 2-47）。

【主治】下肢痿痹，脚气，腹痛，肠鸣，痢疾，泄泻，便秘，肠痈。

【操作】直刺 0.5 ~ 1.2 寸。

【附注】风水膝肿，巨虚上廉主之。大肠有热，肠鸣腹满，夹脐痛，食不化，喘不能久立，狂妄走善欠。（《针灸甲乙经》）

38. 条口 （Tiáokǒu，**ST38**）

【定位】在小腿外侧，犊鼻下 8 寸，犊鼻与解溪连线上（图 2-47）。

【主治】下肢痿痹，跗肿，转筋，脘腹疼痛，肩臂痛。

【操作】直刺 0.5 ~ 1.2 寸。

39. 下巨虚[*] （Xiàjùxū，**ST39**） 小肠的下合穴

【定位】在小腿外侧，犊鼻下 9 寸，犊鼻与解溪连线上（图 2-47）。

【主治】下肢痿痹，小腹痛，腰脊痛引睾丸，泄泻，痢疾，乳痈。

【操作】直刺 0.5 ~ 1.2 寸。

【附注】小肠病者，小腹痛，腰脊控睾而痛，时窘之后，当耳前热，若寒甚，若独肩上热甚，及小指次指之间热，此其候也，手太阳病也，取之巨虚下廉。（《灵枢·邪气脏腑病形》）

40. 丰隆[*] （Fēnglóng，**ST40**） 络穴

【定位】小腿外侧，外踝尖上 8 寸，胫骨前肌外缘，条口旁开 1 寸（图 2-47）。

【主治】下肢痿痹，痰多，哮喘，咳嗽，胸痛，头痛，眩晕，癫狂，痫证。

【操作】直刺 0.5 ~ 1.2 寸。

【附注】

（1）痰多宜向丰隆寻。（《玉龙歌》）

（2）哮喘发来寝不得，丰隆刺入三分深。（《肘后歌》）

41. 解溪[*] （Jiěxī，**ST41**） 经穴

【定位】在踝区，踝关节前面中央凹陷中，拇长伸肌腱与趾长伸肌腱之间（图 2-48）。

【主治】下肢痿痹，踝部肿痛，头痛，眩晕，腹胀，便秘，癫疾。

【操作】 直刺 0.4～0.6 寸。

【附注】 商丘解溪丘墟，脚痛堪追。（《玉龙赋》）

42. 冲阳（Chōngyáng，**ST42**） 原穴

【定位】 在足背，第 2 跖骨基底部与中间楔状骨关节处，可触及足背动脉（图 2-48）。

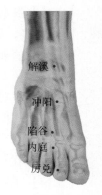

【主治】 足痿无力，脚背红肿，胃痛，口眼㖞斜，面肿齿痛，癫狂。

【操作】 避开动脉，直刺 0.2～0.3 寸。

43. 陷谷（Xiàngǔ，**ST43**） 输穴

【定位】 在足背，当第 2、3 跖骨结合部前方凹陷处（图 2-48）。

【主治】 足背肿痛，肠鸣腹痛，面浮身肿，目赤肿痛。

【操作】 直刺 0.3～0.5 寸。

图 2-48

44. 内庭[*]（Nèitíng，**ST44**） 荥穴

【定位】 在足背，第 2、3 趾间，指蹼缘后方赤白肉际处（图 2-48）。

【主治】 足背肿痛，齿痛，口㖞，喉痹，鼻衄，胃痛，腹胀，泄泻，痢疾，热病。

【操作】 直刺或斜刺 0.3～0.5 寸。

【附注】 小腹胀满气攻心，内庭二穴要先针。（《玉龙歌》）

45. 厉兑[*]（Lìduì，**ST45**） 井穴

【定位】 在足趾，第 2 趾末节外侧，指甲根角侧后方 0.1 寸（图 2-48）。

【主治】 足胫寒冷，齿痛，鼻衄，咽喉肿痛，腹胀，热病，多梦，癫狂。

【操作】 浅刺 0.1 寸。

【附注】

（1）梦魇不宁，厉兑相谐于隐白。（《百症赋》）

（2）尸厥如死及不知人，灸厉兑三壮。（《针灸大成》）

（二）足少阳胆经

【经脉循行】起于目外眦，向上到头角，再下行到耳后，沿着颈旁行于手少阳经的前面，到肩上退后，交出手少阳经的后面，向下进入锁骨上窝。耳部的支脉，从耳后进入耳中，出走耳前，到目外眦后方。目部的支脉，从目外眦处分出，下走大迎，会合于手少阳经到达目眶下，下行经颊车到颈部，与前脉会合于锁骨上窝，然后向下进入胸中，通过横膈，络于肝，属于胆，沿着胁里，出于小腹两侧腹股沟动脉部，经过外阴部毛际，横向进入髋关节部。缺盆部直行的脉，从锁骨上窝下行腋部，沿着侧胸部，经过季胁，向下会合前脉于髋关节部，再向下沿着大腿的外侧，出于膝外侧，行腓骨之前，直下到达腓骨下端，浅出外踝前，沿足背部，进入足第 4 趾外侧端。足背部的支脉，从足背上分出，沿着第 1、2 跖骨之间，出于大趾端，返回来贯爪甲，出于足大趾背上毫

毛部，与足厥阴肝经相接。（图 2-49）

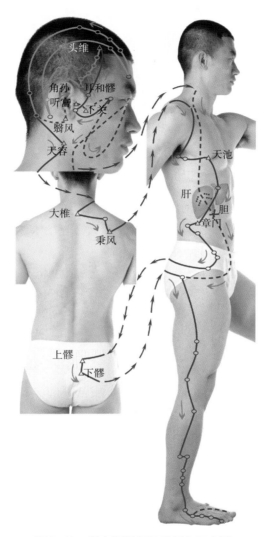

图 2-49 足少阳胆经经脉循行示意图

【主要病候】口苦，目眩，疟疾，头痛，颔痛，目外眦痛，缺盆部肿痛，腋下肿，胸胁股及下肢外侧痛等症。

【主治概要】本经腧穴主治侧头、目、耳、咽喉病，神志病，热病以及经脉循行部位的其他病证。

【本经腧穴】起于瞳子髎，止于足窍阴，左右各 44 个穴位（图 2-50）。

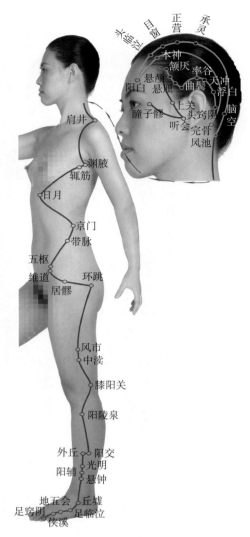

图 2-50 足少阳胆经穴

1. 瞳子髎（Tóngzǐliáo，GB1）

【定位】在面部，目外眦外侧 0.5 寸凹陷处（图 2-51）。

【主治】目痛，目赤，目翳，头痛，口眼㖞斜。

【操作】平刺 0.3~0.5 寸，或用三棱针点刺出血。

【附注】治青盲无所见，远视，目中肤翳白膜，头痛，目外眦赤痛。（《铜人腧穴针灸图经》）

2. 听会*（Tīnghuì，GB2）

【定位】在面部，耳屏间切迹与下颌骨髁突之间的凹陷中（图 2-51）。

【主治】耳鸣，耳聋，聤耳，齿痛，口眼㖞斜。

【操作】直刺 0.5~0.8 寸。

【附注】

（1）耳聋气痞听会针，迎香穴泻功如神。（《席弘赋》）

（2）耳聋气闭，全凭听会、翳风。（《百症赋》）

3. 上关（Shàngguān，**GB3**）

【定位】在面部，颧弓上缘凹陷中（图2-51）。

【主治】耳鸣，聤耳，齿痛，口噤，口眼㖞斜，偏头痛。

【操作】直刺0.5～0.8寸。

4. 颔厌（Hànyàn，**GB4**）

【定位】在头部，从头维至曲鬓的弧形连线（其弧度与鬓发弧度相应）的上1/4与下3/4交点处（图2-51）。

【主治】偏头痛，眩晕，目外眦痛，耳鸣，齿痛，癫痫。

【操作】平刺0.3～0.4寸。

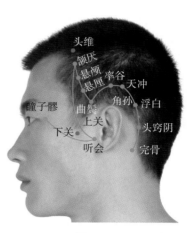

图 2-51

5. 悬颅（Xuánlú，**GB5**）

【定位】在头部，从头维至曲鬓的弧形连线（其弧度与鬓发弧度相应）的中点处（图2-51）。

【主治】偏头痛，面肿，目外眦痛，齿痛。

【操作】平刺0.5～0.8寸。

6. 悬厘（Xuánlí，**GB6**）

【定位】在头部，从头维至曲鬓的弧形连线（其弧度与鬓发弧度相应）的上3/4与下1/4交点处（图2-51）。

【主治】偏头痛，面肿，目外眦痛，耳鸣，上齿痛。

【操作】平刺0.5～0.8寸。

7. 曲鬓（Qūbìn，**GB7**）

【定位】在头部，耳前鬓角发际后缘的垂线与耳尖水平线的交点处（图2-51）。

【主治】偏头痛，颊颌肿，齿痛，口噤，暴喑。

【操作】平刺0.5～0.8寸。

8. 率谷*（Shuàigǔ，**GB8**）

【定位】在头部，耳尖直上入发际1.5寸（图2-51）。

【主治】偏头痛，目痛，眩晕，呕吐，小儿惊风。

【操作】平刺0.5～1寸。

【附注】主治脑病，两头角痛，胃膈寒痰，烦闷呕吐，酒后皮风肤肿。（《类经图翼》）

9. 天冲（Tiānchōng，**GB9**）

【定位】在头部，耳根后缘直上，入发际2寸（图2-51）。

【主治】头痛，齿龈肿痛，瘿气，惊恐，癫痫。

【操作】平刺 0.5 ~ 1 寸。

10. 浮白（Fúbái，**GB10**）

【定位】在头部，耳后乳突的后上方，从天冲至完骨的弧形连线（其弧度与耳郭弧度相应）的上 1/3 与下 2/3 交点处（图 2-51）。

【主治】头痛，项强，耳鸣，齿痛，瘰疬，咳逆，足不能行。

【操作】平刺 0.5 ~ 0.8 寸。

11. 头窍阴（Tóuqiàoyīn，**GB11**）

【定位】在头部，耳后乳突的后上方，从天冲至完骨的弧形连线（其弧度与耳郭弧度相应）的上 2/3 与下 1/3 交点处（图 2-51）。

【主治】头痛，耳鸣，耳聋，胸胁痛，眩晕。

【操作】平刺 0.5 ~ 0.8 寸。

12. 完骨＊（Wángǔ，**GB12**）

【定位】在头部，耳后乳突的后下方凹陷处（图 2-51）。

【主治】头痛，颈项强痛，颊肿，齿痛，口眼歪斜，癫疾，不寐。

【操作】斜刺 0.5 ~ 0.8 寸。

【附注】项肿不可俯仰，颊肿引耳，完骨主之。（《针灸甲乙经》）

13. 本神（Běnshén，**GB13**）

【定位】在头部，前发际上 0.5 寸，头正中线旁开 3 寸，神庭与头维连线的内 2/3 与外 1/3 的交点处（图 2-52）。

【主治】头痛，目眩，颈项强痛，胸胁痛，癫痫，小儿惊风，半身不遂。

【操作】平刺 0.5 ~ 0.8 寸。

14. 阳白＊（Yángbái，**GB14**）

【定位】在头部，眉上 1 寸，瞳孔直上（图 2-52）。

【主治】头痛，目赤肿痛，目眩，眼睑𥆧动，口眼㖞斜。

【操作】平刺 0.3 ~ 0.5 寸。

【附注】头目瞳子痛，不可以视，夹项强急，不可以顾，阳白主之。（《针灸甲乙经》）

15. 头临泣＊（Tóulínqì，**GB15**）

【定位】在头部，前发际上 0.5 寸，瞳孔直上，神庭与头维连线的中点处（图 2-52）。

【主治】头痛，目痛，目翳，流泪，鼻渊，小儿惊痫。

【操作】平刺 0.3 ~ 0.5 寸。

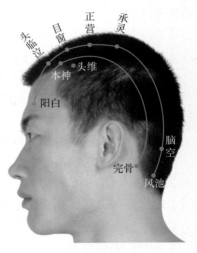

图 2-52

【附注】治卒中风不识人，目眩鼻塞，目生白翳，多泪。（《铜人腧穴针灸图经》）

16. 目窗（Mùchuāng，**GB16**）

【定位】在头部，前发际上 1.5 寸，瞳孔直上（图 2-52）。

【主治】头痛，目眩，目赤肿痛，近视，面浮肿，小儿惊痫。

【操作】平刺 0.3 ~ 0.5 寸。

17. 正营（Zhèngyíng，**GB17**）

【定位】在头部，前发际上 2.5 寸，瞳孔直上（图 2-52）。

【主治】偏头痛，目眩，齿痛，唇吻强急。

【操作】平刺 0.3 ~ 0.5 寸。

18. 承灵（Chénglíng，**GB18**）

【定位】在头部，前发际上 4 寸，瞳孔直上（图 2-52）。

【主治】头痛，目痛，眩晕，鼻渊，鼻衄。

【操作】平刺 0.3 ~ 0.5 寸。

19. 脑空 Nǎokōng（**GB19**）

【定位】在头部，横平枕外隆凸的上缘，风池直上（图 2-52）。

【主治】头痛，目眩，颈项强痛，癫痫。

【操作】平刺 0.3 ~ 0.5 寸。

20. 风池*（Fēngchí，**GB20**）

【定位】在颈后区，枕骨之下，胸锁乳突肌上端与斜方肌上端之间的凹陷中（图 2-52）。

【主治】头痛，眩晕，颈项强痛，目赤肿痛，鼻渊，耳鸣，中风，口眼㖞斜，感冒，疟疾，热病。

【操作】向对侧眼睛方向斜刺 0.5 ~ 0.8 寸。

【附注】风府、风池寻得到，伤寒百病一时消。（《席弘赋》）

21. 肩井*（Jiānjǐng，**GB21**）

【定位】在肩胛区，第 7 颈椎棘突与肩峰最外侧点连线的中点（图 2-53）。

【主治】肩背痹痛，上肢不遂，颈项强痛，瘰疬，乳痛，乳汁不下，中风，难产。

【操作】直刺 0.5 ~ 0.8 寸，深部正当肺尖，慎不可深刺。

【附注】难产，针两肩井入一寸泻之，须臾即分娩。（《备急千金要方》）

22. 渊腋（Yuānyè，**GB22**）

【定位】在胸外侧区，第 4 肋间隙中，在腋中线上（图 2-54）。

【主治】腋下肿，胸满，胁痛，臂痛不举。

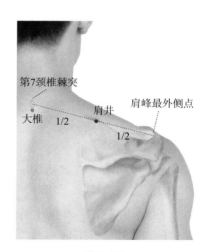

第7颈椎棘突

大椎 1/2 肩井 肩峰最外侧点
1/2

图 2-53

【操作】斜刺 0.5 ~ 0.8 寸。

23. 辄筋（Zhéjīn，**GB23**）

【定位】在胸外侧区，第 4 肋间隙中，腋中线前 1 寸（图 2-54）。

【主治】腋肿，胸满胁痛，呕吐，吞酸，喘息。

【操作】斜刺 0.5 ~ 0.8 寸。

24. 日月*（Rìyuè，**GB24**）　胆的募穴

【定位】在胸部，第 7 肋间隙，前正中线旁开 4 寸（图2-54）。

【主治】胁肋疼痛，呃逆，呕吐，吞酸，黄疸。

【操作】斜刺 0.5 ~ 0.8 寸。

25. 京门（Jīngmén，**GB25**）　肾的募穴

【定位】在上腹部，当第 12 肋骨游离端的下际（图 2-54）。

【主治】胁痛，腹胀，腰痛，泄泻，小便不利，水肿。

【操作】斜刺 0.5 ~ 0.8 寸。

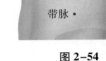

图 2-54

26. 带脉*（Dàimài，**GB26**）

【定位】在侧腹部，第 11 肋骨游离端垂线与脐水平线的交点上（图 2-54）。

【主治】腹痛，腰胁痛，经闭，月经不调，带下，疝气。

【操作】直刺或斜刺 0.5 ~ 0.8 寸。

【附注】妇人小腹坚痛，月水不通，带脉主之。（《针灸甲乙经》）

27. 五枢（Wǔshū，**GB27**）

【定位】在下腹部，横平脐下 3 寸，髂前上棘内侧（图 2-55）。

【主治】小腹痛，阴挺，疝气，带下，月经不调，便秘。

【操作】直刺 0.8 ~ 1.5 寸。

28. 维道（Wéidào，**GB28**）

【定位】在下腹部，髂前上棘内下 0.5 寸（图 2-55）。

【主治】小腹痛，腰胯痛，阴挺，带下，月经不调，疝气。

【操作】向前下方斜刺 0.8 ~ 1.5 寸。

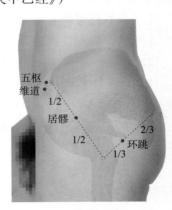

图 2-55

29. 居髎（Jūliáo，**GB29**）

【定位】在髋部，髂前上棘与股骨大转子最凸点连线的中点处（图 2-55）。

【主治】腰痛，下肢痿痹，疝气。

【操作】直刺或斜刺 1.5 ~ 2 寸。

30. 环跳[*]（Huántiào，**GB30**）

【定位】在臀区，股骨大转子最凸点与骶管裂孔连线的外 1/3 与内 2/3 交点处（图 2-55）。

【主治】腰胯疼痛，下肢痿痹，半身不遂，遍身风疹。

【操作】直刺 2～2.5 寸。

【附注】

（1）环跳能治腿股风，居髎二穴认真攻，委中毒血更出尽，愈见医科神圣功。（《玉龙歌》）

（2）冷风湿痹针何处，先取环跳次阳陵。（《天星秘诀》）

31. 风市[*]（Fēngshì，**GB31**）

【定位】在股部，直立垂手，掌心贴于大腿时，中指尖所指凹陷中，髂胫束后缘（图 2-56）。

【主治】下肢痿痹、麻木，半身不遂，遍身瘙痒，脚气。

【操作】直刺 1～1.5 寸。

【附注】腿脚乏力，风市、阴市。（《玉龙赋》）

32. 中渎（Zhōngdú，**GB32**）

【定位】在股部，腘横纹上 7 寸，髂胫束后缘（图 2-56）。

【主治】下肢痿痹、麻木，半身不遂。

【操作】直刺 1～1.5 寸。

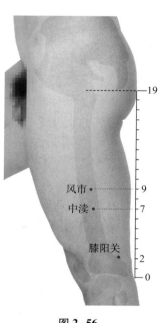

图 2-56

33. 膝阳关（Xīyángguān，**GB33**）

【定位】在膝部，股骨外上髁后上缘，股二头肌腱与髂胫束之间的凹陷中（图 2-56）。

【主治】膝膑肿痛，腘筋挛急，小腿麻木。

【操作】直刺 0.8～1 寸。

34. 阳陵泉[*]（Yánglíngquán，**GB34**）　合穴；胆的下合穴；八会穴之筋会

【定位】在小腿外侧，腓骨头前下方凹陷中（图 2-57）。

【主治】膝肿痛，下肢痿痹、麻木，胁肋痛，半身不遂，呕吐，黄疸，小儿惊风。

【操作】直刺或斜向下刺 1～1.5 寸。

【附注】

（1）半身不遂，阳陵远达于曲池。（《百症赋》）

（2）胁下肋边疼，刺阳陵而即止，应在支沟。（《得效应穴针法歌》）

35. 阳交（Yángjiāo，**GB35**）　阳维脉郄穴

【定位】在小腿外侧，外踝尖上 7 寸，腓骨后缘（图 2-57）。

【主治】膝胫痛，下肢痿痹，胸胁痛，癫狂，惊悸。

【操作】直刺 0.5～0.8 寸。

36. 外丘（Wàiqiū，**GB36**） 郄穴

【定位】在小腿外侧，外踝尖上 7 寸，腓骨前缘（图 2-57）。

【主治】下肢痿痹，脚气，颈项强痛，胸胁痛，癫痫。

【操作】直刺 0.5～0.8 寸。

37. 光明[*]（Guāngmíng，**GB37**） 络穴

【定位】在小腿外侧，外踝尖上 5 寸，腓骨前缘（图 2-57）。

【主治】下肢痿痹，目痛，夜盲，乳胀痛。

【操作】直刺 0.5～0.8 寸。

【附注】睛明治眼未效时，合谷、光明安可缺。（《席弘赋》）

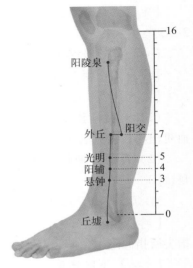

图 2-57

38. 阳辅（Yángfǔ，**GB38**） 经穴

【定位】在小腿外侧，外踝尖上 4 寸，腓骨前缘（图 2-57）。

【主治】下肢外侧痛，腋下痛，胸胁痛，偏头痛，目外眦痛，瘰疬。

【操作】直刺 0.5～0.8 寸。

39. 悬钟[*]（Xuánzhōng，**GB39**）八会穴之髓会

【定位】在小腿外侧，外踝尖上 3 寸，腓骨前缘（图 2-57）。

【主治】颈项强痛，胸胁疼痛，半身不遂，足胫挛痛，高血压。

【操作】直刺 0.5～0.8 寸。

【附注】

（1）悬钟、环跳，华佗刺蹙而立行。（《标幽赋》）

（2）足缓难行先绝骨，次寻条口及冲阳。（《天星秘诀》）

40. 丘墟（Qiūxū，**GB40**） 原穴

【定位】在踝区，外踝的前下方，趾长伸肌腱的外侧凹陷中（图 2-57）。

【主治】外踝肿痛，下肢痿痹，胸胁胀痛，目赤肿痛，疟疾。

【操作】直刺 0.5～0.8 寸。

41. 足临泣[*]（Zúlínqì，**GB41**） 输穴；八脉交会穴（通于带脉）

【定位】在足背，第 4、5 跖骨底结合部的前方，第 5 趾长伸肌腱外侧凹陷中（图 2-58）。

【主治】足跗肿痛，偏头痛，目痛，乳痛，胁肋痛，瘰疬，疟疾。

【操作】直刺 0.5～0.8 寸。

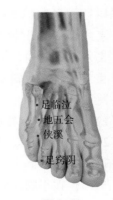

图 2-58

【附注】

（1）乳肿痛，足临泣。（《针灸大成》）

（2）中风手足举动难，麻痛发热筋拘挛，头风肿痛连腮项，眼赤而疼合头眩。（《医宗金鉴》）

42. 地五会（Dìwǔhuì，**GB42**）

【定位】在足背，第4、5跖骨之间，第4跖趾关节近端凹陷中（图2-58）。

【主治】足跗肿痛，头痛，目赤痛，耳鸣，耳聋，胁痛，乳痈。

【操作】直刺或斜刺0.5~0.8寸。

43. 侠溪*（Xiáxī，**GB43**）　荥穴

【定位】在足背，当第4、5趾间，趾蹼缘后方赤白肉际处（图2-58）。

【主治】足跗肿痛，胸胁痛，头痛，耳鸣，耳聋，目痛，眩晕，热病。

【操作】直刺或斜刺0.3~0.5寸。

【附注】胸胁支满，寒如风吹状，侠溪主之。（《针灸甲乙经》）

44. 足窍阴*（Zúqiàoyīn，**GB44**）　井穴

【定位】在足趾，第4趾末节外侧，趾甲根角侧后方0.1寸（图2-58）。

【主治】足跗肿痛，偏头痛，目赤肿痛，耳鸣，耳聋，喉痹，胁痛，热病，多梦。

【操作】浅刺0.1寸，或点刺出血。

【附注】胁痛，咳逆，不得息，窍阴主之。（《针灸甲乙经》）

（三）足太阳膀胱经

【经脉循行】起于目内眦，上额交会于颠顶。头顶部的支脉，从头顶分出到耳上方。颠顶部直行的脉，从头顶入里联络于脑，回出项部分开下行。一支沿着肩胛部内侧，夹着脊柱，到达腰部，从脊柱旁肌肉进入体腔，联络肾脏，属于膀胱；腰部的支脉，向下通过臀部，进入腘窝中。后项的另一支脉，通过肩胛骨内缘直下，经过臀部下行，沿着大腿后外侧，与腰部下来的支脉会合于腘窝中，由此向下通过腓肠肌，出于外踝的后面，沿着第5跖骨粗隆，至小趾外侧端，与足少阴肾经相接。（图2-59）

【主要病候】小便不通，遗尿，癫狂，疟疾，目痛，迎风流泪，鼻塞，鼻衄，头痛，项背腰臀部以及下肢后侧本经循行部位疼痛等症。

【主治概要】本经腧穴主治头、目、项、背、腰、下肢部病证以及神志病，背部第1侧线的背俞穴及第2侧线相平的腧穴，主治与其相关的脏腑及组织器官病证。

【本经腧穴】起于睛明，止于至阴，左右各67个穴位（图2-60）。

1. 睛明*（Jīngmíng，**BL1**）

【定位】在面部，目内眦内上方眶内侧壁凹陷处（图2-61）。

【主治】目赤肿痛，目眩，流泪，视物不明，近视，夜盲，色盲。

【操作】嘱患者闭目，医者左手将眼球推向外侧固定，针沿眼眶边缘缓缓刺入0.3~0.5寸，不宜提插或大幅度捻转；禁灸。

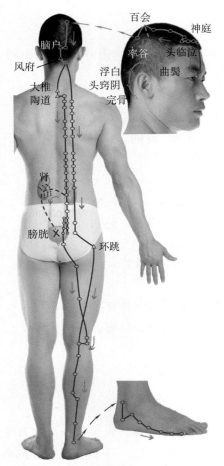

图 2-59　足太阳膀胱经经脉循行示意图

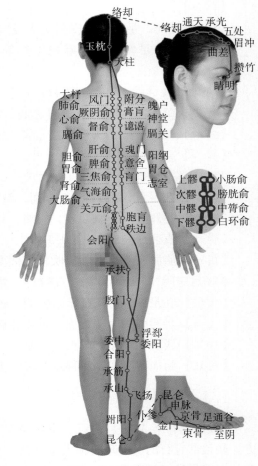

图 2-60　足太阳膀胱经穴

【附注】

（1）两眼红肿痛难熬，怕日羞明心自焦，只刺睛明鱼尾穴，太阳出血自然消。（《玉龙歌》）

（2）观其雀目肝气，睛明行间而细推。（《百症赋》）

2. 攒竹[*]（Cuánzhú，**BL2**）

【定位】在面部，眉头凹陷中，额切迹处（图 2-61）。

【主治】目视不明，目赤肿痛，流泪，眼睑瞤动，头痛，眉棱骨痛，面瘫。

【操作】治疗眼病，可向下斜刺 0.3～0.5 寸；治疗头痛面瘫，可平刺透鱼腰；禁灸。

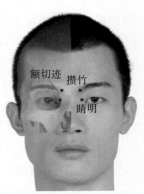

图 2-61

【附注】目中漠漠，即寻攒竹、三间。（《百症赋》）

3. 眉冲（Méichōng，**BL3**）

【定位】在头部，额切迹（眉头）直上入发际 0.5 寸（图 2-62）。

【主治】头痛，眩晕，目视不明，鼻塞，癫痫。

【操作】平刺 0.3~0.5 寸；禁灸。

4. 曲差（Qūchā，**BL4**）

【定位】在头部，前发际正中直上 0.5 寸，旁开 1.5 寸，即神庭与头维连线的内 1/3 与中 1/3 的交点上（图 2-62）。

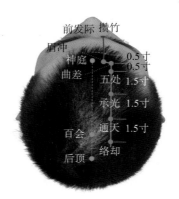

图 2-62

【主治】头痛，目眩，视物不明，鼻塞，鼻衄。

【操作】平刺 0.3~0.5 寸。

5. 五处（Wǔchù，**BL5**）

【定位】在头部，前发际正中直上 1 寸，旁开 1.5 寸（图 2-62）。

【主治】头痛，目眩，目视不明，痫证。

【操作】平刺 0.3~0.5 寸。

6. 承光（Chéngguāng，**BL6**）

【定位】在头部，前发际正中直上 2.5 寸，旁开 1.5 寸（图 2-62）。

【主治】头痛，目眩，目视不明，鼻塞，热病。

【操作】平刺 0.3~0.5 寸。

7. 通天（Tāngtiān，**BL7**）

【定位】在头部，前发际正中直上 4 寸，旁开 1.5 寸（图 2-62）。

【主治】头痛，眩晕，鼻塞，鼻衄，鼻渊。

【操作】平刺 0.3~0.5 寸。

8. 络却（Luòquè，**BL8**）

【定位】在头部，前发际正中直上 5.5 寸，旁开 1.5 寸（图 2-62）。

【主治】眩晕，耳鸣，视物不明，癫狂。

【操作】平刺 0.3~0.5 寸。

9. 玉枕（Yùzhěn，**BL9**）

【定位】在后头部，横平枕外隆凸上缘，后发际正中旁开 1.3 寸（图 2-63）。

【主治】头痛，目痛，鼻塞。

【操作】平刺 0.3~0.5 寸。

10. 天柱[*]（Tiānzhù，**BL10**）

【定位】在颈后区，横平第 2 颈椎棘突上际，斜方肌外缘凹陷中（后发际直上 0.5 寸，旁开 1.3 寸）（图2-63）。

【主治】项强，头痛，鼻塞，肩背痛，热病，癫狂，痫证。

【操作】直刺 0.5~0.8 寸，不可向内上方深刺。

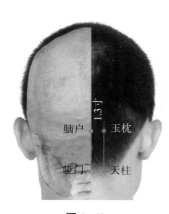

图 2-63

【附注】主项强不可回顾。(《针灸大成》)

11. 大杼（Dàzhù，**BL11**） 八会穴之骨会

【定位】在脊柱区，第1胸椎棘突下，后正中线旁开1.5寸（图2-64）。

【主治】咳嗽，肩背痛，颈项强急。

【操作】斜刺0.5~0.8寸。

12. 风门＊（Fēngmén，**BL12**）

【定位】在脊柱区，第2胸椎棘突下，后正中线旁开1.5寸（图2-64）。

【主治】咳嗽，胸背痛，发热，头痛，项强。

【操作】斜刺0.5~0.8寸。

【附注】腠理不密咳嗽频，鼻流清涕气昏沉，须知喷嚏风门穴，咳嗽宜加艾火深。(《玉龙歌》)

13. 肺俞＊（Fèishū，**BL13**） 肺的背俞穴

【定位】在脊柱区，第3胸椎棘突下，后正中线旁开1.5寸（图2-64）。

【主治】咳嗽，气喘，胸满，骨蒸潮热，盗汗。

【操作】斜刺0.5~0.8寸。

【附注】

（1）或针嗽，肺俞、风门须用灸。(《行针指要歌》)

（2）咳嗽须针肺俞穴，痰多宜向丰隆寻。(《玉龙歌》)

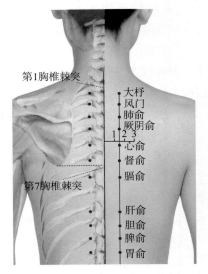

第1胸椎棘突

大杼
风门
肺俞
厥阴俞
1 2 3
心俞
督俞
膈俞

第7胸椎棘突

肝俞
胆俞
脾俞
胃俞

图 2-64

14. 厥阴俞（Juéyīnshū，**BL14**） 心包的背俞穴

【定位】在脊柱区，第4胸椎棘突下，后正中线旁开1.5寸（图2-64）。

【主治】胸满，心痛，心悸，咳嗽，呕吐。

【操作】斜刺0.5~0.8寸。

15. 心俞＊（Xīnshū，**BL15**） 心的背俞穴

【定位】在脊柱区，第5胸椎棘突下，后正中线旁开1.5寸（图2-64）。

【主治】胸痛，心痛，惊悸，咳嗽，盗汗，健忘，失眠，梦遗，癫狂，痫证。

【操作】斜刺0.5~0.8寸。

【附注】

（1）主心痛，与背相引而痛。(《外台秘要》)

（2）风痫常发，神道须还心俞宁。(《百症赋》)

16. 督俞（Dūshū，**BL16**）

【定位】在脊柱区，第6胸椎棘突下，后正中线旁开1.5寸（图2-64）。

【主治】胸闷，心痛，呃逆，腹痛，腹胀，肠鸣。

【操作】斜刺0.5~0.8寸。

17. 膈俞[*]（Géshū，**BL17**）　八会穴之血会

【定位】在脊柱区，第 7 胸椎棘突下，后正中线旁开 1.5 寸（图 2-64）。

【主治】背痛，脊强，胃痛，呕吐，呃逆，气喘，咳嗽，吐血，潮热，盗汗。

【操作】斜刺 0.5~0.8 寸。

18. 肝俞[*]（Gānshū，**BL18**）　肝的背俞穴

【定位】在脊柱区，第 9 胸椎棘突下，后正中线旁开 1.5 寸（图 2-64）。

【主治】脊背痛，胁痛，目赤，目视不明，夜盲，眩晕，吐血，癫狂，痫证。

【操作】斜刺 0.5~0.8 寸。

【附注】

（1）取肝俞与命门，使瞽士视秋毫之末。（《标幽赋》）

（2）肝家血少目昏花，宜补肝俞力便加，更把三里频泻动，还光益血自无差。（《玉龙歌》）

19. 胆俞[*]（Dǎnshū，**BL19**）　胆的背俞穴

【定位】在脊柱区，第 10 胸椎棘突下，后正中线旁开 1.5 寸（图 2-64）。

【主治】胁肋疼痛，口苦，咽干，呕吐，饮食不下，黄疸，肺痨，潮热。

【操作】斜刺 0.5~0.8 寸。

【附注】胸满呕无所出。（《针灸甲乙经》）

20. 脾俞[*]（Píshū，**BL20**）　脾的背俞穴

【定位】在脊柱区，第 11 胸椎棘突下，后正中线旁开 1.5 寸（图 2-64）。

【主治】背痛，腹胀，呕吐，泄泻，完谷不化，黄疸，水肿。

【操作】直刺 0.5~0.8 寸。

【附注】脾虚谷以不消，脾俞、膀胱俞觅。（《百症赋》）

21. 胃俞[*]（Wèishū，**BL21**）　胃的背俞穴

【定位】在脊柱区，第 12 胸椎棘突下，后正中线旁开 1.5 寸（图 2-64）。

【主治】胸胁痛，胃脘痛，反胃，呕吐，肠鸣，完谷不化。

【操作】直刺 0.5~0.8 寸。

【附注】

（1）胃中寒胀。（《针灸甲乙经》）

（2）食多羸瘦，脾俞、胃俞。（《针灸大成》）

22. 三焦俞（Sānjiāoshū，**BL22**）　三焦的背俞穴

【定位】在脊柱区，第 1 腰椎棘突下，后正中线旁开 1.5 寸（图 2-65）。

【主治】腰背强痛，腹胀，肠鸣，呕吐，泄泻，痢疾，小便不利，水肿。

【操作】直刺 0.5~1 寸。

23. 肾俞[*]（Shènshū，**BL23**）　肾的背俞穴

【定位】在脊柱区，第 2 腰椎棘突下，后正中线旁开 1.5 寸（图 2-65）。

【主治】腰痛，耳鸣，耳聋，遗精，阳痿，遗尿，小便不利，水肿，月经不调，白带，咳喘少气。

【操作】直刺 0.8~1 寸。

【附注】肾弱腰疼不可当，施为行止甚非常，若知肾俞二穴处，艾火频加体自康。（《玉龙歌》）

24. 气海俞（Qìhǎishū，**BL24**）

【定位】在脊柱区，第 3 腰椎棘突下，后正中线旁开 1.5 寸（图 2-65）。

【主治】腰痛，腰腿不利，痛经，崩漏，痔疮。

【操作】直刺 0.8~1 寸。

25. 大肠俞*（Dàchángshū，**BL25**）　大肠的背俞穴

【定位】在脊柱区，第 4 腰椎棘突下，后正中线旁开 1.5 寸（图 2-65）。

【主治】腰痛，腹痛，腹胀，泄泻，便秘，痢疾。

【操作】直刺 0.8~1 寸。

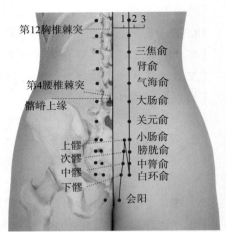

图 2-65

26. 关元俞（Guānyuánshū，**BL26**）

【定位】在脊柱区，第 5 腰椎棘突下，后正中线旁开 1.5 寸（图 2-65）。

【主治】腰痛，腹胀，泄泻，小便不利，遗尿，消渴。

【操作】直刺 0.8~1 寸。

27. 小肠俞（Xiǎochángshū，**BL27**）　小肠的背俞穴

【定位】在骶区，横平第 1 骶后孔，骶正中嵴旁开 1.5 寸（图 2-65）。

【主治】腰腿痛，小腹胀痛，痢疾，泄泻，痔疾，遗精，遗尿，尿血，白带。

【操作】直刺 0.8~1 寸。

28. 膀胱俞*（Pángguāngshū，**BL28**）　膀胱的背俞穴

【定位】在骶区，横平第 2 骶后孔，骶正中嵴旁开 1.5 寸（图 2-65）。

【主治】腰脊强痛，腹痛，泄泻，便秘，癃闭，遗尿。

【操作】直刺 0.8~1 寸。

【附注】主小便赤黄，遗溺。（《针灸大成》）

29. 中膂俞（Zhōnglǚshū，**BL29**）

【定位】在骶区，横平第 3 骶后孔，骶正中嵴旁开 1.5 寸（图 2-65）。

【主治】腰骶强痛，泄泻，痢疾，疝气。

【操作】直刺 0.8~1 寸。

30. 白环俞（Báihuánshū，**BL30**）

【定位】在骶区，横平第 4 骶后孔，骶正中嵴旁开 1.5 寸（图 2-65）。

【主治】腰腿痛，白带，月经不调，遗精，疝气，遗尿。

【操作】直刺 0.8~1 寸。

31. 上髎（Shàngliáo，**BL31**）

【定位】在骶区，正对第 1 骶后孔中（图 2-65）。

【主治】腰痛，月经不调，阴挺，带下，遗精，阳痿，二便不利。

【操作】直刺 0.8~1 寸。

32. 次髎＊（Cìliáo，**BL32**）

【定位】在骶区，正对第 2 骶后孔中（图 2-65）。

【主治】腰骶痛，下肢痿痹，月经不调，痛经，带下，疝气，遗精，二便不利。

【操作】直刺 0.8~1 寸。

33. 中髎（Zhōngliáo，**BL33**）

【定位】在骶区，正对第 3 骶后孔中（图 2-65）。

【主治】腰痛，月经不调，带下，二便不利。

【操作】直刺 0.8~1 寸。

34. 下髎（Xiàliáo，**BL34**）

【定位】在骶区，正对第 4 骶后孔中（图 2-65）。

【主治】腰痛，腹痛，二便不利，带下，痛经。

【操作】直刺 0.8~1 寸。

35. 会阳（Huìyáng，**BL35**）

【定位】在骶区，尾骨端旁开 0.5 寸（图 2-65）。

【主治】痔疾，便血，带下，阳痿，痢疾，泄泻。

【操作】直刺 0.8~1 寸。

36. 承扶＊（Chéngfú，**BL36**）

【定位】在股后区，臀沟的中点（图 2-66）。

【主治】腰、骶、臀、股部疼痛，痔疾，下肢瘫痪。

【操作】直刺 1.5~2.5 寸。

37. 殷门（Yīnmén，**BL37**）

【定位】在股后区，臀沟下 6 寸，股二头肌与半腱肌之间（图 2-66）。

【主治】腰痛，下肢痿痹。

【操作】直刺 1.5~2.5 寸。

38. 浮郄（Fúxì，**BL38**）

【定位】在股后区，腘横纹上 1 寸，股二头肌腱的内侧缘（图 2-66）。

【主治】腘筋挛急，臀股麻木，便秘。

【操作】直刺 0.5~1 寸。

39. 委阳（Wěiyáng，**BL39**）　三焦的下合穴

【定位】在膝部，腘横纹上，股二头肌腱的内侧缘（图 2-66）。

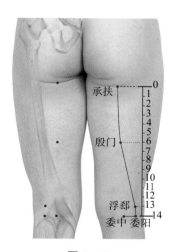

图 2-66

【主治】腿足挛痛，腰脊强痛，小腹胀满，小便不利。

【操作】直刺 0.5~1 寸。

40. 委中＊（Wěizhōng，**BL40**） 合穴；膀胱之下合穴

【定位】在膝后区，腘横纹中点（图 2-66）。

【主治】腘筋挛急，下肢痿痹，腰痛，半身不遂，腹痛，吐泻，遗尿，小便不利，丹毒，疔疮。

【操作】直刺 0.5~1 寸，或三棱针点刺出血。

【附注】

（1）膀胱病者，小腹偏肿而痛，以手按之，即欲小便而不得，肩上热，若脉陷，及足小趾外廉及胫踝后皆热，取委中央。（《灵枢·邪气脏腑病形》）

（2）腰背委中求。（《四总穴歌》）

41. 附分（Fùfēn，**BL41**）

【定位】在脊柱区，第 2 胸椎棘突下，后正中线旁开 3 寸（图 2-67）。

【主治】肩背拘急，颈项强痛，肘臂麻木不仁。

【操作】斜刺 0.5~0.8 寸。

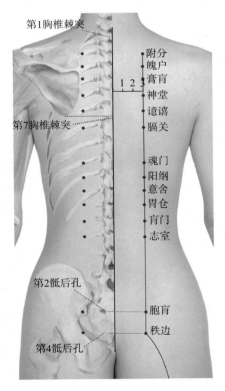

图 2-67

42. 魄户（Pòhù，**BL42**）

【定位】在脊柱区，第 3 胸椎棘突下，后正中线旁开 3 寸（图 2-67）。

【主治】肺痨，咳嗽，气喘，项强，肩背痛。

【操作】斜刺 0.5~0.8 寸。

43. 膏肓* （Gāohuāng，**BL43**）

【定位】在脊柱区，第 4 胸椎棘突下，后正中线旁开 3 寸（图 2-67）。

【主治】肺痨，咳嗽，气喘，肩胛背痛，咯血，盗汗，健忘，遗精，完谷不化。

【操作】斜刺 0.5~0.8 寸。

【附注】

（1）或针劳，须向膏肓及百劳。（《行针指要歌》）

（2）瘰疬传尸，趋魄户、膏肓之路。（《百症赋》）

44. 神堂（Shéntáng，**BL44**）

【定位】在脊柱区，第 5 胸椎棘突下，后正中线旁开 3 寸（图 2-67）。

【主治】咳嗽，气喘，胸闷，脊背急强。

【操作】斜刺 0.5~0.8 寸。

45. 谚语（Yìxǐ，**BL45**）

【定位】在脊柱区，第 6 胸椎棘突下，后正中线旁开 3 寸（图 2-67）。

【主治】咳嗽，气喘，肩背痛，目眩，鼻衄，疟疾，热病。

【操作】斜刺 0.5~0.8 寸。

46. 膈关（Géguān，**BL46**）

【定位】在脊柱区，第 7 胸椎棘突下，后正中线旁开 3 寸（图 2-67）。

【主治】胸闷，脊背强痛，饮食不下，呕吐，嗳气。

【操作】斜刺 0.5~0.8 寸。

47. 魂门（Húnmén，**BL47**）

【定位】在脊柱区，第 9 胸椎棘突下，后正中线旁开 3 寸（图 2-67）。

【主治】背痛，胸胁胀痛，饮食不下，呕吐，泄泻。

【操作】斜刺 0.5~0.8 寸。

48. 阳纲（Yánggāng，**BL48**）

【定位】在脊柱区，第 10 胸椎棘突下，后正中线旁开 3 寸（图 2-67）。

【主治】肠鸣，腹痛，泄泻，黄疸，消渴。

【操作】斜刺 0.5~0.8 寸。

49. 意舍（Yìshè，**BL49**）

【定位】在脊柱区，第 11 胸椎棘突下，后正中线旁开 3 寸（图 2-67）。

【主治】背痛，腹胀，肠鸣，泄泻，呕吐，饮食不下。

【操作】斜刺 0.5~0.8 寸。

50. 胃仓（Wèicāng，**BL50**）

【定位】在脊柱区，第 12 胸椎棘突下，后正中线旁开 3 寸（图 2-67）。

【主治】背痛，脘痛，腹胀，水肿，小儿食积。

【操作】斜刺 0.5~0.8 寸。

51. 肓门（Huāngmén，**BL51**）

【定位】在腰区，第 1 腰椎棘突下，后正中线旁开 3 寸（图 2-67）。

【主治】腰痛，腹痛，痞块，便秘，妇人乳疾。

【操作】直刺 0.8~1 寸。

52. 志室*（Zhìshì，**BL52**）

【定位】在腰区，第 2 腰椎棘突下，后正中线旁开 3 寸（图 2-67）。

【主治】腰脊强痛，遗精，阳痿，阴肿，小便不利，水肿。

【操作】直刺 0.8~1 寸。

53. 胞肓（Bāohuāng，**BL53**）

【定位】在骶区，横平第 2 骶后孔，骶正中嵴旁开 3 寸（图 2-67）。

【主治】肠鸣，腹胀，二便不利，阴肿，腰脊痛。

【操作】直刺 0.8~1 寸。

54. 秩边*（Zhìbiān，**BL54**）

【定位】在骶区，横平第 4 骶后孔，骶正中嵴旁开 3 寸（图 2-67）。

【主治】腰骶痛，便秘，小便不利，下肢痿痹，痔疾。

【操作】直刺 1.5~3 寸。

55. 合阳（Héyáng，**BL55**）

【定位】在小腿后区，腘横纹下 2 寸，腓肠肌内、外侧头之间（图 2-68）。

【主治】下肢痿痹，腰脊痛，崩漏，疝痛。

【操作】直刺 0.5~1 寸。

56. 承筋（Chéngjīn，**BL56**）

【定位】在小腿后区，腘横纹下 5 寸，腓肠肌两肌腹之间（图 2-68）。

【主治】腰腿拘急、疼痛，痔疾。

【操作】直刺 0.5~1 寸。

57. 承山*（Chéngshān，**BL57**）

【定位】在小腿后区，腓肠肌两肌腹与肌腱交角处。当伸直小腿或足跟上提时，腓肠肌肌腹下出现尖角凹陷处（图 2-68）。

【主治】腰腿拘急、疼痛，痔疾，便秘，脚气。

【操作】直刺 0.7~1 寸。

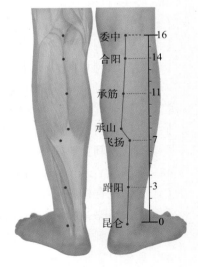

图 2-68

【附注】九般痔漏最伤人，必刺承山效如神，更有长强一穴是，呻吟大痛穴为真。（《玉龙歌》）

58. 飞扬*（Fēiyáng，**BL58**）　络穴

【定位】在小腿后区，昆仑直上 7 寸，腓肠肌外缘与跟腱移行处，当承山外下方 1 寸处（图 2-68）。

【主治】腰腿疼痛，痔疾，头痛，目眩，鼻衄，癫狂。

【操作】直刺 0.7～1 寸。

59. 跗阳（Fūyáng，**BL59**）

【定位】在小腿后区，昆仑直上 3 寸，腓骨与跟腱之间（图 2-68）。

【主治】下肢痿痹，外踝红肿，腰腿疼痛，头痛。

【操作】直刺 0.5～1 寸。

60. 昆仑[*]（Kūnlún，**BL60**） 经穴

【定位】在踝区，外踝尖与跟腱之间的凹陷中（图 2-69）。

【主治】脚跟肿痛，腰骶疼痛，头痛，项强，目眩，鼻衄，惊痫，难产。

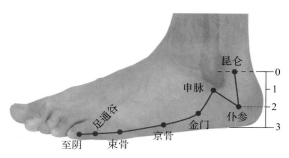

图 2-69

【操作】直刺 0.5～1 寸。

【附注】

（1）肿红腿足草鞋风，须把昆仑二穴攻，申脉、太溪如再刺，神医妙诀起疲癃。（《玉龙歌》）

（2）踝跟骨痛灸昆仑。（《胜玉歌》）

61. 仆参（Púcān，**BL61**）

【定位】在跟区，昆仑穴直下，跟骨外侧，赤白肉际处（图 2-69）。

【主治】足跟痛，下肢痿痹，癫痫。

【操作】直刺 0.3～0.5 寸。

62. 申脉[*]（Shēnmài，**BL62**） 八脉交会穴（通阳跷脉）

【定位】在踝区，外踝尖直下，外踝下缘与跟骨之间凹陷中（图 2-69）。

【主治】腰痛，目赤痛，头痛，眩晕，失眠，癫狂，痫证。

【操作】直刺 0.2～0.3 寸。

【附注】洁古曰，痫病昼发灸阳跷。（《针灸大成》）

63. 金门（Jīnmén，**BL63**） 郄穴

【定位】在足背，外踝前缘直下，第 5 跖骨粗隆后方，骰骨下缘凹陷中（图 2-69）。

【主治】外踝痛，下肢痹痛，腰痛，头痛，癫痫，小儿惊风。

【操作】直刺 0.3～0.5 寸。

64. 京骨（Jīnggǔ，**BL64**） 原穴

【定位】在跖区，第 5 跖骨粗隆前下方，赤白肉际处（图 2-69）。

【主治】腰痛，头痛，项强，目翳，癫痫。

【操作】直刺 0.3～0.5 寸。

65. 束骨（Shùgǔ，**BL65**） 输穴

【定位】在跖区，第 5 跖趾关节的近端，赤白肉际处（图 2-69）。

【主治】腰腿痛，头痛，颈强，目眩，癫狂。

【操作】直刺 0.3~0.5 寸。

66. 足通谷（Zútōnggǔ，**BL66**） 经穴

【定位】在足趾，第 5 跖趾关节的远端，赤白肉际处（图 2-69）。

【主治】头痛，项强，目眩，鼻衄，癫狂。

【操作】直刺 0.2~0.3 寸。

67. 至阴*（Zhìyīn，**BL67**） 井穴

【定位】在足趾，小趾末节外侧，趾甲根角侧后方 0.1 寸（图 2-69）。

【主治】头痛，目痛，鼻塞，鼻衄，胎位不正，难产。

【操作】浅刺 0.1 寸。

【附注】头面之疾针至阴。（《肘后歌》）

实 训

1. 你认为足三阳经腧穴定位中用到了哪些重要的体表解剖标志？
2. 足三阳经腧穴中所用到的骨度分寸有哪些？
3. 如实填写下列表格：

腧穴	定位方法	针刺角度、方向、深度	针下感应	综合评定
足三里				
阳陵泉				
委中				
丰隆				
承山				

四、足三阴经

（一）足太阴脾经

【经脉循行】起于足大趾末端，沿着大趾内侧赤白肉际，经过第一跖趾关节后面，上行至内踝前边，再上小腿内侧，沿胫骨后交出足厥阴经的前面，经膝股部内侧前缘进入腹部，属于脾，络于胃，通过横膈上行，夹食管两旁，系舌根，散布于舌下。

腹部支脉，从胃部分出，上过横膈，流注于心中，与手少阴心经相接（图 2-70）。

【主要病候】胃脘痛，食则呕，嗳气，腹胀便溏，黄疸，身重无力，舌根强痛，下肢内侧肿胀、厥冷等症。

【主治概要】本经腧穴主治脾胃病，妇科、前阴病及经脉循行部位的其他病证。

【本经腧穴】起于隐白，止于大包，左右各 21 个穴位（图 2-71）。

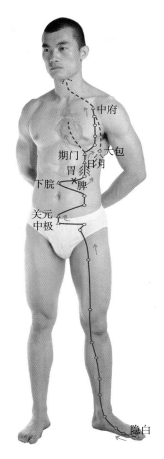

图 2-70 足太阴脾经经脉循行示意图

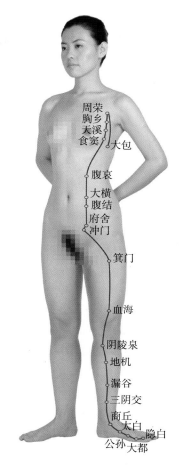

图 2-71 足太阴脾经穴

1. 隐白[*]（Yǐnbái，**SP1**） 井穴

【定位】在足趾，大趾末节内侧，趾甲根角侧后方 0.1 寸（图 2-72）。

【主治】腹胀，呕吐，泄泻，月经过多，崩漏，便血，癫狂，多梦，尸厥，惊风。

【操作】浅刺 0.1 寸，或点刺出血。

【附注】尸厥，死不知人，脉动如故，隐白及大敦主之。（《针灸甲乙经》）

2. 大都（Dàdū，**SP2**） 荥穴

【定位】在足趾，第 1 跖趾关节远端赤白肉际凹陷中（图 2-72）。

【主治】腹胀，胃痛，呕吐，泄泻，便秘，热病，心烦，体重肢肿。

【操作】直刺 0.3~0.5 寸。

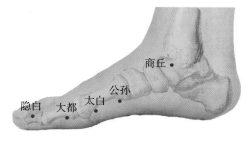

图 2-72

3. 太白* (Tàibái, **SP3**)　输穴；原穴

【定位】在跖区，第1跖趾关节近端赤白肉际凹陷中（图2-72）。

【主治】胃痛，腹胀，腹痛，肠鸣，呕吐，泄泻，痢疾，便秘，痔瘘，胸胁胀痛，体重节痛。

【操作】直刺0.3~0.5寸。

【附注】胸胁胀，肠鸣切痛，太白主之。（《针灸甲乙经》）

4. 公孙* (Gōngsūn, **SP4**)　络穴；八脉交会穴（通于冲脉）

【定位】在跖区，第1跖骨底的前下缘赤白肉际处（图2-72）。

【主治】胃痛，呕吐，饮食不化，肠鸣腹胀，腹痛，痢疾，泄泻，肠风下血。

【操作】直刺0.5~0.8寸。

【附注】

（1）脾冷胃疼，泻公孙而立愈。（《标幽赋》）

（2）肚痛须是公孙妙，内关相应必然瘳。（《席弘赋》）

5. 商丘 (Shāngqiū, **SP5**)　经穴

【定位】在踝区，足内踝前下方，舟骨粗隆与内踝尖连线中点的凹陷中（图2-72）。

【主治】足踝肿痛，腹胀，肠鸣，泄泻，便秘，黄疸，痔疾。

【操作】直刺0.3~0.5寸。

6. 三阴交* (Sānyīnjiāo, **SP6**)

【定位】在小腿内侧，内踝尖上3寸，胫骨内侧缘后际（图2-73）。

【主治】下肢痿痹，脚气，肠鸣腹胀，泄泻，月经不调，带下，经闭，痛经，阴挺，不孕，滞产，小便不利，遗尿，遗精，阳痿，疝气，失眠。

【操作】直刺0.5~1寸。

【附注】泻足三阴交，补手阳明合谷，应针而落，果如文伯之言，故妊娠不可刺也。（《铜人腧穴针灸图经》）

7. 漏谷 (Lòugǔ, **SP7**)

【定位】在小腿内侧，内踝尖上6寸，胫骨内侧缘后际（图2-73）。

【主治】下肢痿痹，腹胀，肠鸣，小便不利，遗精，水肿，疝气。

【操作】直刺0.5~0.8寸。

8. 地机* (Dìjī, **SP8**)　郄穴

【定位】在小腿内侧，阴陵泉下3寸，胫骨内侧缘后际（图2-73）。

【主治】腿膝麻木、疼痛，腹胀，腹痛，泄泻，水肿，小便不利，月经不调，痛经，遗精。

【操作】直刺0.5~0.8寸。

【附注】妇人经事改常，自有地机、血海。（《百症

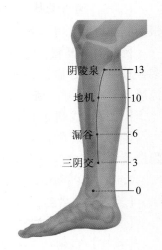

阴陵泉 ——13
地机 ——10
漏谷 ——6
三阴交 ——3
——0

图2-73

赋》）

9. 阴陵泉 [*]（Yīnlíngquán，**SP9**） 合穴

【定位】在小腿内侧，胫骨内侧髁下缘与胫骨内侧缘之间的凹陷中（图 2-73）。

【主治】膝痛，腹胀，泄泻，黄疸，水肿，小便不利或失禁。

【操作】直刺 0.5~0.8 寸。

【附注】

（1）小便不通阴陵泉，三里泻下溺如注。（《杂病穴法歌》）

（2）阴陵、水分，去水肿之盈脐。（《百症赋》）

10. 血海 [*]（Xuèhǎi，**SP10**）

【定位】在股前区，髌底内侧端上 2 寸，股内侧肌隆起处（图 2-74）。

简便取法：患者屈膝，医者以左手掌心按在患者右膝髌骨上缘，二至五指向上伸直，拇指约成 45°角斜置，拇指尖下是穴。对侧取法仿此。

【主治】月经不调，经闭，崩漏，湿疹，隐疹，丹毒，股内侧痛。

【操作】直刺 0.8~1 寸。

【附注】热疮臁内年年发，血海寻来可治之。（《胜玉歌》）

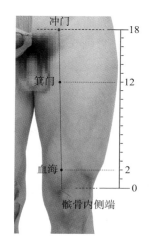

图 2-74

11. 箕门（Jīmén，**SP11**）

【定位】在股前区，髌底内侧端与冲门的连线上 1/3 与下 2/3 交点，长收肌和缝匠肌交角的动脉搏动处（图 2-74）。

【主治】腹股沟肿痛，小便不通，遗溺，五淋。

【操作】避开动脉，直刺 0.3~0.5 寸。

12. 冲门（Chōngmén，**SP12**）

【定位】在腹股沟区，腹股沟斜纹中，髂外动脉搏动处的外侧（图 2-75）。

【主治】腹痛，疝气，小便不利，崩漏，带下，胎气上冲。

【操作】直刺 0.5~0.7 寸。

13. 府舍（Fǔshè，**SP13**）

【定位】在下腹部，脐中下 4.3 寸，前正中线旁开 4 寸（图 2-75）。

【主治】腹痛，疝气，腹满积聚。

【操作】直刺 0.5~0.8 寸。

14. 腹结（Fùjié，**SP14**）

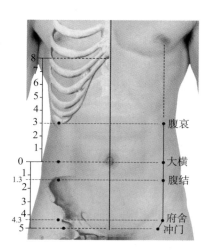

图 2-75

【定位】在下腹部，脐中下1.3寸，前正中线旁开4寸（图2-75）。

【主治】腹痛，泄泻，痢疾，疝气。

【操作】直刺0.8~1.2寸。

15. 大横*（Dàhéng，**SP15**）

【定位】在腹部，脐中旁开4寸（图2-75）。

【主治】腹痛，泄泻，便秘。

【操作】直刺0.8~1.2寸。

【附注】大风逆气，多寒善悲。四肢不可举动，多汗，洞痢。（《针灸大成》）

16. 腹哀（Fù'āi，**SP16**）

【定位】在上腹部，当脐中上3寸，前正中线旁开4寸（图2-75）。

【主治】腹痛，肠鸣，便秘，痢疾，消化不良。

【操作】直刺0.5~0.8寸。

17. 食窦（Shídòu，**SP17**）

【定位】在胸部，第5肋间隙，前正中线旁开6寸（图2-76）。

【主治】腹胀，肠鸣，反胃，噫气，水肿，胸胁胀痛。

【操作】斜刺0.5~0.8寸。

18. 天溪（Tiānxī，**SP18**）

【定位】在胸部，第4肋间隙，前正中线旁开6寸（图2-76）。

【主治】咳嗽，胸胁疼痛，乳痈，乳汁少。

【操作】平刺0.5~0.8寸。

19. 胸乡（Xiōngxiāng，**SP19**）

【定位】在胸部，第3肋间隙，前正中线旁开6寸（图2-76）。

【主治】咳嗽，气喘，胸胁胀痛。

【操作】斜刺0.5~0.8寸。

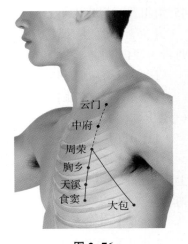

图2-76

20. 周荣（Zhōuróng，**SP20**）

【定位】在胸部，第2肋间隙，前正中线旁开6寸（图2-76）。

【主治】咳嗽，气喘，胸胁胀满，胸胁痛。

【操作】斜刺或平刺0.5~0.8寸。

21. 大包*（Dàbāo，**SP21**） 脾之大络

【定位】在胸部，第6肋间隙，在腋中线上（图2-76）。

【主治】胸胁痛，气喘，全身疼痛，四肢无力。

【操作】斜刺0.5~0.8寸。

【附注】实则身尽痛，虚则百节尽皆纵，此脉若罗络之血者，皆取之脾之大络脉也。

（《灵枢·经脉》）

（二）足厥阴肝经

【经脉循行】起于足大趾上的毫毛部，沿着足背到内踝前，上行小腿内侧，至内踝上 8 寸处，交足太阴经的后面，上行膝内侧，沿着大腿内侧，进入阴毛中，环绕阴部，上达小腹，夹着胃旁，属于肝，络于胆，向上通过横膈，分布于胁肋，沿气管之后，向上进入鼻咽部，连接于"目系"，向上出于前额，与督脉会合于颠顶。

目部的支脉：从目系下行颊里，环绕唇内。

肝部的支脉：从肝分出，通过横膈，向上流注于肺，与手太阴肺经相接。（图 2-77）

【主要病候】腰痛，胸满，呃逆，遗尿，小便不利，疝气，小腹肿等症。

【主治概要】本经腧穴主治肝病，妇科、前阴病以及经脉循行部位的其他病证。

【本经腧穴】起于大敦，止于期门，左右各 14 个穴位（图 2-78）。

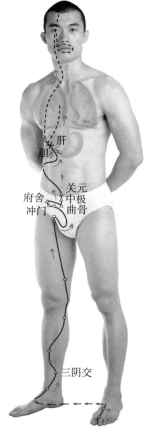

图 2-77 足厥阴肝经经脉循行示意图

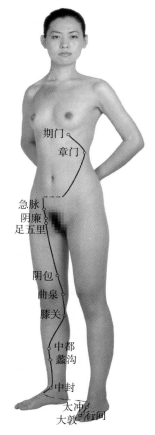

图 2-78 足厥阴肝经穴

1. 大敦* （Dàdūn，**LR1**） 井穴

【定位】在足趾，大趾末节外侧，趾甲根角侧后方 0.1 寸（图 2-79）。

【主治】经闭，崩漏，阴挺，疝气，阴部肿痛，遗尿，癃闭，癫痫。

【操作】浅刺 0.1 寸，或点刺出血。

【附注】

（1）七般疝气取大敦。（《玉龙歌》）

（2）血崩流血求大敦。（《经穴性赋》）

2. 行间* （Xíngjiān，**LR2**） 荥穴

【定位】在足背，第 1、2 趾间，趾蹼缘后方赤白肉际处（图 2-79）。

【主治】足跗肿痛，疝气，痛经，胸胁痛，目赤肿痛，青盲，头痛，眩晕，中风，崩漏，口㖞，下肢痿痹。

【操作】直刺 0.5~0.8 寸。

【附注】观其雀目肝气，睛明行间而细推。（《百症赋》）

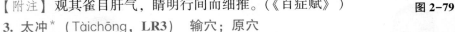

图 2-79

3. 太冲* （Tàichōng，**LR3**） 输穴；原穴

【定位】在足背，当第 1、2 跖骨间，跖骨底结合部前方凹陷中，或触及动脉搏动（图 2-79）。

【主治】足跗肿，下肢痿痹，头痛，疝气，月经不调，小儿惊风，胁痛，呕逆，目赤肿痛，眩晕，癃闭，癫痫。

【操作】直刺 0.5~0.8 寸。

【附注】

（1）行步艰难疾转加，太冲二穴效堪夸。（《玉龙歌》）

（2）太冲泻唇㖞以速愈。（《百症赋》）

（3）手连肩背痛难忍，合谷针时要太冲。（《席弘赋》）

4. 中封 （Zhōngfēng，**LR4**） 经穴

【定位】在踝区，内踝前，胫骨前肌肌腱的内侧凹陷中（图 2-80）

【主治】内踝肿痛，疝气，阴茎痛，腹痛，小便不利，遗精，黄疸。

【操作】直刺 0.5~0.8 寸。

5. 蠡沟 （Lígōu，**LR5**） 络穴

【定位】在小腿内侧，内踝尖上 5 寸，胫骨内侧面的中央（图 2-81）。

【主治】下肢痿痹，月经不调，带下，阴挺，阴痒，疝气，小便不利，遗尿，睾丸肿痛。

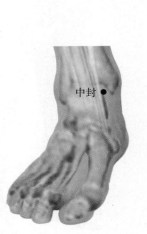

图 2-80

【操作】平刺 0.5~0.8 寸。

6. 中都（Zhōngdū，**LR6**） 郄穴

【定位】在小腿内侧，内踝尖上 7 寸，胫骨内侧面的中央（图 2-81）。

【主治】胫寒痹痛，胁痛，疝气，腹痛，泄泻，崩漏，恶露不尽。

【操作】平刺 0.5~0.8 寸。

7. 膝关（Xīguān，**LR7**）

【定位】在膝部，胫骨内侧髁的后下方，阴陵泉后 1 寸（图 2-81）。

【主治】膝髌肿痛，下肢痿痹，历节风痛。

【操作】直刺 0.8~1 寸。

8. 曲泉* （Qūquán，**LR8**） 合穴

【定位】在膝部，腘横纹内侧端，半腱肌、半膜肌肌腱内缘凹陷中（图 2-81）。

【主治】膝髌肿痛，下肢痿痹，月经不调，痛经，带下，阴挺，阴痒，阴痛，小便不利，遗精，阳痿，疝气。

【操作】直刺 1~1.5 寸。

【附注】脐腹有病曲泉针。（《肘后歌》）

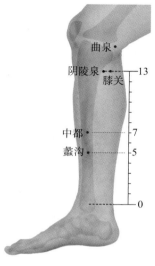

图 2-81

9. 阴包（Yīnbāo，**LR9**）

【定位】在股前区，髌底上 4 寸，股内肌与缝匠肌之间（图 2-82）。

【主治】腹痛，腰骶痛，小便不利，遗尿，月经不调。

【操作】直刺 0.8~1 寸。

10. 足五里（Zúwǔlǐ，**LR10**）

【定位】在股前区，气冲直下 3 寸，动脉搏动处（图 2-82）。

【主治】小腹胀痛，睾丸肿痛，小便不利，倦怠嗜卧，阴挺，阴囊湿疹。

【操作】直刺 0.5~0.8 寸。

11. 阴廉（Yīnlián，**LR11**）

【定位】在股前区，气冲直下 2 寸（图 2-82）。

【主治】下肢挛急，股内侧痛，小腹疼痛，月经不调，带下。

【操作】直刺 0.8~1 寸。

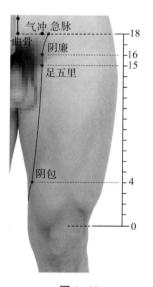

图 2-82

12. 急脉（Jímài，**LR12**）

【定位】在腹股沟区，横平耻骨联合上缘，前正中线旁2.5寸（图2-82）。

【主治】股内侧痛，小腹痛，外阴痛痒，阴挺，疝气。

【操作】避开动脉，直刺0.5~1寸。

13. 章门＊（Zhāngmén，**LR13**） 脾之募穴；八会穴之脏会

【定位】在侧腹部，在第11肋游离端的下际（图2-83）。

【主治】胁痛，腹胀，肠鸣，泄泻，呕吐，痞块。

【操作】斜刺0.5~0.8寸。

【附注】主治两胁积气如卵石，膨胀肠鸣，食不化，胸胁痛。（《类经图翼》）

14. 期门＊（Qīmén，**LR14**） 肝之募穴

【定位】在胸部，第6肋间隙，前正中线旁开4寸（图2-83）。

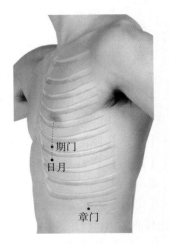

图 2-83

【主治】胸胁胀痛，呕吐，呃逆，腹胀，泄泻，咳喘，疟疾，乳痈。

【操作】斜刺0.5~0.8寸。

【附注】伤寒痞结胁积痛，宜用期门见深功。（《肘后歌》）

（二）足少阴肾经

【经脉循行】起于足小趾之下，斜走足心，出于舟骨粗隆下，沿内踝后，进入足跟，再向上行于小腿内侧，出腘窝内侧，向上行大腿内后缘，通向脊柱，属于肾脏，联络膀胱。（腧穴通路：还出于前，浅出腹前，上行经腹、胸部，终止于锁骨下缘。）

肾脏部直行的经脉：从肾向上，通过肝和横膈，进入肺中，沿喉咙夹舌根旁。

肺部支脉：从肺部出来，联络心脏，流注于胸中，与手厥阴心包经相接。（图2-84）

【主要病候】咳嗽，气喘，舌干，咽喉肿痛，水肿，大便秘结，泄泻，腰痛，脊股内后侧痛，痿弱无力，足心热等症。

【主治概要】本经腧穴主治妇科、前阴病，肾、肺、咽喉病及经脉循行部位的其他病证。

【本经腧穴】起于涌泉，止于俞府，左右各27个穴位（图2-85）。

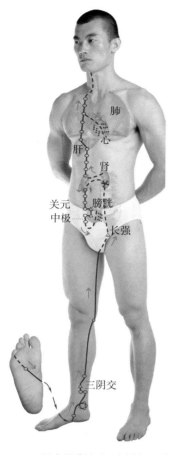

图 2-84　足少阴肾经经脉循行示意图

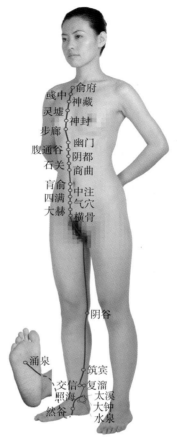

图 2-85　足少阴肾经穴

1. 涌泉[*]（Yǒngquán，**KI1**）　井穴

【定位】在足底，屈足卷趾时足心最凹陷中（图 2-86）。

【主治】下肢瘫痪，头顶痛，头晕，目眩，失眠，咽喉痛，失音，小儿惊风，癫狂，痫症，昏厥，中暑。

【操作】直刺 0.5~0.8 寸。

【附注】

（1）顶心头痛眼不开，涌泉下针定安泰。（《肘后歌》）

（2）厥寒、厥热涌泉清。（《百症赋》）

2. 然谷（Rángǔ，**KI2**）　荥穴

【定位】在足内侧，足舟骨粗隆下方，赤白肉际处（图 2-87）。

【主治】月经不调，阴挺，阴痒，带下，遗精，小便不利，泄泻，咯血，小儿脐风，口噤，消渴，咽喉肿痛，足跗痛，下肢痿痹。

【操作】直刺 0.5~0.8 寸。

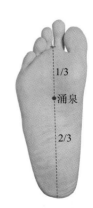

图 2-86

3. 太溪（Tàixī，**KI3**） 输穴；原穴

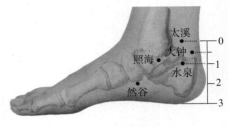

图 2-87

【定位】在踝区，内踝尖与跟腱之间的凹陷中（图 2-87）。

【主治】内踝肿痛，足跟痛，腰痛，头痛，眩晕，咽喉肿痛，齿痛，耳鸣，耳聋，咳嗽，气喘，月经不调，失眠，遗精，阳痿，小便频数，消渴。

【操作】直刺 0.5~1 寸。

【附注】

（1）牙齿痛，吕细堪治。（《通玄指要赋》）

（2）太溪、昆仑、申脉，最疗足肿之迍。（《玉龙赋》）

4. 大钟（Dàzhōng，**KI4**） 络穴

【定位】在跟区，内踝后下方，跟骨上缘，跟腱附着部前缘凹陷中（图 2-87）。

【主治】足跟痛，腰痛，癃闭，遗尿，便秘，咯血，气喘，痴呆，嗜卧。

【操作】直刺 0.3~0.5 寸。

5. 水泉（Shuǐquán，**KI5**） 郄穴

【定位】在跟区，太溪直下 1 寸，跟骨结节内侧凹陷中（图 2-87）。

【主治】足跟痛，月经不调，痛经，阴挺，小便不利，眼目昏花，腹痛。

【操作】直刺 0.3~0.5 寸。

6. 照海（Zhàohǎi，**KI6**） 八脉交会穴（通阴跷脉）

【定位】在踝区，内踝尖下 1 寸，内踝下缘边际凹陷中（图 2-87）。

【主治】月经不调，痛经，带下，阴挺，小便频数，癃闭，便秘，咽喉干痛，失眠，癫痫，脚气。

【操作】直刺 0.5~0.8 寸。

【附注】

（1）大便秘结不能通，照海分明在足中，更把支沟来泻动，方知妙穴有神功。（《玉龙歌》）

（2）取照海治喉中之闭塞。（《标幽赋》）

7. 复溜（Fùliū，**KI7**） 经穴

【定位】在小腿内侧，内踝尖上 2 寸，跟腱前缘（图 2-88）。

【主治】下肢痿痹，腰脊强痛，泄泻，肠鸣，水肿，腹胀，盗汗，身热无汗。

【操作】直刺 0.8~1 寸。

【附注】

（1）无汗伤寒泻复溜，汗多宜将合谷收，若然六脉皆微细，金针一补脉还浮。（《玉龙歌》）

（2）水肿，水分与复溜。（《杂病穴法歌》）

8. 交信（Jiāoxìn，**KI8**） 阴跷脉郄穴

【定位】在小腿内侧，在内踝尖上 2 寸，胫骨内侧缘后际凹陷处中，复溜前 0.5 寸（图 2-88）。

【主治】股膝胫内侧痛，月经不调，崩漏，阴挺，泄泻，便秘，疝气。

【操作】直刺 0.8~1 寸。

9. 筑宾（Zhùbīn，**KI9**） 阴维脉郄穴

【定位】在小腿内侧，太溪直上 5 寸，比目鱼肌与跟腱之间（图 2-88）。

【主治】小腿内侧痛，疝痛，呕吐，癫狂，痫证。

【操作】直刺 0.5~1.2 寸。

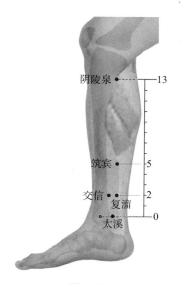

图 2-88

10. 阴谷* （Yīngǔ，**KI10**） 合穴

【定位】在膝后区，腘横纹上，半腱肌肌腱外侧缘（图 2-89）。

【主治】膝股内侧痛，阳痿，疝痛，月经不调，崩漏，小便难，阴部痛痒。

【操作】直刺 0.5~1.2 寸。

【附注】主膝痛如锥，不得屈伸。（《针灸大成》）

11. 横骨（Hénggǔ，**KI11**）

【定位】在下腹部，脐中下 5 寸，前正中线旁开 0.5 寸（图 2-90）。

【主治】小腹胀痛，阴部痛，腰痛，遗精，阳痿，遗尿，小便不通，疝气。

【操作】直刺 0.8~1.2 寸。

12. 大赫（Dàhè，**KI12**）

【定位】在下腹部，脐中下 4 寸，前正中线旁开 0.5 寸（图 2-90）。

【主治】月经不调，带下，痛经，不孕，阴部痛，子宫脱垂，遗精，阳痿，泄泻，痢疾。

【操作】直刺 0.8~1.2 寸。

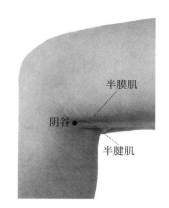

图 2-89

13. 气穴（Qìxué，**KI13**）

【定位】在下腹部，脐中下 3 寸，前正中线旁开 0.5 寸（图 2-90）。

【主治】月经不调，带下，小便不通，腰痛，不孕，阳痿，泄泻，痢疾。

【操作】直刺或斜刺 0.8~1.2 寸。

14. 四满（Sìmǎn，**KI14**）

【定位】在下腹部，脐中下 2 寸，前正中线旁开 0.5 寸（图 2-90）。

【主治】腹痛，月经不调，带下，不孕，遗精，遗尿，疝气，便秘，水肿。

【操作】直刺 0.8~1.2 寸。

15. 中注（Zhōngzhù，**KI15**）

【定位】在下腹部，脐中下 1 寸，前正中线旁开 0.5 寸（图 2-90）。

【主治】腰腹疼痛，月经不调，便秘，泄泻，痢疾。

【操作】直刺 0.8~1.2 寸。

16. 肓俞[*]（Huāngshū，**KI16**）

【定位】在腹部，脐中旁开 0.5 寸（图 2-90）。

【主治】腹痛，腹胀，腰痛，呕吐，泄泻，痢疾，便秘，疝气。

【操作】直刺 0.8~1.2 寸。

【附注】大便寒中，大便干，腹中切痛。（《针灸甲乙经》）

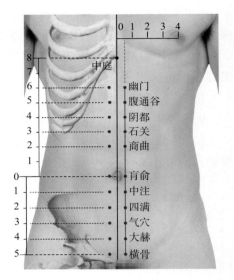

图 2-90

17. 商曲（Shāngqū，**KI17**）

【定位】在上腹部，脐中上 2 寸，前正中线旁开 0.5 寸（图 2-90）。

【主治】腹痛，泄泻，便秘。

【操作】直刺 0.5~0.8 寸

18. 石关（Shíguān，**KI18**）

【定位】在上腹部，脐中上 3 寸，前正中线旁开 0.5 寸（图 2-90）。

【主治】腹痛，不孕，胃痛，呕吐，便秘。

【操作】直刺 0.5~0.8 寸。

19. 阴都（Yīndū，**KI19**）

【定位】在上腹部，脐中上 4 寸，前正中线旁开 0.5 寸（图 2-90）。

【主治】腹胀，肠鸣，腹痛，便秘，不孕。

【操作】直刺 0.5~0.8 寸。

20. 腹通谷（Fùtōnggǔ，**KI20**）

【定位】在上腹部，脐中上 5 寸，前正中线旁开 0.5 寸（图 2-90）。

【主治】腹痛，腹胀，呕吐。

【操作】直刺 0.5~0.8 寸。

21. 幽门（Yōumén，**KI21**）

【定位】在上腹部，脐中上 6 寸，前正中线旁开 0.5 寸（图 2-90）。

【主治】胃痛，呕吐，腹痛，腹胀，泄泻，痢疾。

【操作】直刺 0.5~0.8 寸。

22. 步廊（Bùláng，**KI22**）

【定位】在胸部，第 5 肋间隙，前正中线旁开 2 寸（图 2-91）。

【主治】胸胁胀满，胸痛，咳嗽，气喘，呕吐，乳痈。

【操作】斜刺或平刺 0.5~0.8 寸，不可深刺，以免伤及内脏。

23. 神封（Shénfēng，**KI23**）

【定位】在胸部，第 4 肋间隙，前正中线旁开 2 寸（图 2-91）。

【主治】咳喘，气喘，胸胁支满，呕吐，乳痈。

【操作】斜刺或平刺 0.5~0.8 寸。

24. 灵墟（Língxū，**KI24**）

【定位】在胸部，第 3 肋间隙，前正中线旁开 2 寸（图 2-91）。

【主治】咳嗽，气喘，胸胁胀痛，呕吐，乳痈。

【操作】斜刺或平刺 0.5~0.8 寸，内部为肺脏，切忌深刺。

25. 神藏（Shéncáng，**KI25**）

【定位】在胸部，第 2 肋间隙，前正中线旁开 2 寸（图 2-91）。

【主治】胸痛，咳嗽，气喘，呕吐。

【操作】斜刺或平刺 0.5~0.8 寸。

26. 彧中（Yùzhōng，**KI26**）

【定位】在胸部，第 1 肋间隙，前正中线旁开 2 寸（图 2-91）。

【主治】咳嗽，气喘，胸胁胀痛。

【操作】斜刺或平刺 0.5~0.8 寸。

27. 俞府（Shūfǔ，**KI27**）

【定位】在胸部，锁骨下缘，前正中线旁开 2 寸（图 2-91）。

【主治】咳嗽，气喘，胸痛，呕吐。

【操作】斜刺或平刺 0.5~0.8 寸。

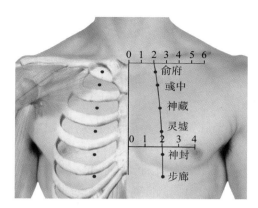

图 2-91

实 训

1. 足三阴经腧穴定位中用到了哪些重要的体表解剖标志？

2. 足三阴经腧穴中所用到的骨度分寸有哪些？

3. 如实填写下列表格：

腧穴	定位方法	针刺角度、方向、深度	针下感应	综合评定
三阴交				
阴陵泉				
太 冲				
太 溪				

第二节 奇经八脉及腧穴

一、任 脉

【经脉循行】起于小腹内，下出会阴部，向前上行经阴毛部，沿腹内前正中线向上到达咽喉部，再上行环绕口唇，经面部进入目眶下（图2-92）。

【主要病候】疝气，带下，腹中痞块等症。

【主治概要】本经腧穴主治腹、胸、颈、头面的局部病证，以及相应的内脏器官病证，少数腧穴有强壮作用，或可治疗神志病。

【本经腧穴】起于会阴，止于承浆，一名一穴，共24个穴位（图2-93）。

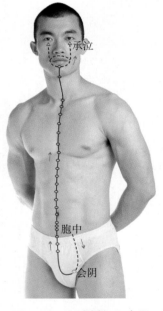

图 2-92　任脉循行示意图

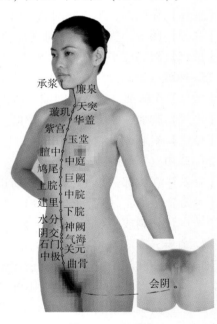

图 2-93　任脉穴

1. 会阴（Huìyīn，CV1）

【定位】在会阴区，男性在阴囊根部与肛门连线的中点，女性在大阴唇后联合与肛门连线的中点（图2-94）。

注：胸膝位或侧卧位，在前后二阴中间。

【主治】阴痒，阴痛，阴部汗湿，阴挺，脱肛，疝气，痔疮，遗精，月经不调，二便不利，溺水窒息，昏迷，癫狂。

【操作】直刺0.5~1寸。孕妇慎用。

2. 曲骨（Qūgǔ，CV2）

【定位】在下腹部，耻骨联合上缘，前正中线上（图-95）。

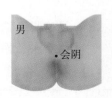

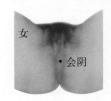

图 2-94

【主治】带下，小便淋沥，遗尿，遗精，阳痿，疝气，月经不调，痛经，小腹胀满。

【操作】直刺0.5~1寸，针前排尿，孕妇禁针。

3. 中极（Zhōngjí，**CV3**）　膀胱之募穴

【定位】在下腹部，脐中下4寸，前正中线上（图2-95）。

【主治】癃闭，遗尿，崩漏，带下，痛经，遗精，阳痿，阴挺，疝气。

【操作】直刺0.5~1寸，针前排尿，孕妇禁针。

【附注】赤白妇人带下难，只因虚败不能安，中极补多宜泻少，灼艾还须着意看。
（《玉龙歌》）

4. 关元（Guānyuán，**CV4**）　小肠之募穴

【定位】在下腹部，当脐中下3寸，前正中线上（图2-95）。

【主治】小腹疼痛，呕吐，泄泻，疝气，遗精，阳痿，遗尿，尿闭，尿频，月经不调，痛经，带下，不孕，中风脱证，虚劳羸瘦。

【操作】直刺0.5~1寸，针前排尿，孕妇禁针。

【附注】

（1）小便不禁关元好。（《席弘赋》）

（2）肾强疝气发甚频，气上攻心似死人，关元兼刺大敦穴，此法亲传始得真。
（《玉龙歌》）

5. 石门（Shímén，**CV5**）　三焦之募穴

【定位】在下腹部，脐中下2寸，前正中线上（图2-95）。

【主治】水肿，小便不利，泄泻，腹痛，疝气，遗精，阳痿，经闭，崩漏，带下。

【操作】直刺0.5~1寸。孕妇慎用。

6. 气海（Qìhǎi，**CV6**）　肓之原

【定位】在下腹部，脐中下1.5寸，前正中线上（图2-95）。

【主治】腹痛，便秘，泄泻，癃闭，遗尿，疝气，阳痿，月经不调，闭经，不孕，阴挺，中风脱证。

【操作】直刺0.8~1.2寸。孕妇慎用。

【附注】

（1）诸般气症从何治，气海针之灸亦宜。（《胜玉歌》）

（2）或针虚，气海、丹田、委中奇。（《行针指要歌》）

7. 阴交（Yīnjiāo，**CV7**）

【定位】在下腹部，脐中下1寸，前正中线上（图2-95）。

【主治】腹痛，水肿，小便不利，疝气，月经不调，带下。

【操作】直刺0.5~1寸。

8. 神阙（Shénquè，**CV8**）

【定位】在脐区，脐中央（图2-95）。

【主治】泄泻，腹痛，脱肛，水肿，虚脱，中风脱证，尸厥。

【操作】禁刺；宜灸。

【附注】故神阙之灸，须填细盐，然后灸之，以多为良，若灸之三五百壮。不唯愈疾亦且延年，若灸少，则时或暂愈，后恐复发，必难救矣。但夏月人神在脐，乃不宜灸。(《类经图翼》)

9. 水分 (Shuǐfēn，**CV9**)

【定位】在上腹部，脐中上 1 寸，前正中线上（图 2-95）。

【主治】腹痛，肠鸣，反胃，泄泻，水肿，小便不利。

【操作】直刺 0.5~1 寸。

10. 下脘 (Xiàwǎn，**CV10**)

【定位】在上腹部，脐中上 2 寸，前正中线上（图 2-95）。

【主治】腹胀，腹痛，肠鸣，泄泻，呕吐，食谷不化，痞块。

【操作】直刺 0.8~1.2 寸。

11. 建里 (Jiànlǐ，**CV11**)

【定位】在上腹部，脐中上 3 寸，前正中线上（图 2-95）。

【主治】胃痛，呕吐，呃逆，食欲不振，腹胀，水肿。

【操作】直刺 0.8~1 寸。

12. 中脘 (Zhōngwǎn，**CV12**)　　胃之募穴；八会穴之腑会

【定位】在上腹部，脐中上 4 寸，前正中线上（图 2-95）。

【主治】胃痛，呕吐，呃逆，吞酸，腹胀，肠鸣，泄泻，黄疸，癫痫。

【操作】直刺 0.8~1.2 寸。

【附注】或针痰，先针中脘、三里间；或针吐，中脘、气海、膻中补；反胃吐食一般针，针中有妙少人知。(《行针指要歌》)

13. 上脘 (Shàngwǎn，**CV13**)

【定位】在上腹部，脐中上 5 寸，前正中线上（图 2-95）。

【主治】胃痛，呕吐，反胃，腹胀，腹痛，泄泻，癫痫。

【操作】直刺 0.5~1 寸。

14. 巨阙 (Jùquè，**CV14**)　　心之募穴

【定位】在上腹部，脐中上 6 寸，前正中线上（图 2-95）。

【主治】胸痛，心悸，呕吐，吞酸，噎膈，癫狂痫。

【操作】直刺 0.5~0.6 寸，向下斜刺。

15. 鸠尾 (Jiūwěi，**CV15**)　　络穴，膏之原

【定位】在上腹部，剑胸结合部下 1 寸，前正中线上（图 2-95）。

【主治】胸痛，腹胀，癫狂痫。

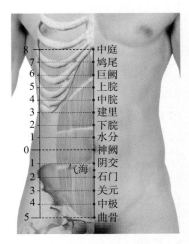

图 2-95

【操作】直刺 0.3~0.6 寸，向下斜刺。

16. 中庭 (Zhōngtíng，**CV16**)

【定位】在胸部，剑胸结合中点处，前正中线上（图 2-95）。

【主治】胸肋胀满，心痛，噎膈，呕吐，小儿吐乳。

【操作】平刺 0.3~0.5 寸。

17. 膻中 (Dànzhōng，**CV17**) 　心包之募穴；八会穴之气会

【定位】在胸部，横平第 4 肋间隙，前正中线上（图 2-96）。

【主治】胸闷，胸痛，咳嗽，气喘，心悸，呕吐，噎膈，产妇乳少，乳痈。

【操作】平刺 0.3~0.5 寸。

【附注】针气，膻中一穴分明记。（《行针指要歌》）

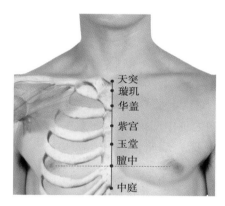

图 2-96

18. 玉堂 (Yùtáng，**CV18**)

【定位】在胸部，横平第 3 肋间隙，前正中线上（图 2-96）。

【主治】胸痛，咳嗽，气喘，心烦，呕吐。

【操作】平刺 0.3~0.5 寸。

19. 紫宫 (Zǐgōng，**CV19**)

【定位】在胸部，横平第 2 肋间隙，前正中线上（图 2-96）。

【主治】胸痛，咳嗽，气喘，心烦。

【操作】平刺 0.3~0.5 寸。

20. 华盖 (Huágài，**CV20**)

【定位】在胸部，横平第 1 肋间隙，前正中线上（图 2-96）。

【主治】咳嗽，气喘，胸肋胀痛。

【操作】平刺 0.3~0.5 寸。

21. 璇玑 (Xuánjī，**CV21**)

【定位】在胸部，胸骨上窝下 1 寸，前正中线上（图 2-96）。

【主治】咳嗽，气喘，胸痛，咽喉肿痛。

【操作】平刺 0.3~0.5 寸。

22. 天突（Tiāntū，**CV22**）

【定位】在颈前区，胸骨上窝中央，前正中线上（图 2-96）。

注：两侧锁骨中间凹陷中。

【主治】哮喘，咳嗽，胸痛，暴喑，咽喉肿痛，瘿气，梅核气。

【操作】先直刺 0.2 寸，然后将针尖朝向下方，沿胸骨柄后缘、气管前缘缓慢向下刺入 0.5~1 寸。

【附注】哮喘一症最难当，夜间不睡气遑遑，天突妙穴宜寻得，膻中着灸便安康。（《玉龙歌》）

23. 廉泉（Liánquán，**CV23**）

【定位】在颈前区，喉结上方，舌骨上缘凹陷中，前正中线上（图 2-97）。

【主治】舌下肿痛，舌根缩急，舌纵涎出，舌强失语，暴喑，喉痹。

【操作】向舌根斜刺 0.5~0.8 寸。

24. 承浆（Chéngjiāng，**CV24**）

【定位】在面部，颏唇沟的正中凹陷处（图 2-97）。

【主治】口㖞，齿痛，流涎，暴喑，面肿，面瘫，头项强痛，癫痫。

【操作】斜刺 0.3~0.5 寸。

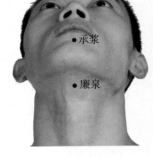

图 2-97

实 训

1. 任脉腧穴定位中用到了哪些重要的体表解剖标志？

2. 任脉腧穴中所用到的骨度分寸有哪些？

3. 如实填写下列表格：

腧穴	定位方法	针刺角度、方向、深度	针下感应	综合评定
中脘				
关元				

二、督 脉

【经脉循行】起于小腹内，下行于会阴部，向后从尾骨端上行于脊柱的内部，上达项后风府，进入脑内，上行颠顶，沿前额下行鼻柱，止于上唇系带处（图 2-98）。

【主要病候】脊柱强痛，角弓反张等症。

【主治概要】本经腧穴主治腰骶、背、头项、局部病证及相应的内脏病，部分腧穴可治神志病、热病等。

【本经腧穴】起于长强，止于印堂，一名一穴，共 29 个穴位。

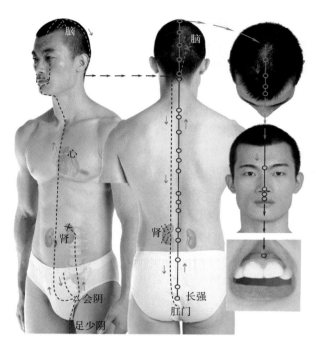

图 2-98　督脉循行示意图

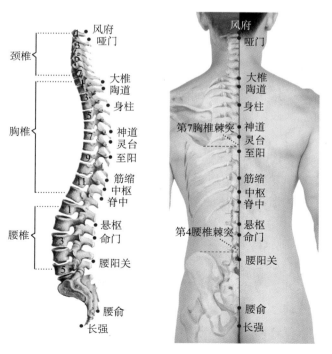

图 2-99

1. 长强（Chángqiáng，**GV1**）　络穴

【定位】在会阴区，在尾骨下方，尾骨端与肛门连线的中点处（图 2-99）。

【主治】痔疮，便血，泄泻，便秘，脱肛，癫狂痫，腰脊强痛。

【操作】斜刺，针尖向上与骶骨平行刺入 0.5~1 寸。不得刺穿直肠，以防感染。

【附注】

（1）长强、承山灸痔最妙。（《玉龙歌》）

（2）刺长强于承山，善主肠风新下血。（《百症赋》）

2. 腰俞（Yāoshū，**GV2**）

【定位】在骶区，正对骶管裂孔，后正中线上（图 2-99）。

注：臀裂正上方的小凹陷即骶管裂孔。

【主治】腰脊疼痛，痔疮，月经不调，癫痫，下肢痿痹。

【操作】向上斜刺 0.5~1 寸。

3. 腰阳关（Yāoyángguān，**GV3**）

【定位】在脊柱区，第 4 腰椎棘突下凹陷中，后正中线上（图 2-99）。

【主治】腰骶疼痛，下肢痿痹，月经不调，遗精，阳痿。

【操作】直刺 0.5~1 寸。

4. 命门（Mìngmén，**GV4**）

【定位】在脊柱区，第 2 腰椎棘突下凹陷中，后正中线上（图 2-99）。

【主治】腰酸背痛，遗尿，尿频，泄泻，遗精，阳痿，带下，月经不调。

【操作】直刺 0.5~1 寸。

【附注】肾败腰虚小便频，夜间起止苦劳神。命门若得金针助，肾俞艾灸起遭迍。（《玉龙歌》）

5. 悬枢（Xuánshū，**GV5**）

【定位】在脊柱区，第 1 腰椎棘突下凹陷中，后正中线上（图 2-99）。

【主治】腰脊强痛，肠鸣腹痛，完谷不化，泄泻。

【操作】直刺 0.5~1 寸。

6. 脊中（Jǐzhōng，**GV6**）

【定位】在脊柱区，第 11 胸椎棘突下凹陷中，后正中线上（图 2-99）。

【主治】腰脊强痛，泄泻，黄疸，痔疮，脱肛，癫痫。

【操作】斜刺 0.5~1 寸。

7. 中枢（Zhōngshū，**GV7**）

【定位】在脊柱区，第 10 胸椎棘突下凹陷中，后正中线上（图 2-99）。

【主治】黄疸，呕吐，腹满，食欲不振，腰背疼痛。

【操作】斜刺 0.5~1 寸。

8. 筋缩（Jīnsuō，**GV8**）

【定位】在脊柱区，第 9 胸椎棘突下凹陷中，后正中线上（图 2-99）。

【主治】腰脊强痛，胃痛，癫痫。

【操作】斜刺 0.5~1 寸。

9. 至阳（Zhìyáng，**GV9**）

【定位】在脊柱区，第 7 胸椎棘突下凹陷中，后正中线上（图 2-99）。

【主治】黄疸，胸胁胀痛，咳喘，脊强，背痛。

【操作】斜刺 0.5~1 寸。

【附注】主治身面俱黄，胸胁支满，喘促不宁。（《医宗金鉴》）

10. 灵台（Língtái，**GV10**）

【定位】在脊柱区，第 6 胸椎棘突下凹陷中，后正中线上（图 2-99）。

【主治】咳嗽，气喘，背痛，项强，疔疮，疟疾。

【操作】斜刺 0.5~1 寸。

11. 神道（Shéndào，**GV11**）

【定位】在脊柱区，第 5 胸椎棘突下凹陷中，后正中线上（图 2-99）。

【主治】心悸，健忘，咳喘，脊背强痛，癫痫。

【操作】斜刺 0.5~1 寸。

12. 身柱（Shēnzhù，**GV12**）

【定位】在脊柱区，第 3 胸椎棘突下凹陷中，后正中线上（图 2-99）。

【主治】腰脊强痛，咳嗽，气喘，癫狂痫，疟疾。

【操作】斜刺 0.5~1 寸。

13. 陶道（Táodào，**GV13**）

【定位】在脊柱区，第 1 胸椎棘突下凹陷中，后正中线上（图 2-99）。

【主治】头痛，热病，疟疾，脊项强急。

【操作】斜刺 0.5~1 寸。

14. 大椎（Dàzhuī，**GV14**）

【定位】在脊柱区，第 7 颈椎棘突下凹陷中，后正中线上（图 2-99）。

【主治】热病，疟疾，头痛，颈项强痛，感冒，咳嗽，气喘，骨蒸盗汗，风疹，癫痫。

【操作】斜刺 0.5~1 寸。

【附注】

（1）疟疾寒热真可畏，须知虚实可用意，间使宜透支沟中，大椎七壮合圣治。（《肘后歌》）

（2）灸寒热之法，先灸项大椎，以年为壮数，次灸橛骨（即长强穴），以年为壮数。（《素问·骨空论》）

15. 哑门（Yǎmén，**GV15**）

【定位】在颈后区，第 2 颈椎棘突上际凹陷中，后正中线上（图 2-100）。

【操作】伏案正坐位，使头微前倾，项肌放松，向下颌方向缓慢刺入 0.5~1 寸；不可灸。

【附注】哑门、关冲，舌缓不语而要紧。（《百症赋》）

16. 风府（Fēngfǔ，GV16）

【定位】在项后区，枕外隆凸直下，两侧斜方肌之间凹陷中（图2-100）。

注：正坐，头稍仰，使颈部斜方肌松弛，从项后发际正中上推至枕骨面至即是本穴。

【主治】头痛，项强，眩晕，咽喉肿痛，失音，中风，癫狂。

【操作】伏案正坐，使头微前倾，项肌放松，向下颌方向缓慢刺入0.5~1寸。针尖不可向上，以免刺入枕骨大孔，误伤延髓。不可灸。

【附注】

（1）或针风，先向风府百会中。（《行针指要赋》）

（2）风府、风池寻得到，伤寒百病一时消。（《席弘赋》）

17. 脑户（Nǎohù，GV17）

【定位】在头部，枕外隆凸的上缘凹陷处（图2-100）。

【主治】头痛头重，眩晕，项强，音哑，癫狂痫，瘿瘤。

【操作】平刺0.5~1寸。

18. 强间（Qiángjiān，GV18）

【定位】在头部，后发际正中直上4寸（图2-100）。

【主治】头痛，目眩，项强，癫狂。

【操作】平刺0.5~0.8寸。

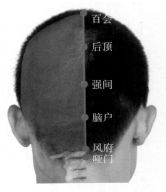

图2-100

19. 后顶（Hòudǐng，GV19）

【定位】在头部，后发际正中直上5.5寸（图2-100）。

【主治】头痛，项强，眩晕，癫狂痫。

【操作】平刺0.5~1寸。

20. 百会（Bǎihuì，GV20）

【定位】在头部，前发际正中直上5寸（图2-101）。

【主治】头痛，眩晕，不寐，健忘，中风失语，偏瘫，泄泻，痢疾，脱肛，痔漏，阴挺，尸厥，癫狂痫。

【操作】平刺0.5~1寸。

【附注】

（1）小儿脱肛患多时，先灸百会次鸠尾。（《席弘赋》）

（2）尸厥百会一穴美，更针隐白功昭昭。（《杂病穴法歌》）

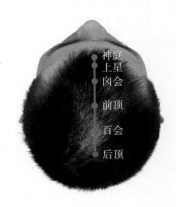

图2-101

21. 前顶（Qiándǐng，GV21）

【定位】在头部，前发际正中直上3.5寸（图2-101）。

【主治】头痛，眩晕，目赤面肿，鼻渊，偏瘫，癫痫。

【操作】平刺 0.5~0.8 寸。

22. 囟会（Xìnhuì，**GV22**）

【定位】在头部，前发际正中直上 2 寸（图 2-101）。

【主治】头痛，眩晕，鼻渊，鼻衄，中风，癫痫。

【操作】平刺 0.5~0.8 寸，小儿禁刺。

23. 上星（Shàngxīng，**GV23**）

【定位】在头部，前发际正中直上 1 寸（图 2-101）。

【主治】头痛，眩晕，目痛，鼻渊，鼻衄，热病，疟疾，癫狂。

【操作】平刺 0.5~0.8 寸。

24. 神庭（Shéntíng，**GV24**）

【定位】在头部，前发际正中直上 0.5 寸（图 2-101）。

注：发际不明或变异者，从眉心直上 3.5 寸处取穴。

【主治】头痛，眩晕，鼻渊，惊悸，失眠，癫狂痫。

【操作】平刺 0.3~0.8 寸。

【附注】中风不语最难医，发际、顶门穴要知，再向百会明补泻，即时苏醒免灾危。（《玉龙歌》）

25. 素髎（Sùlióo，**GV25**）

【定位】在面部，鼻尖的正中央（图 2-102）。

【主治】鼻渊，鼻衄，酒糟鼻，喘息，惊厥，昏迷，新生儿窒息。

【操作】向上斜刺 0.3~0.5 寸，或点刺出血；不灸。

26. 水沟（Shuǐgōu，**GV26**）

【定位】在面部，人中沟的上 1/3 与中 1/3 交点处（图 2-102）。

【主治】中风，口㖞，面肿，腰背强痛，昏迷，晕厥，癫狂痫。

【操作】向上斜刺 0.3~0.5 寸（或用指甲按切）；不灸。

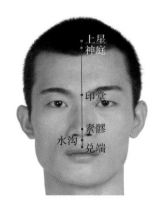

图 2-102

【附注】

（1）人中治癫功最高，十三鬼穴不须饶。（《席弘赋》）

（2）中风之症症非轻，中冲二穴可安宁，先补后泻如无应，再针人中立便轻。（《玉龙歌》）

（3）人中、委中，除腰脊痛闪之难治。（《玉龙赋》）

27. 兑端（Duìduān，**GV27**）

【定位】在面部，上唇结节的中点（图 2-102）。

【主治】口㖞唇紧，牙龈肿痛，鼽衄，癫狂。

【操作】斜刺 0.2~0.3 寸；不灸。

28. 龈交（Yínjiāo，GV28）

【定位】在上唇内，上唇系带与上牙龈的交点（图2-103）。

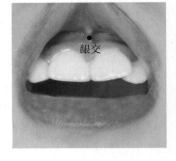

图 2-103

【主治】牙龈肿痛，口㖞，口臭，口噤，齿衄，鼻渊，腰扭伤，项强，癫狂，痔疮。

【操作】向上斜刺0.2~0.3寸。

29. 印堂（Yìntáng，GV29）

【定位】在头部，两眉毛内侧端中间的凹陷中（图2-102）。

【主治】头痛，头晕，鼻渊，鼻衄，小儿惊风，失眠。

【操作】向下平刺0.3~0.5寸，或点刺出血。

【附注】

（1）刺疟者，必先问其病之所先发者，先刺之。先头痛及重者，先刺头上及两额两眉间出血。（《素问·刺疟》）

（2）孩子慢惊何可治，印堂刺入艾还加。（《玉龙歌》）

实　训

1. 督脉腧穴定位中用到了哪些重要的体表解剖标志？

2. 督脉腧穴中所用到的骨度分寸有哪些？

3. 如实填写下列表格：

腧穴	定位方法	针刺角度、方向、深度	针下感应	综合评定
大椎				
百会				

三、冲　脉

【经脉循行】起于小腹内，下出于会阴部，向上行于脊柱之内；其外行者经气冲与足少阴经交会，沿着腹部两侧，上达咽喉，环绕口唇。（图2-104）

【主要病候】胸腹气逆而拘急。

【主治概要】小腹痛，气上逆，心烦，心痛，胸闷，胁胀，腹内窘迫，二便不利，疝气，遗尿，大便失禁及不孕，不育，崩漏，月经不调等病证。

【交会腧穴】会阴、阴交（任脉），气冲（足阳明经），横骨、大赫、气穴、四满、中注、肓俞、商曲、石关、阴都、通谷、幽门（足少阴经）。

此外，足太阴脾经公孙穴通于冲脉。

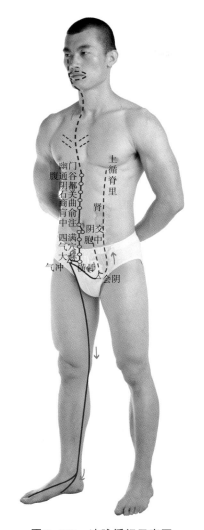

图 2-104　冲脉循行示意图

四、带　脉

【经脉循行】起于季胁部的下面，斜向下行到带脉、五枢、维道穴，横行绕身一周，前平脐，后平十四椎（图 2-105）。

【主要病候】腹满，腰部觉冷如坐于水中。

【主治概要】痿证，月经不调，赤白带下，腰腹胀满，绕脐痛，阴股痛，胁肋痛等病证。

【交会腧穴】带脉、五枢、维道（足少阳经）。

此外，足少阳胆经的足临泣穴通于带脉。

五、阴维脉

【经脉循行】起于小腿内侧，沿大腿内侧上行至腹部，与足太阴经相合，循胸，在颈部合于任脉（图2-106）。

【主要病候】心腹痛，胸胁痛。

【主治概要】心痛，胃痛，胸腹胁痛，中满，痞胀，肠鸣，泄泻，食难下膈，腹中结块等病证。

【交会腧穴】筑宾（足少阴经），府舍、大横、腹哀（足太阴经），期门（足厥阴经），天突、廉泉（任脉）。

此外，手厥阴心包经的内关穴通于阴维。

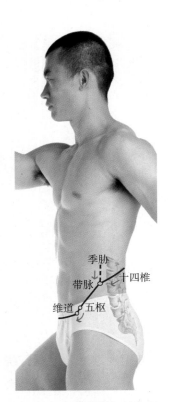

图2-105　带脉循行示意图

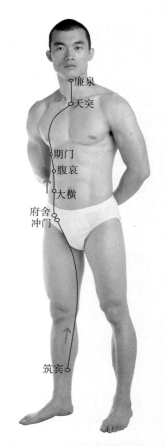

图2-106　阴椎脉循行示意图

六、阳维脉

【经脉循行】起于足跟外侧，向上经过外踝，沿足少阳经上行髋关节部，经胁肋后侧，从腋后上肩，至前额，再到项后，合于督脉（图2-107）。

【主要病候】恶寒发热，腰痛。

【主治概要】发冷，发热，肢节酸痛，头项疼痛，手足热，盗汗，自汗等病证。

【交会腧穴】金门（足太阳经），阳交（足少阳经），臑俞（手太阳经），天髎（手少阳经），肩井（足少阳经），头维（足阳明经），本神、阳白、头临泣、目窗、正营、承灵、脑空、风池（足少阳经），风府、哑门（督脉）。

此外，手少阳三焦经的外关穴通于阳维。

七、阴跷脉

【经脉循行】起于足内踝之下，上行内踝的上面，向上沿大腿内侧，进入阴部，上行腹，沿着胸里，进入锁骨上窝，经过人迎的前面，过颧部，到目内眦，与足太阳经和阳跷脉相会合（图 2-108）。

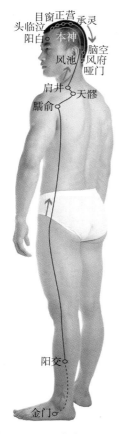
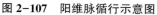

图 2-107　阳维脉循行示意图

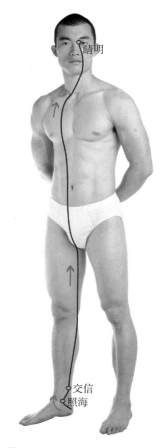

图 2-108　阴跷脉循行示意图

【主要病候】目痛，多眠。阳缓而阴急。

【主治概要】肢体外侧肌肉松弛而内侧拘急，咽喉气塞，小便淋沥，大便艰难，肠鸣，泄泻，呕吐，嗳气，反胃，黄疸，腹中积块，梅核气等病证。

【交会腧穴】照海、交信（足少阴经），睛明（足太阳经）。

足少阴肾经的照海穴通于阴跷。

八、阳跷脉

【经脉循行】起于足跟外侧，经外踝下，当踝后绕跟向上，过小腿外侧，直上循大腿外侧，上行胁肋后侧，从腋后上肩，循颈，夹口，上循鼻外，至目内眦，与阴跷脉会合；再沿足太阳经上行入发际，下耳后，入风池，在项中两筋间入脑（图2-109）。

【主要病候】目痛，不眠。阴缓而阳急。

【主治概要】肢体内侧肌肉弛缓而外侧拘急。腰背强直，恶风，自汗，头痛，目赤痛，眉棱骨痛，耳鸣，鼻衄，手足麻木、拘急，骨节疼痛，遍身肿，癫痫等病证。

【交会腧穴】申脉、仆参、跗阳（足太阳），居髎（足少阳经），臑俞（手太阳经），肩髃、巨骨（手阳明经），天髎（手少阳经），地仓、巨髎、承泣（足阳明经），睛明（足太阳经）。

足太阳膀胱经的申脉通于阳跷。

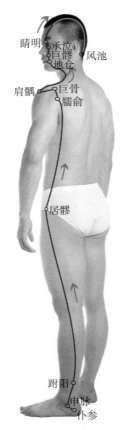

图2-109 阳跷脉循行示意图

第三节 十五络脉

一、手太阴络——列缺

手太阴经的别行络脉，名曰列缺，起于腕后桡侧的筋骨缝中，与手太阴本经并行，直入手掌中，散布于大鱼际部。其病：实证为手腕部桡侧锐骨和掌中发热，虚证为呵欠频作，小便失禁或频数，可取列缺治疗。穴在距腕 1.5 寸处，别行于手阳明经。

二、手少阴络——通里

手少阴经的别行络脉，名曰通里，距腕 1 寸，别而上行，沿着手少阴本经入于心中，系于舌根，会属于目系。其病：实证为胸中支满阻隔，虚证为不能言语，可取通里治疗。通里别行于手太阳经。

三、手厥阴络——内关

手厥阴经的别行络脉，名曰内关，在距腕 2 寸处发出于两筋间，别行手少阳经。它沿着手厥阴本经上系于心包，联络于心系。其病：实证为心痛，虚证为头项强，可取内关治疗。

四、手太阳络——支正

手太阳经的别行络脉，名曰支正，在腕上 5 寸处，向内注于手少阴经。它的别出分支，上行肘部，络于肩髃穴。其病：实证为骨节弛缓，肘部不能活动，虚证为皮肤赘生小疣，可取支正治疗。

五、手阳明络——偏历

手阳明经的别行络脉，名曰偏历，在腕上 3 寸，别行于手太阴经。它的别出分支，向上沿着臂部，经肩髃穴上行至下颌角，遍布于齿中，再别出分支，上行入耳中，合于该部所聚的主脉。其病：实证为龋齿、耳聋，虚证为牙齿寒冷酸楚，内闭阻隔，可取偏历治疗。

六、手少阳络——外关

手少阳经的别行络脉，名曰外关，在腕上 2 寸分出，向外绕行臂部，上行注于胸中，别行合于手厥阴经。其病：实证为肘部拘挛，虚证为肘部弛缓不收，可取外关治疗。

七、足太阳络——飞扬

足太阳经的别行络脉，名曰飞扬，在外踝上 7 寸处分出，别行于足少阴经。其病：

实证为鼻塞流涕，头背部疼痛，虚证为鼻中流涕出血，可取飞扬治疗。

八、足少阳络——光明

足少阳经的别行络脉，名曰光明，在外踝上 5 寸处分出，别行于足厥阴经，向下络于足背。其病：实证为足胫厥冷，虚证为足软无力不能行走，坐而不能起立，可取光明治疗。

九、足阳明络——丰隆

足阳明经的别行络脉，名曰丰隆，在外踝上 8 寸处分出，别行于足太阴经。它的别出分支，沿胫骨外缘上行络于头项部，会合各经之气，向下络于咽喉。其病：气逆则喉痹，突然失音不能言语。实证为狂癫之疾，虚证为足缓不收，胫部肌肉萎缩，可取丰隆治疗。

十、足太阴络——公孙

足太阴经的别行络脉，名曰公孙，在足大趾本节后 1 寸处分出，别行于足阳明经。它的别出分支，入腹络于肠胃。其气上逆则为霍乱，实证为肠中剧痛，虚证为鼓胀之疾，可取公孙治疗。

十一、足少阴络——大钟

足少阴经的别行络脉，名曰大钟，在内踝后面绕行足跟而别行于足太阳经。它的别出分支，与足少阴本经并行向上而至于心包下，向外贯穿腰脊。其病：气逆则烦闷，实证为小便不利，虚证为腰痛，可取大钟治疗。

十二、足厥阴络——蠡沟

足厥阴经的别行络脉，名曰蠡沟，在内踝上 5 寸处分出，别行于足少阳经。它的别出分支，经过胫部上至睾丸，终结于阴茎。其病：气逆则睾丸肿大，突患疝气，实证为阴茎挺长，虚证为阴部暴痒，可取蠡沟治疗。

十三、任脉之络——鸠尾

任脉的别行络脉，名曰尾翳（即鸠尾），在剑突下面，散布于腹中。其病：实证为腹部皮肤疼痛，虚证为腹部皮肤瘙痒，可取鸠尾治疗。

十四、督脉之络——长强

督脉的别行络脉，名曰长强，依着脊骨上行项部，散布于头上，再向下到两肩胛之间分左右别行于足太阳经，入而贯穿于脊膂中。其病：实证为脊柱强直而难于俯仰，虚证为头重难支而旋摇不定，此皆督脉的别络有病，可取长强治疗。

十五、脾之大络——大包

脾的大络，名曰大包，在渊腋下 3 寸，散布于胸胁部。其病：实证为全身皆痛，虚证为周身骨节都松弛无力。此络脉像网罗样绕络全身，如出现血瘀，可取大包治疗。

第四节　常用经外奇穴

一、头颈部穴

1. 四神聪（Sìshéncōng，**EX-HN1**）

【定位】在头顶部，百会前后左右各 1 寸，共 4 穴（图 2-110）。

【主治】头痛，眩晕，失眠，健忘，偏瘫，癫狂，痫证。

【操作】平刺 0.5~0.8 寸。

【附注】

（1）理头风目眩，狂乱风痫。（《太平圣惠方》）

（2）主治中风，风痫。（《类经图翼》）

2. 鱼腰（Yúyāo，**EX-HN4**）

【定位】在头部，瞳孔直上，眉毛中（图 2-111）。

【主治】眉棱骨痛，目赤肿痛，目翳，眼睑𥆧动，眼睑下垂，口眼㖞斜。

【操作】平刺 0.3~0.5 寸。

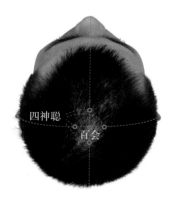

图 2-110

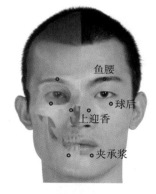

图 2-111

3. 球后（Qiúhòu，**EX-HN7**）

【定位】在面部，眶下缘外 1/4 与内 3/4 交界处（图 2-111）。

【主治】目疾。

【操作】轻推眼球向上，针沿眶下缘缓慢直刺 0.5~1 寸，不提插捻转；不灸。

4. 上迎香（Shàngyíngxiāng，**EX-HN8**）

【定位】在面部，鼻翼软骨与鼻甲的交界处，近鼻唇沟上端处（图 2-111）。

【主治】头痛，鼻塞，鼻中息肉，暴发火眼，迎风流泪。

【操作】向内上方斜刺 0.3~0.5 寸。

【附注】久流冷泪，灸上迎香二穴，天府二穴，肝俞二穴。（《备急千金要方》）

5. 内迎香（Nèiyíngxiāng，**EX-HN**）

【定位】在鼻孔内，鼻翼软骨与鼻甲交界的黏膜处。

注：在上迎香相对处的鼻黏膜上。

【主治】目赤肿痛，鼻疾，喉痹，中暑，眩晕。

【操作】用三棱针点刺出血。有出血体质者忌用。

6. 太阳（Tàiyáng，**EX-HN5**）

【定位】在头部，眉梢与目外眦之间，向后约一横指的凹陷中（图 2-112）。

【主治】头痛，目赤肿痛，目眩，目涩，口眼㖞斜，牙痛。

【操作】直刺或斜刺 0.3~0.5 寸，或点刺出血；禁灸。

7. 耳尖（Ěrjiān，**EX-HN6**）

【定位】在耳区，在外耳轮的最高点（图 2-112）。

【主治】目赤肿痛，目翳，麦粒肿，喉痹，沙眼。

【操作】直刺 0.1~0.2 寸，或点刺出血。

【附注】治眼生翳膜，用小艾炷灸五壮。（《针灸大成》）

8. 翳明（Yìmíng，**EX-HN14**）

【定位】在颈部，翳风后 1 寸（图 2-112）。

【主治】目疾，头痛，眩晕，耳鸣，失眠。

【操作】直刺 0.5~1 寸。

9. 金津（Jīnjīn，**EX-HN12**）

【定位】在口腔内，舌下系带左侧的静脉上（图 2-113）。

【主治】舌强，舌肿，口疮，消渴，呕吐，失语。

【操作】点刺出血。

【附注】

（1）口舌生疮舌下窍，三棱刺血非粗鲁。（《杂病穴法歌》）

（2）口内生疮，金津、玉液。（《针灸大成》）

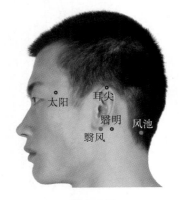

图 2-112

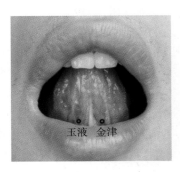

图 2-113

10. 玉液（Yùyè，EX-HN13）

【定位】在口腔内，舌下系带右侧的静脉上（图 2-113）。

【主治】舌强，舌肿，口疮，消渴，呕吐，失语。

【操作】点刺出血。

11. 颈百劳（Jǐngbǎiláo，EX-HN15）

【定位】在颈部，第 7 颈椎棘突直上 2 寸，后正中线旁开 1 寸（图 2-114）。

【主治】颈项强痛，咳嗽，气喘，落枕。

【操作】直刺 0.5~1 寸。

【附注】妇人产后浑身疼，针百劳穴，遇痛处即针，避筋骨及禁穴。明下云，产后未满百日，不宜灸。（《针灸资生经》）

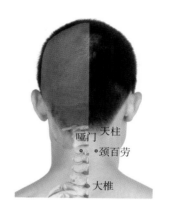

图 2-114

二、胸腹部穴

子宫（Zǐgōng，EX-CA1）

【定位】在下腹部，脐中下 4 寸，前正中线旁开 3 寸（图 2-115）。

【主治】子宫脱垂，痛经，月经不调，不孕，疝气。

【操作】直刺 0.8~1.2 寸。

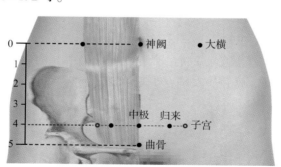

图 2-115

三、背部穴

1. 定喘（Dìngchuǎn，EX-B1）

【定位】在脊柱区，横平第 7 颈椎棘突下，后正中线旁开 0.5 寸（图 2-116）。

【主治】落枕，肩背痛，上肢疼痛不举，哮喘，咳嗽，荨麻疹。

【操作】直刺 0.5~1 寸。

2. 夹脊（Jiájǐ，EX-B2）

【定位】在脊柱区，第 1 胸椎至第 5 腰椎棘突下两侧，后正中线旁开 0.5 寸，一侧 17 穴（图 2-116）。

【主治】主治范围较广，其中上胸部穴位治疗心肺、上肢疾病，下胸部穴位治疗胃肠疾病，腰部穴位治疗腰、腹及下肢疾病。

【操作】直刺 0.3~0.5 寸，或用梅花针叩刺。

3. 胃脘下俞（Wèiwǎnxiàshū，**EX-B3**）

【定位】在脊柱区，横平第 8 胸椎棘突下，后正中线旁开 1.5 寸（图 2-116）。

注：在膈俞（BL17）与肝俞（BL18）中间。

【主治】胃痛，腹痛，胸胁痛，消渴，咽干。

【操作】斜刺 0.3~0.5 寸。

4. 腰眼（Yāoyǎn，**EX-B7**）

【定位】在腰区，横平第 4 腰椎棘突下，后正中线旁开约 3.5 寸凹陷中（图 2-116）。

【主治】腰痛，月经不调，带下，虚劳羸瘦。

【操作】直刺 0.5~1 寸。

5. 十七椎（Shíqīzhuī，**EX-B8**）

【定位】在腰区，第 5 腰椎棘突下凹陷中（图 2-116）。

【主治】腰骶痛，痛经，崩漏，下肢痿痹。

【操作】直刺 0.5~1 寸。

6. 腰奇（Yāoqí，**EX-B9**）

【定位】在骶区，尾骨端直上 2 寸，骶角之间凹陷中（图 2-116）。

【主治】癫痫，便秘，痔疮，头痛，失眠。

【操作】向上平刺 1~1.5 寸。

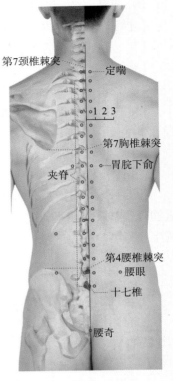

第7颈椎棘突
定喘
1 2 3
第7胸椎棘突
胃脘下俞
夹脊
第4腰椎棘突
腰眼
十七椎
腰奇

图 2-116

四、上肢部穴

1. 十宣（Shíxuān，**EX-UE11**）

【定位】在手指，十指尖端，距指甲游离缘 0.1 寸（指寸），左右共 10 穴（图 2-117）。

【主治】高热，昏迷，小儿惊厥，咽喉肿痛，指端麻木。

【操作】浅刺 0.1 寸，或点刺出血。

2. 八邪（Bāxié，**EX-UE9**）

【定位】在手背，第 1~5 指间，指蹼缘后方赤白肉际处，左右共 8 穴（图 2-118）。

【主治】手背肿痛，手指麻木，目痛，烦热，毒蛇咬伤。

【操作】向上斜刺 0.5~0.8 寸；或点刺出血。

3. 外劳宫（Wàiláogōng，**EX-UE8**）

【定位】在手背，第 2、3 掌骨间，掌指关节后 0.5 寸（指寸）凹陷中（图 2-118）。

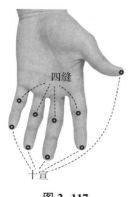
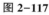

图 2-117

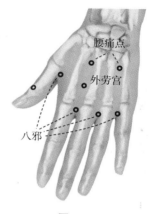

图 2-118

【主治】手背红肿，手指麻木，落枕，胃痛。

【操作】直刺 0.5~0.8 寸。

4. 腰痛点（Yāotòngdiǎn，**EX-UE7**）

【定位】在手背，当第 2、3 掌骨间及第 4、5 掌骨间，腕背侧远端横纹与掌指关节的中点处，一手二穴（图 2-118）。

【主治】手背红肿疼痛，头痛，急性腰扭伤。

【操作】直刺 0.3~0.5 寸。

5. 四缝（Sìfèng，**EX-UE10**）

【定位】在手指，第 2~5 指掌面的近端指间关节横纹的中央，一手 4 穴（图 2-117）。

【主治】疳积，消化不良，小儿腹泻，咳嗽气喘，百日咳。

【操作】直刺 0.1~0.2 寸，挤出少量黄白色透明样黏液或出血。

6. 二白（Èrbái，**EX-UE2**）

【定位】在前臂前区，腕掌侧远端横纹上 4 寸，桡侧腕屈肌腱的两侧，一侧 2 穴（图 2-119）。

【主治】前臂痛，胸胁痛，痔疮，脱肛。

【操作】直刺 0.5~0.8 寸。

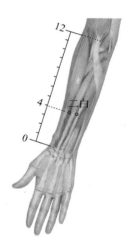

图 2-119

五、下肢部穴

1. 鹤顶（Hèdǐng，**EX-LE2**）

【定位】在膝前区，髌底中点的上方凹陷中（图 2-120）。

【主治】膝痛，腿足无力，鹤膝风，下肢瘫痪，脚气。

【操作】直刺 0.5~0.8 寸。

2. 百虫窝（Bǎichōngwō，**EX-LE3**）

【定位】在股前区，髌底内侧端上3寸（图2-120）。

【主治】皮肤瘙痒，风疹块，下部生疮。

【操作】直刺0.5~1寸。

3. 内膝眼（Nèixīyǎn，**EX-LE4**）

【定位】在膝部，在髌韧带内侧凹陷处的中央（图2-121）。

【主治】膝关节酸痛，鹤膝风，下肢痿痹。

【操作】向膝中斜刺0.5~1寸，或透刺对侧膝眼。

4. 胆囊（Dǎnnáng，**EX-LE6**）

【定位】在小腿外侧，腓骨小头直下2寸（图2-122）。

【主治】下肢痿痹，胁痛，急、慢性胆囊炎，胆石症，胆道蛔虫症。

【操作】直刺1~1.5寸。

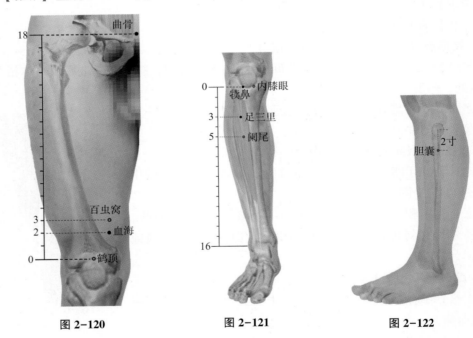

图 2-120　　　　　　图 2-121　　　　　　图 2-122

5. 阑尾（Lánwěi，**EX-LE7**）

【定位】在小腿外侧，髌韧带外侧凹陷下5寸，胫骨前缘外一横指（图2-121）。

【主治】下肢痿痹，胃脘疼痛，纳呆，急、慢性阑尾炎。

【操作】直刺0.5~1寸。

6. 八风（Bāfēng，**EX-LE10**）

【定位】在足背，第1~5趾间，趾蹼缘后方赤白肉际处，左右共8个穴（图2-123）

【主治】脚气，趾痛，足跗肿痛，头痛，牙痛，疟疾，毒蛇咬伤。

【操作】斜刺0.5~0.8寸，或用三棱针点刺出血。

7. 独阴（Dúyīn，**EX-LE11**）

【定位】在足底，第 2 趾的跖侧远端趾间关节的中点（图 2-124）。

【主治】胞衣不下，月经不调，疝气。

【操作】直刺 0.1~0.2 寸。

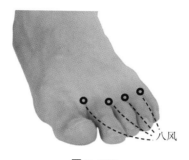

图 2-123

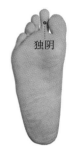

图 2-124

实　训

1. 经外奇穴定位中用到了哪些重要的体表解剖标志？
2. 经外奇穴中所用到的骨度分寸有哪些？
3. 如实填写下列表格：

腧穴	定位方法	针刺角度、方向、深度	针下感应	综合评定
印堂				
腰痛点				

第三章　针灸技术

第一节　毫针刺法

刺法是指用针刺治疗疾病的方法，也称"针法"，是利用不同的金属针具，刺入人体一定的穴位，施以不同的手法，刺激腧穴，激发脏腑经络之气，达到调和阴阳、扶正祛邪、疏通经络、行气活血等防病治病的目的。毫针刺法，是针刺疗法的主体，是针灸临床所必须掌握的基本技能。

现代所用毫针一般多由不锈钢精制而成。不锈钢毫针，具有较高的强度和韧性，针体挺直滑利，能耐高温、防锈，不易被化学物品腐蚀，故目前被临床广泛使用。

一、毫针的结构

毫针的结构，可分为针尖、针身、针根、针柄、针尾五个部分。针尖指针的尖端锋锐部分，又称针芒；针身是针尖至针柄之间的主体部分，又称针体，毫针的长短、粗细规格主要指此而言；针根指针身与针柄连接的部位；针柄是用金属丝紧密缠绕呈螺旋状，便于持针的部分；针尾指针柄的末端部分，一般用金属丝缠绕而成，又称针顶（图3-1）。

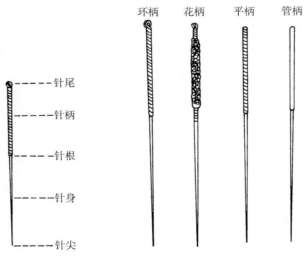

图3-1　毫针结构

二、毫针的规格

毫针的规格是指针身的长度和直径而言。目前所用毫针的长短和粗细见表 3-1、表 3-2：

表 3-1 毫针长度规格表

规格（寸）	0.5	1	1.5	2	2.5	3	4	4.5	5	6
针身长度（mm）	15	25	40	50	65	75	100	115	125	150

表 3-2 毫针直径规格表

号数	26	27	28	29	30	31	32	33	34	35
直径（mm）	0.45	0.42	0.38	0.34	0.32	0.30	0.28	0.26	0.24	0.22

一般临床以 1~3 寸（25~75mm）和 28~30 号（直径为 0.32~0.38mm）的毫针最为常用。短毫针主要用于耳穴和浅在部位的腧穴作浅刺之用，长针多用于肌肉丰厚部位的腧穴作深刺和某些腧穴作横向透刺之用。

三、毫针的检查与保藏

（一）毫针的检查

为了防止针刺意外事故的发生和减少患者针刺时的痛苦，医者在毫针使用前后要严格检查，对于损坏或不符合要求者，应予以维修或剔除。

1. 检查针尖 主要看针尖有无卷毛或钩曲现象。

2. 检查针身 主要看针身有无弯曲或斑剥现象。

3. 检查针柄 主要看针柄是否松动。

检查时如发现针尖带钩、变钝，可用细砂纸或细磨石磨成松针形；如针身弯曲，可用手指夹棉球，用手指或竹片将其捋直；如针身有剥蚀、锈痕和折痕者，应剔除不再使用；如针根处松动，也应弃之。

（二）毫针的保藏

除一次性应用的毫针外，凡反复使用的毫针在使用前后都要注意保养和收藏。毫针的保藏主要是防止针尖受损，针身弯曲或生锈、污染等。一般保藏时应注意以下几点：

1. 针具在煮沸消毒时，宜用纱布包裹结扎妥当，以免在煮沸时针尖与锅壁碰撞，引起卷毛或钝折；如用药液浸泡消毒针具时，应掌握好消毒时间，以免药液腐蚀损坏针具。

2. 毫针消毒后，必须用棉球或纱布擦干，保持干燥。平时应放置在垫有纱布的针盒、针盘内。

3. 使用时，毫针放在针盘内，针尾宜靠住盘壁，针尖位于盘中央。移动时，宜稍微倾斜，使针尾部稍低，针尖部略高，不可震动过大，以防针尖受损。

4. 毫针用毕，必须用棉花或纱布擦净，如用针管收藏，须在针管顶端垫以棉花，放入时针尾先入，针尖向上。取用时亦应缓缓倒出，以防损伤针尖。如放在软性针夹或针包内，最好用木片或硬板衬夹，并避免重力按压，以防针体弯曲和针尖损坏。

5. 暂时不用的毫针，应包扎妥当放入硬质针盒或放入两端塞有干棉球的针管内贮藏。

四、毫针刺法的练习

针刺练习，主要是对指力和手法的锻炼，是初学者的基本功。因为毫针针身细软，如果没有一定的指力和熟练的手法，要想随意进针和进行各种手法操作是很难的。指力和手法熟练，可使进针顺利、减少疼痛、提高疗效，患者乐于接受。反之，指力和手法不熟练，则在施术时进针困难，痛感明显，影响针刺疗效。因此，初学者必须努力练好指力和手法的基本功。

（一）指力练习

指力，是指医者使力达针尖的技巧和持针之手的力度。凡欲持针进行针刺，其手指应有一定的力度，方能将针刺入机体。具体方法如下：

1. **纸垫练针法**　用松软的细草纸或毛边纸，折叠成长 7~8cm，宽约 5cm，厚 2~3cm 的长方形，用细线呈"井"字形扎紧做成纸垫。练习时，一般左手拿住纸垫，右手拇、食指持针，中指、食指抵住针身，针尖垂直地抵在纸垫上，然后右手拇指与食、中指前后交替地捻动针柄，并渐渐加以一定的压力，待针穿透纸垫后，另换一处。反复练习至针身可以垂直刺入，并能保持针身不弯、进退深浅自如。在捻转时应尽量使针保持垂直，指力由弱逐渐增强。纸垫练习主要是锻炼指力和捻转的基本手法（图 3-2）。

2. **棉团练针法**　用棉花一团，外用纱布包裹，内松外紧，做成直径为 6~7cm 的圆球。因棉团松软，可以练习提插、捻转、进针、出针等各种毫针操作手法模拟动作（图 3-3）。

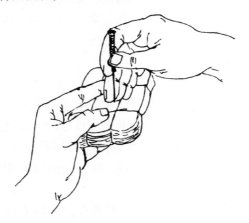

图 3-2　纸垫练针法

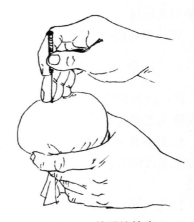

图 3-3　棉团练针法

（二）手法练习

有了一定指力后，还要练习各种操作手法，只有掌握了熟练的操作手法，才能取得较好的治疗效果。

1. 速刺练针法 此法是以左手拇指或食指爪切在纸垫或棉团上，右手持针，使针尖迅速刺入 2~3mm，如此反复练习，用以掌握进针速度、减少疼痛的一种方法。

2. 捻转练针法 此法是以右手拇、食、中指持针，刺入纸垫或棉团一定深度后，拇指与食、中指向前、向后来回在原处不动地捻转，要求捻转的角度要均匀，快慢要自如，一般以每分钟捻转 120 次左右，方能达到运用灵活自如的程度。

3. 提插练针法 此法是以右手拇、食、中指持针，刺入纸垫或棉团一定深度后，在原处做上下提插的动作。要求提插的深浅适宜且一致，并保持针体垂直且无偏斜。

以上 3 种方法练到一定程度，可将它们综合起来练习，使之浑然一体，运用自如。

（三）自身试针

通过上述针刺练习，如果达到进针熟练，提插捻转自如，就可以在自己身上进行试针，也可以学员之间相互试针。试针时先选择肌肉丰厚的四肢穴位，如曲池、血海、足三里等穴，并注意消毒后方可进针。试针时注意体会进针时皮肤的韧性和用力的大小，体会手法与针感的关系，不同部位腧穴的不同针感反应。要求做到进针无痛、针身不弯、刺入后针感较强，并使针感向一定方向扩散。

五、针刺前的准备

（一）思想准备

在针刺治疗前，医者和患者双方都必须做好思想准备，然后才可以进行针刺。医者在针刺前应对初诊患者做好宣传解释工作，减少患者对针刺的恐惧心理，消除思想顾虑，积极配合治疗，提高治疗效果。医者要聚精会神，意守神气；患者要神情安定，意守感传。

（二）毫针的选择

针具选择正确与否，是提高疗效和防止意外事故的一个重要因素。现临床多用不锈钢制成的毫针，应按有关要求注意检查针具的质量和规格，避免在针刺施术过程中，给患者造成不必要的痛苦。在选择毫针时，要根据患者的性别、体质强弱、年龄大小、形体胖瘦、病情的虚实、针刺部位的表里深浅和腧穴所在的部位，选择长短、粗细适宜的毫针。一般而言，男性、体壮、形胖，且病变部位较深的患者，可选稍粗略长的毫针；女性、体弱、形瘦，且病变部位较浅者，应选较短、较细的毫针。至于根据腧穴的所在具体部位进行选针时，一般是皮薄肉少之处和针刺较浅的腧穴，选针宜短且针身宜细；皮厚肉丰而针刺宜深的腧穴，宜选用针身稍长、稍粗的毫针。临床选择毫针应长于腧穴应至之深度。

（三）体位的选择

针刺时患者的体位选择是否适当，对于腧穴的正确定位、针刺的施术操作、持久的留针，以及防止晕针、弯针、滞针、断针都有重要的意义，而且还关系到治疗效果的好坏。如所选择的体位不适，可使医者取穴困难，不利于操作，也不利于留针，患者轻则感觉疲劳，重则可能发生晕针。若患者因体位不适，无法保持原位而改变体位者，还会引起弯针、折针，甚至于断针，给患者增加痛苦或发生意外事故。

1. 选择体位的原则

（1）便于医者能正确取穴及针刺施术。

（2）患者感到舒适自然，便于持久留针，防止因体位移动而引起弯针、折针等。

（3）尽量选用一种体位使所选取的穴位都能操作治疗。

（4）凡年老体弱、精神过度紧张以及初诊的患者，应首先考虑卧位。

（5）肢体畸形的患者选体位时要灵活掌握。

（6）在针刺和留针过程中应嘱患者切不可移动体位。

2. 常用体位 临床常用的基本体位有两种，即卧位和坐位。卧位又可分为仰卧位、侧卧位、俯卧位；坐位又可分为仰靠坐位、侧伏坐位、俯伏坐位（图3-4）。

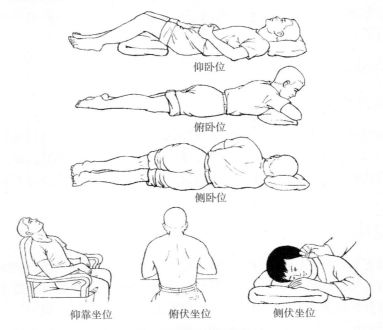

仰卧位

俯卧位

侧卧位

仰靠坐位　　俯伏坐位　　侧伏坐位

图 3-4　临床常用体位

（1）卧位

仰卧位：适用于取头面、胸腹部及四肢的部分腧穴。

俯卧位：适用于取头项、后头、腰背、臀部及下肢后面的腧穴。

侧卧位：适用于取侧头、侧胸、侧腹、臀部及四肢外侧部位的腧穴。

（2）坐位

仰靠坐位：适用于取头面、颈部、胸部及上肢腧穴。

俯伏坐位：适用于取头顶、后头、肩背部的腧穴。

侧伏坐位：适用于取侧头部、耳部、颈项部的腧穴。

（四）消毒

针刺治疗前必须严格进行消毒，消毒范围包括针具器械、医者的双手、针刺的施术部位和治疗室内等。

1. 针具器械的消毒

（1）高压蒸汽灭菌法　将毫针等针具用纱布包好，放在高压蒸汽锅内灭菌，一般在98~147kPa的压强，120℃的高温下，保持30分钟以上，即可达到消毒灭菌要求。

（2）煮沸消毒法　将毫针等器具用纱布包扎后，放在盛有清水的消毒锅内，待沸腾后再继续煮15~20分钟左右即可。此法简便易行，无须特殊设备，故比较常用。但对锋利的金属器械，容易使锋刃变钝。可在水中加入碳酸氢钠使之成为2%的溶液，以提高沸点至120℃高温，即可减轻沸水对器械的腐蚀作用。

（3）药物消毒　将针具放入75%的酒精内浸泡30~60分钟，取出后用消毒巾或消毒棉球擦干即可使用。也可置于2%的戊二醛（保尔康）内浸泡10~20分钟，取出用无菌水冲洗后擦干即可。玻璃器具等可放在1：1000的苯扎溴铵溶液内浸泡60~120分钟后应用。对某些传染病的患者用过的针具，必须另行处理，严格消毒后再用或弃之不用。对于所有患者，必须做到一穴一针，以防交叉感染。直接和毫针接触的器械如针盘、镊子等也应消毒。已消毒的针具必须放在消毒的针盘内，盖上盘盖。

2. 医者双手消毒　医者的手在针刺前要用肥皂水洗刷干净，待干后再用75%的酒精棉球涂擦后，方可持针操作。施术时医者应尽量避免手指直接接触针身，如必须接触针身时，可用消毒干棉球作间隔物，以保持针身无菌。

3. 施术部位的消毒　在所选定的穴位皮肤上用75%的酒精棉球，或先用2%的碘酊棉球擦拭消毒。擦拭时应从穴位中心向外周做环行消毒。皮肤消毒后，必须避免接触污物，防止重新污染。

4. 治疗室内的消毒　针灸治疗室内的消毒，包括治疗台上的床垫、枕巾、毛毯、垫席等物品，要按时换洗晾晒，如采用一人一用的消毒垫布、垫纸、枕巾则更好。治疗室内也应定期消毒净化，应保持空气流通，环境卫生。

六、针刺方法

（一）刺手与押手

进针操作时，医者持针之手，称为"刺手"，按压腧穴局部、辅助进针之手，称为"押手"。刺手姿势，一般以拇、食、中指夹持针柄，无名指抵住针身，指腹紧靠针身下端，其状如持笔（图3-5）。

刺手的主要作用是掌握针具，施行手法操作，进针时运指力于针尖，使针能够迅速、顺利地刺入皮肤；行针时便于左右捻转或上下提插和弹刮摇振，以及出针时的手法操作等。

押手的作用主要是固定腧穴皮肤，夹持针身协助刺手进针，使针身有所依附而保持垂直，力达针尖，便于进针，减少刺痛和协助调节、控制针感，以提高治疗效果。临床上，刺手和押手都十分重要，两手应协同操作，紧密配合，才能减轻进针时的疼痛和便于施术操作。

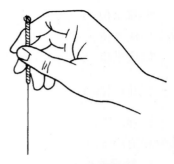

图3-5 持针姿势

（二）进针法

进针法是运用各种手法将针刺入腧穴皮下的操作方法。在临床上进行针刺操作时，一般都以双手协同操作，针刺时要注意指力与腕力协调一致，要求做到轻巧、敏捷、无痛或微痛。具体的进针方法有双手进针法、单手进针法和针管进针法，现分述如下：

1. 双手进针法 双手进针法指两手互相配合将针刺入穴位的方法，常用方法有以下四种：

（1）指切进针法（爪切进针法）　押手拇指或食指端切按在腧穴皮肤上，刺手持针，紧靠押手指甲缘将针刺入腧穴。此法适宜于短针的进针（图3-6）。

（2）夹持进针法（骈指进针法）　押手拇、食两指持捏消毒干棉球，夹住针身下端，露出针尖，固定在腧穴皮肤表面位置，刺手持针，在刺手指力下压的同时，押手拇、食两指也同时用力，双手协同将针刺入皮下。此法多用于长针的进针（图3-7）。

（3）舒张进针法　押手拇、食两指或食、中两指将

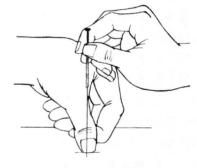

图3-6 指切进针法

针刺部位的皮肤向两侧撑开，使之绷紧，刺手持针，使针从押手拇、食二指或食、中二指的中间刺入。此法主要适宜皮肤松弛或有皱纹部位的腧穴，如腹部穴位的进针（图3-8）。

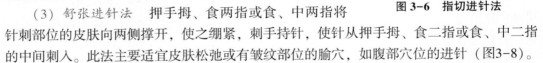

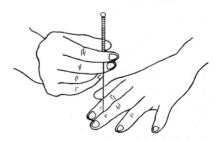

图3-7 夹持进针法　　　　　　　图3-8 舒张进针法

（4）提捏进针法　押于拇、食两指将所刺腧穴局部的皮肤提起，刺手持针从捏起部的上端刺入。此法适用于皮肉浅薄部位的穴位，如面部腧穴的进针（图3-9）。

2. 单手进针法　多用于较短毫针的进针。用刺手拇、食指夹持针柄，中指指端靠近穴位，指腹抵住针身下端，当拇、食指向下用力时，中指也随之屈曲，将针尖迅速刺入皮肤（图3-10）。针入穴位后，中指即可离开应针之穴，此时拇、食、中指可随意配合，施行补泻。此法可与双手进针法中的指切进针法、提捏进针法、舒张进针法配合使用。此外，临床还有两种单手进针法。

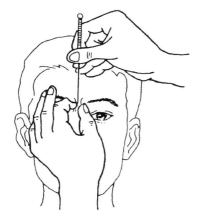

图3-9　提捏进针法

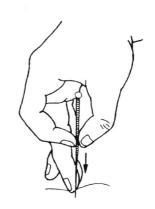

图3-10　单手进针法

（1）夹持针柄进针法　是以刺手拇、食、中三指的指腹夹持住针柄的下段，依靠腕关节的屈曲运动将针刺入穴位的方法。此法常用于0.5~1寸较短毫针的进针，可避免手指接触针身。

（2）夹持针身进针法　是以刺手拇、食二指的指腹夹持针身下端，露出少许针尖，进针时将针尖对准穴位，而后快速刺入，其后拇、食指沿针身上移，夹持针身上段或针柄，将针徐徐刺向深层的方法。

3. 针管进针法　为了减少进针时的疼痛，可利用特制的针管（用不锈钢、玻璃或塑料等材料制成）代替押手进针的一种方法。一般情况下针管比针短约3mm。选平柄毫针装入针管之中，将针尖所在的一端置于穴位之上，上端露出针柄，用押手夹持针管，用刺手食指或中指快速对准针柄尾端一击，使针尖迅速刺入穴位，然后退出针管施行各种手法（图3-11）。针管进针法在国外应用较广。此法进针不痛，多用于儿童和惧针者。

临床上应根据腧穴所在部位的具体特点，及针刺深浅和手法的要求，灵活选用不同的进针方法，以利于进针和减少进针时患者的疼痛。

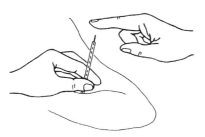

图3-11　针管进针法

(三) 针刺的角度、方向和深度

在针刺过程中，正确掌握针刺的角度、方向和深度，是增强针感、提高疗效、防止意外事故发生的重要环节。取穴的准确，不仅限于体表的位置，还必须与正确的进针角度、方向、深度等有机结合起来，才能充分发挥其应有的效应。临床上针刺同一腧穴，由于方向、角度和深度不同，所产生针感的强弱、感传的方向和治疗效果就会有明显差异。因此临床上对于腧穴的针刺方向、角度和深度，要根据施术部位、病情需要、患者体质强弱以及形体胖瘦等具体情况灵活掌握。

1. 针刺角度 是指进针时针身与所刺部位皮肤表面形成的夹角，其角度大小，主要根据腧穴所在部位的解剖部位和针刺时所要达到的治疗目的结合起来而确定。一般分为直刺、斜刺和平刺 3 种（图 3-12）。

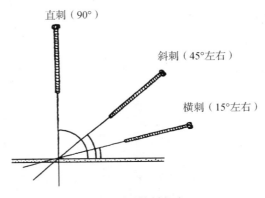

图 3-12 针刺角度

（1）**直刺** 即针身与皮肤呈 90°角垂直刺入。适用于人体大部分腧穴及肌肉较丰厚部位的腧穴，如臀部、四肢、腹部等部位的腧穴。

（2）**斜刺** 斜刺是指针身与皮肤表面呈 45°角左右倾斜刺入。此法适用于肌肉较浅薄处或内有重要脏器，或不宜直刺、深刺，如胸背部的腧穴。

（3）**平刺** 平刺又称横刺，或称沿皮刺，即针身与皮肤约呈 15°角横向刺入，主要适用于皮肤浅薄处的腧穴，如头部的穴位多用平刺。有时在施透穴刺法时也用这种针刺角度。

2. 针刺方向 是指进针时针尖要对准某一方向刺。针刺的方向往往依经脉循行的方向、腧穴所在的部位特点和治疗所要求达到的组织结构等情况而定。尤其后者是决定针刺方向的重要因素。此外，为了使进针后的针感达到病变所在的部位，即所谓"气至病所"，正确掌握针刺方向具有重要意义。

3. 针刺深度 针刺深度是指针身刺入腧穴部位皮肉的深浅。一般以既有针感而又不伤及重要组织器官为原则。每个腧穴的针刺深浅都有一定的原则要求，但在临床应用时，还应根据患者的年龄、体质、病情、腧穴的部位和时令等情况综合考虑，灵活掌握。

（1）年龄 年老体弱及小儿稚嫩之体，宜浅刺；年轻力壮，气血旺盛者，可深刺。

（2）体质 身体瘦弱者，宜浅刺；身强体胖者，宜深刺。

（3）腧穴部位 头面、胸背部肌肉浅薄处的腧穴，宜浅刺；四肢及臀、腹部肌肉丰厚处的腧穴，宜深刺。

（4）病情 一般来说，凡表证、阳证、虚证、新病者，宜浅刺；而里证、阴证、实证、久病者，宜深刺。

（5）时令 由于人体与四时时令季节息息相关，因而针刺必须因时而异。针刺深浅与时令季节的关系，一般春夏宜浅刺，秋冬宜深刺。

针刺的角度、方向、深度之间，有着相辅相成的关系。一般来说，深刺多用直刺，浅刺多用斜刺或平刺。对颈项部（延髓部）、眼区、胸背部腧穴，因穴位所在部位内有重要脏器，故尤其要注意掌握好一定的针刺角度、方向与深度，以防发生医疗事故。

（四）行针手法

行针，是指将针刺入腧穴后，为了取得针感，或进一步调节针感的强弱，以及使针感向某一方向扩散、传导而采取的操作方法，又名"运针"。临床常用的行针手法可分为基本手法和辅助手法两种。

1. 基本手法

（1）提插法 将针刺入腧穴一定深度后，使针由浅层插向深层谓之插，再由深层提到浅层谓之提，如此反复上提下插。这种纵向的行针手法，称为提插法（图3-13）。提插的幅度、频率，应根据患者的体质、病情、腧穴部位和针刺目的等灵活掌握。使用提插法时指力一定要均匀一致，幅度不宜过大，一般以 3~5 分为宜，频率不宜过快，每分钟60次左右，保持针身垂直，不改变针刺角度、方向。通常来说，提插幅度大、频率快、时间长，刺激量就大；提插幅度小、频率慢、时间短，刺激量就小。

（2）捻转法 将针刺入腧穴一定深度后，用拇、食、中三指夹持针柄做一前一后、左右交替捻转的动作。这种使针反复前后来回转动的行针手法，称为捻转法（图3-14）。捻转角度的大小、频率的快慢和时间的长短、刺激量的大小，也应根据患者的

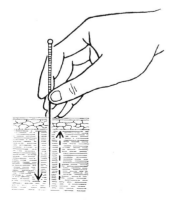

图 3-13 提插法

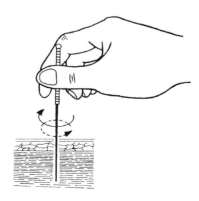

图 3-14 捻转法

病情、体质、腧穴的部位、针刺的目的灵活掌握，捻转的角度一般掌握在180°~360°，不能单方向捻转，否则针身易被肌纤维缠绕，引起局部疼痛或滞针而使出针困难。一般捻转角度大、频率快、时间长，刺激量就大；捻转角度小、频率慢、时间短，刺激量就小。

以上两种基本手法，既可单独应用，也可相互配合运用，在临床上应视患者的具体情况灵活掌握，以便发挥其应有的作用。要注意的是，在肌肉浅薄处的穴位，不宜用提插法，一般可用捻转法代替。

2. 辅助手法　行针的辅助手法，是行针基本手法的补充，是以促使得气和加强针刺感应为目的的操作手法。常用的辅助手法有以下6种：

（1）**循法**　针刺后若无针感，或得气不明显时，可用手指沿针刺穴位所属经脉循行路线的上下左右，轻轻地叩击或按揉（图3-15）。此法可以激发经气、宣通气血、促使针感传导或缓解滞针，多用于气至迟缓的虚证，是一种催气手法。

（2）**弹法**　针刺后在留针过程中，用手指轻弹针尾或针柄，使针体微微振动，以加强针感，助气运行。操作时注意用力不可过猛，弹的频率也不可过快，避免引起弯针（图3-16）。此法有激发经气、催气速行的作用，多用于得气迟缓的患者。

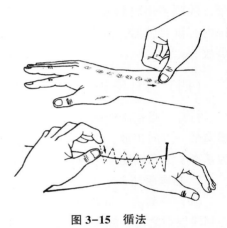

图3-15　循法

（3）**震颤法**　是将针刺入腧穴一定深度后，以刺手持针柄，做小幅度、快速的提插捻转动作，使针身产生轻微的震颤（图3-17）。使用此法时一般针刺深度不变。若是较大幅度的连续提插，则称为"捣法"。捣法时针尖方向、深浅要相同。此法可促使针下得气，增强针刺感应。

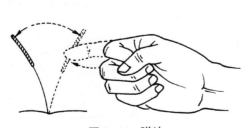

图3-16　弹法

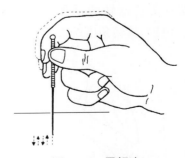

图3-17　震颤法

（4）**刮法**　是指针刺达到一定深度后，经气未至，食指或拇指的指腹抵住针尾，用拇指、食指，或中指指甲由下而上或由上而下刮动针柄（图3-18）。本法在针刺不得气时用之可激发经气，用于催气、行气，如已得气者可以加强针刺感应的传导和扩散。

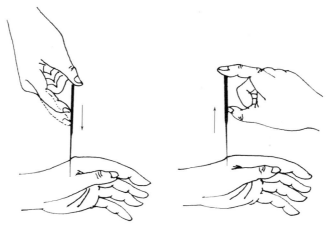

图 3-18　刮法

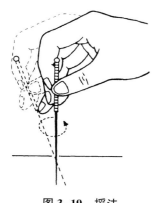

图 3-19　摇法

（5）摇法　针刺入一定深度后，手持针柄，将针轻轻摇动。其法有二：一是直立针身而摇，以加强得气的感应（图3-19）；一是卧倒针身而摇，使经气向一定的方向传导。此法可用于行气。

（6）飞法　针后不得气者，用刺手拇、食指执持针柄以较大幅度捻转数次（一般 3 次左右），然后放手，即拇、食二指张开，一捻一放，反复数次，状如飞鸟展翅（图3-20）。本法的作用在于行气、催气，并使针感加强。

毫针行针手法以提插、捻转为基本手法，并根据临证情况，选用相应的辅助手法。临床既可单独使用，也可配合使用。几种辅助手法的应用，可根据不同情况选择。如刮法、弹法可应用于一些不宜施行大幅度捻转的腧穴；飞法，可用于一些肌肉丰厚部位的腧穴；摇法、震颤法可用于较为表浅部位的腧穴等。通过行针基本手法和辅助手法的施用，可以促使针后气至或加强针刺感应。

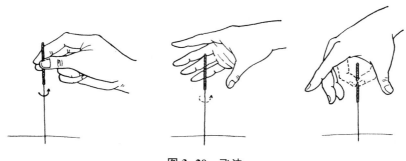

图 3-20　飞法

（五）得气

1. 得气的概念及临床表现 得气，古称"气至"，又称"针感"，是将针刺入腧穴一定深度后，通过施行捻转或提插等行针手法，使针刺部位获得"经气"的感应。也就是说，针刺入腧穴后，产生的特殊的感觉和反应。得气与否可从医患两方面来判断。得气后，患者在针刺部位感到酸、麻、胀、重，有时还出现热、凉、痒、痛、抽搐、蚁行等感觉，或呈现沿着一定的方向和部位传导和扩散的现象；医者的刺手则有针下沉重、紧涩或针体颤动等感觉。而针刺未得气时，患者针刺部位无特殊感觉，医生也感针下空虚无物。

2. 得气的意义 得气与否以及气至的迟速，不仅关系到针刺的治疗效果，而且可以借此判断疾病的预后。临床上一般是得气迅速，疗效较好；得气较迟或不得气，疗效较差，甚至没有疗效。有些病初诊时得气较迟或不得气，经过针灸等方法治疗后，逐渐出现得气较速或有气至现象，说明机体正气逐渐恢复，病情好转。得气的强弱，也因人、因病而异。一般急性疼痛、痹证、偏瘫等疾病，得气较强时效果较好；反之疗效较差。

3. 影响得气的因素 临床上影响得气的因素很多，主要因素取决于两个方面：一是患者体质的强弱和病情的轻重，二是医者取穴是否准确，以及针刺的方向、角度和深度是否恰当、施术手法是否正确。一般而言，患者体质强壮、经气旺盛、血气充盈者得气迅速，反之则得气迟缓，甚或不得气；医者取穴准确时则易于得气，反之则不易得气。另外，还应注意针刺的方向、角度和深度；若仍不能得气，可采用行针催气，或留针候气，或用温针，或加艾灸等方法，以助经气来复，促使得气。

另外得气与环境也有一定的关系，就气候而言，在晴天、气候较温暖时，针刺容易得气；而阴天、气候较寒冷时，针刺得气较慢或不易得气。环境的因素很多，除气候的阴晴、冷热外，还有空气、光线、湿度、海拔高度、电磁、音响、气味、卫生等，都会对针刺得气产生直接或间接的影响。

4. 促使得气的方法 临床上为促使得气，提高疗效，医者还可采取多种方法促使气至。常用的方法有候气法、催气法及守气法几种：

（1）**候气法** 候气是指针刺后将针留置于所刺腧穴之内，安静地等待较长时间；其间亦可间歇地行针，施以提插、捻转等催气手法，直待气至。前者为静留针候气法，后者为动留针候气法。留针候气，要有耐心，不可操之过急。

（2）**催气法** 催气法是为促使得气而施行的各种手法。针刺腧穴后若不得气，可以均匀地进行捻转、提插，或摇动针柄，以及弹、循、刮等行针方法，激发经气，促其气至，统称为催气。

（3）**守气法** 因得气是临床取得疗效的关键，故一旦得气就必须谨慎地守护其气，防止其气散失，以保持针感持久，这就是我们所说的守气。只有守住针下之气，才能使针刺对机体继续发挥调整作用。此外，还应针对患者体质、病情的虚实状态，施以相应的针刺补泻手法。

实　　训

填写下列表格，并按表格内容实践操作：

针刺穴位	定位	针刺与行针手法	幅度、频率、操作时间	针感性质和程度
曲池				
合谷				
足三里				
三阴交				
中脘				
印堂				

（六）毫针补泻手法

针刺补泻是指通过针刺腧穴，并采用恰当的手法激发经气，以达补正气、疏泄病邪，从而调节人体脏腑经络功能，促使阴阳平衡而恢复健康的方法。凡是能鼓舞人体正气，使低下的功能恢复旺盛的方法称之为补法；凡是能疏泄病邪，使亢进的功能恢复正常的方法称之为泻法。施行补泻的原则可以概括为：盛则泻之，虚则补之，热则疾之，寒则留之，陷下则灸之，不盛不虚以经取之。临床常用的针刺补泻手法有：

1. 提插补泻　针刺后在得气的基础上，先浅后深，重插轻提，提插幅度小，频率慢，操作时间短，以下插用力为主者为补法；先深后浅，轻插重提，提插幅度大，频率快，操作时间长，以上提用力为主者为泻法。

2. 捻转补泻　针刺后在得气的基础上，捻转角度小，用力轻，频率慢，操作时间短并结合拇指向前、食指向后（左转用力为主）者为补法；捻转角度大，用力重，频率快，操作时间长并结合拇指向后、食指向前（右转用力为主）者为泻法。

3. 迎随补泻　进针时针尖随着经脉循行的方向刺入为补法；反之，进针时针尖迎着经脉循行的方向刺入为泻法。

4. 呼吸补泻　是指在针刺时，结合患者的呼吸进行补泻的方法。即患者呼气时进针，吸气时出针为补法；反之，吸气时进针，呼气时出针为泻法。

5. 开阖补泻　是指针刺补泻过程中，以在出针时按或不按针孔来区分补泻的方法。出针后迅速按压针孔者为补法，出针时摇大针孔而不按压者为泻法。

6. 徐疾补泻　又称疾徐补泻。进针时徐徐刺入，少捻转，疾速出针者为补法；反之，进针时疾速刺入，多捻转，徐徐出针者为泻法。

7. 平补平泻　针刺得气后均匀地提插、捻转后出针即为平补平泻。

以上针刺补泻手法，临床上既可单独使用，也可结合使用。其中以平补平泻法最为常用，临床必须结合具体情况灵活掌握运用。

（七）影响针刺补泻效果的因素

影响针刺补泻效果的因素有以下三方面：

1. 机体状态 在不同的病理状态下，针刺可以产生不同的调整作用（即补泻效果）。当机体处于虚弱状态呈虚证时，针刺可以起到补虚的作用，若机体处于虚脱状态时，针刺还可以起到回阳固脱的作用；若机体处于邪盛状态而呈实热、邪闭的实证、瘀血等证的情况下，针刺可以起到清热启闭、祛邪泻实的作用。例如，胃肠功能亢进而痉挛疼痛时，针刺可解痉止痛；胃肠功能抑制而蠕动缓慢、腹胀纳呆时，针刺又可以增强胃肠蠕动，提高消化功能，消除腹胀，增进食欲。故针刺具有双向的良性调节作用。大量的临床实践和实验研究表明，针刺补虚泻实的效果，与机体当时的功能状态有着密切关系。如机体的正气充盛，则经气易行；若机体的正气不足，则经气不易激发或数刺乃知。

2. 腧穴的相对特异性 腧穴的主治功能，不仅具有普遍性，而且具有相对的特异性。如有些腧穴适宜于补虚，而有些腧穴适宜于泻实。例如关元、气海、命门、五脏俞等穴都能鼓舞人体正气，具有强壮作用，适宜于补虚益损；而人中、委中、十二井、十宣等穴，都能疏泄病邪，抑制人体功能亢进，具有祛邪泻实作用，多用于泻实。由此可见，当施行针刺补泻时，必须结合腧穴作用的相对特异性，才能产生补泻的效果。

3. 针具及手法 针刺补泻的效果与使用的针具粗细、长短，刺入的角度、深度，行针时的手法等因素有直接关系。一般来说，粗毫针用的指力要重，刺激量大，细毫针用的指力较轻，刺激量就小。毫针刺入腧穴的角度、深度不同，其刺激的轻重程度也不同，一般直刺、深刺的量要大些，平刺、浅刺的量要小些。行针时的幅度、频率不同，与针刺手法轻重密切相关。提插幅度大、捻转角度大、频率快者，刺激量就大；反之，刺激量就小。

实　　训

填写下列表格，并按表格内容实践操作：

针刺穴位	定位	补泻手法	操作要点	针感性质和程度
内关				
上巨虚				
丰隆				
悬钟				
阳陵泉				
阴陵泉				

七、留针与出针

（一）留针

将针刺入腧穴并施行手法行针后，使针留置于穴内称为留针。留针的目的是在不得气时，留针以待气至，得气之后，留针可以加强针刺的持续作用和便于继续行针施术。留针与否和留针时间的长短，主要根据患者的体质、病情和腧穴位置而定。一般病证，只要针下得气，可酌情留针 15~30 分钟；但对于一些慢性、顽固性、疼痛性、痉挛性疾病，可适当延长留针时间，例如对急腹证、破伤风角弓反张，留针时间可达数小时，以便在留针过程中做间歇性行针，以增强、巩固疗效；而对老人、小儿和昏厥、虚脱者，不宜久留针。另外应用快速针刺疗法，一般不留针。

（二）出针

出针，又称起针、退针。在施行针刺手法或留针达到预定针刺目的和治疗要求后，即可出针，是整个毫针刺法过程中的最后一个操作环节。出针时，一般以押手拇、食两指持消毒干棉球轻轻按压在针刺部位，刺手持针做轻微的小幅度捻转，并随势将针缓慢退至皮下（不可单手用力过猛），静留片刻，然后将针提出。出针时，依补泻的不同要求，分别采取"疾出"或"徐出"以及"疾按针孔"或"摇大针孔"的方法出针。出针后，一般都要用干棉球按压针孔片刻，防止出血或针孔疼痛。出针动作要求缓慢轻巧，并嘱患者休息片刻，不宜剧烈运动，同时必须保持针孔清洁。医生最后要检查针数是否有遗漏，还应注意有无晕针延迟反应现象。

八、针刺异常情况的预防和处理

针刺治病虽然是一种比较安全、有效的治疗方法，但是如果操作不慎、疏忽大意，或犯刺禁，或针刺手法不当，或对人体解剖部位缺乏全面了解，或患者体位不适、精神紧张，或针具质量不好等原因，在临床上有时也会发生一些异常情况，严重者甚至发生事故，给患者带来不应有的痛苦。常见的异常情况有以下几种：

（一）晕针

晕针是指在针刺过程中患者发生的晕厥现象。

原因　患者精神紧张，体质虚弱，或疲劳、饥饿，或当大汗出、劳累、大泻、大出血后针刺；或因体位不适以及医者在针刺时手法过重等，而导致针刺时或留针过程中发生此现象。

现象　患者在针刺过程中，突然出现精神疲倦、面色苍白、头晕目眩、胸闷恶心、心慌气短、出冷汗、脉象沉细诸症。严重者会出现四肢厥冷、唇甲青紫、血压下降、神志昏迷、仆倒在地、二便失禁、脉微欲绝。

处理　立即停止针刺，将已刺之针全部起出，使患者平卧，头部稍低，注意保暖。

轻者静卧片刻，给予温开水或糖水后即可恢复正常。重者在上述处理的基础上，可针刺人中、内关、足三里、涌泉等穴，并可温灸百会、气海、关元等穴，必要时可配用其他急救措施。

预防　对晕针要注重预防，如初次接受针刺治疗和精神紧张者、身体虚弱者，应先做好解释工作，消除顾虑；选择舒适持久的体位，尽量采取卧位；选穴宜少，手法要轻；对饥饿、过度劳累的患者，应待其进食、饮水、休息恢复体力后再予针刺。医者针刺过程中，应随时注意观察患者的神态，询问患者的感觉，一旦出现晕针先兆，应及时处理，防患于未然。

（二）滞针

滞针是指在行针时或留针后，医者感觉针下滞涩，捻转、提插、出针均感困难而患者感觉剧痛的现象。

原因　患者精神紧张，当针刺入后，局部肌肉痉挛；或因行针时用力过猛，提插捻转角度过大，指力不均匀，或持续单向捻转等，以致肌纤维缠绕针身所致。若留针时间过长，有时也可出现滞针。

现象　针在体内，提插、捻转、出针均感滞涩、困难，若勉强捻转、提插时，则患者痛不可忍。

处理　若患者精神紧张，局部肌肉过度收缩时，可稍延长留针时间，或于滞针腧穴附近进行循按或叩弹针柄，或在滞针附近加刺一针，以宣散气血，而缓解肌肉紧张。如因行针不当或单向捻转而致者，可向相反方向将针捻回，并用刮柄、弹柄法，使缠绕的肌纤维回释，即可消除滞针。

预防　对精神紧张者，先做好解释工作，消除患者的顾虑。进针时避开肌腱，注意行针的操作手法要轻巧，捻转角度不要过大过快，更不宜连续单向捻转。

（三）弯针

弯针是指进针时或针刺入腧穴后，针身在患者体内形成弯曲的现象。

原因　医生进针手法不熟练，用力过猛、过速，或针下碰到较硬的组织；或因患者在留针过程中移动了体位；或针柄受到某种外力的压迫或碰撞；也有因滞针后未能及时处理等造成的。

现象　进针时或将针刺入腧穴后，针身弯曲，针柄改变了进针时刺入的方向和角度。常伴有提插捻转及出针困难，或患者感到疼痛。

处理　出现弯针后，不可再行提插捻转等手法。如针身轻微弯曲，可将针缓慢退出；如针身弯曲角度较大，应顺着弯曲方向将针退出；若由患者体位移动所致，应使患者先恢复原来体位，局部肌肉放松后，再将针缓缓起出。切忌强行拔针，以免出现断针。

预防　医者针刺手法要熟练，指力要轻巧；患者体位要舒适，留针期间不要移动体位；留针过程中注意保护针刺部位，避免外力碰撞或压迫针柄；如有滞针应及时正确处理。

（四）断针

断针是指针身折断在人体内，又称折针。只要在施术前做好针具的检修和施术时加以应有的注意，一般是可以避免的。

原因 针具质量欠佳，针身或针根有剥蚀损伤，或进针前失于检查修理；或针刺时将针身全部刺入，行针时又大力提插、捻转，以致肌肉猛烈收缩；留针时患者随意改变体位；或弯针、滞针未及时正确地处理，或外物碰撞针柄；或在使用电针时骤然加大强度等。

现象 行针时或出针后发现针身折断，其断端部分针体浮露于皮肤之外，或全部没于皮肤之下。

处理 医者态度必须从容镇静，嘱患者保持原有体位，以防断针进一步向肌肉深层陷入。若折断处针体尚有部分露于皮肤之外，可用镊子夹住断端将针取出。若折断端与皮肤相平或稍凹陷于体内，而尚可见到残端时，医者可用左手拇、食两指垂直向下挤压针孔两旁，使断端露出皮肤之外，随即用右手持镊子将针拔出。若折断部分全部深入肌肉深层或皮下时，则须在 X 线下定位，手术取出。

预防 针刺前必须认真、仔细检查针具，对不符合要求的针具要剔除禁用；选针时针身的长度要比准备刺入的深度长一些，针刺时切勿将针身全部刺入，应留部分在体外，同时避免过强、过猛的行针。在进针、行针过程中，如发现弯针时，应立即出针，不可强行将针刺入。在行针或留针时，应嘱患者不要随意更换体位。对滞针和弯针应及时处理，不可强行硬拔，从而造成断针。

（五）血肿

血肿是指针刺部位出现的皮下出血而引起肿痛。

原因 针尖弯曲带钩，使皮肉受损，或刺伤血管所致。

现象 出针后，针刺部位出现肿胀疼痛，继则皮肤呈现青紫色。

处理 微量皮下出血，局部小块青紫时，一般不必处理，数日即可自行消退。若局部肿胀疼痛较剧，青紫面积大而且影响到活动功能时，可先冷敷止血，24 小时后再行热敷或在局部轻轻揉按，以促使瘀血消散吸收。

预防 仔细检查针具，熟悉人体解剖部位，避开血管针刺。出针时立即用消毒干棉球按压针孔，尤其是头面部容易出血的部位。

（六）刺伤脏器组织

1. 创伤性气胸 气胸是指针具刺穿了胸腔且伤及肺组织，气体积聚于胸腔，出现呼吸困难等现象。

原因 针刺胸部、背部、锁骨附近和肩井等穴时，进针过深，或反复提插捻转，或留针过程中针尖划破肺脏，使空气进入胸膜腔内，从而造成气胸。

现象 针后患者突感胸闷、胸痛、心悸、气短，甚则呼吸困难，紫绀，出冷汗，到一定程度会发生血压下降、休克等危急现象。症状的轻重与漏入胸膜腔的气体多少和气胸性质密切相关。一般进入的气体越多则症状越重；若为张力性气胸，气体随呼吸逐渐进入胸膜腔，症状逐渐加重，甚至造成死亡。检查时，肋间隙变宽，胸廓饱满；叩诊呈鼓音；听诊肺呼吸音减弱或消失。严重时气管向健侧移位。X 线检查，可观察到漏出的空气多少和肺部组织被压缩的情况。也有的病例，在针刺当时没有明显异常现象，几小时后才逐渐出现胸痛、呼吸困难等症状，应加以注意。

处理 一旦发生气胸，应立即出针，采取半卧床安静休息。如进入胸膜腔的气体不多，症状较轻，一般可待其自行吸收，并对症处理，如给予镇咳、镇痛、抗感染等；反之，进入胸膜腔的气体较多，症状严重时，应做对应处理，如胸腔穿刺抽气减压等治疗，并采取其他抢救措施。

预防 医者应集中精力，熟悉穴位的解剖，在针刺锁骨附近、胸胁部、背部腧穴时，不宜进行直刺、深刺，严格按应刺深度、角度操作，并根据患者体形的胖瘦、年龄的大小等情况灵活掌握。

2. 刺伤脑脊髓

原因 针刺颈项部穴位过深，可损伤脑脊髓，造成严重后果甚至死亡。如在项部正中的风府、哑门以及两旁的风池等穴针刺过深，或角度、方向不当，可误伤延髓出血或引起肢体瘫痪等事故；背部正中线第 1 腰椎以上棘突间的督脉腧穴、华佗夹脊穴针刺过深、方向不当，可刺伤脊髓。

现象 延髓损伤时，轻者出现倦怠、嗜睡，重者出现剧烈头痛、恶心呕吐、脑膜刺激征、昏迷等症状；如刺伤脊髓，则出现触电样感觉向肢端放射，甚至引起暂时性肢体瘫痪。

处理 当出现上述症状时，应及时出针。轻者安静休息，对症处理，经过一段时间后可自行恢复，但应密切观察。重者则应及时抢救治疗。

预防 凡针刺上述有关部位腧穴时，必须严格掌握针刺的角度、方向和深度。行针时只宜捻转，避免提插，禁用粗针捣刺。如出现触电感向肢端放射时，应立即将针退出，不可再提插捻转，以免刺激太重，造成损伤。

3. 刺伤内脏

原因 医者缺乏解剖学知识，在腧穴下方有相应内脏的部位针刺过深，或提插幅度过大，针刺手法使用不当，有时会损伤重要脏器，严重者甚至造成死亡。

现象 若刺伤肝、脾造成出血，可见肝、脾区疼痛，有时向背部放射；如出血不止，继而可引起腹痛、腹肌紧张、腹部压痛、反跳痛等急腹症症状。

刺伤肾脏，除肾区疼痛及叩击痛外，并有血尿等症状。

刺伤心脏，轻者出现强烈刺痛，重者有剧烈撕裂痛，引起心外射血，即刻导致休克。

刺伤胆囊、膀胱、胃、肠等空腔脏器时，可引起疼痛、腹膜刺激征或急腹症等症状。各内脏器官的出血，严重时均可导致血压下降，甚至休克的发生，如抢救不及时则可能造成死亡。

处理 若内脏损伤较轻、症状较轻、出血量少者，一般经卧床休息，均可自愈；若有明显的出血征象，应密切观察病情、血压的变化，同时使用止血药或局部冷敷压迫止血；若病情严重且有明显腹膜刺激征，血压下降，甚至休克时，应立即采取急救措施，包括外科手术等。

预防　医者应集中精力，熟悉穴位的解剖，掌握各个穴位深层有何重要脏器，针刺的深度、角度、方向；其次是针刺前应详细检查患者有无内脏器官肿大、尿潴留等病理改变，以便能更好地掌握针刺的角度、方向、深度，对进食过饱、有肠胀气、尿潴留的患者，其相应部位也不宜深刺。

4. 刺伤神经根和神经干

原因　深刺或捣刺位于神经根和神经干上的腧穴。

现象　出现沿神经分布路线灼痛、麻木和运动障碍等末梢神经炎症状。

处理　轻者，通过按摩可恢复；重者，需加用理疗、药物等进行治疗。

预防　在神经根和神经干部位的腧穴针刺时，要谨慎，不可深刺、捣刺。

九、针刺注意事项

由于机体生理功能状态、病理变化和生活环境条件等因素各不相同，故在针刺治疗时，应注意以下几个方面的情况。

1. 患者处在过于饥饿，或疲劳，或精神过度紧张时，不宜立即进行针刺。对于气虚血亏的患者，针刺时手法也不宜过强，并应尽量选用卧位进行治疗。

2. 妇女怀孕 3 个月以内者，切不可针刺其小腹部的腧穴，以免造成流产。若怀孕 3 个月以上者，其腹部、腰骶部腧穴也不宜针刺。对于三阴交、合谷、昆仑、至阴等一些通经活血的腧穴，因其可引起子宫收缩，在怀孕期也应予禁刺。另外，妇女行经期，若非为了调经，亦不宜进行针刺。

3. 小儿囟门未闭合时，头顶部的腧穴不宜针刺。

4. 对常有自发性出血，或损伤后出血不止者，不宜针刺。

5. 机体皮肤有感染、溃疡、瘢痕或肿瘤的部位，不宜针刺。

6. 对胸、胁、腰、背等脏腑所居之处和头颈部（如延髓所在部）的腧穴，不宜直刺、深刺，以防对重要脏器的刺伤；对肝脾大、心脏扩大、肺气肿等患者更应特别注意。

第二节　灸　法

灸，"灼烧"的意思。灸法，古称"灸焫"，又称艾灸。是借灸火的热力给人体以温热性刺激，通过经络腧穴的作用，达到防治疾病目的的一种外治法。灸法有其独特的疗效，可以弥补针之不足，或与针刺结合以提高疗效。

一、灸用材料及作用

（一）灸用材料

施灸的材料很多，但多以艾叶制成的艾绒为主要灸料，故称"艾灸"。艾属菊科多年生草本植物，我国各地均有生长，以蕲州产者为佳。艾叶气味芳香，辛温微苦，容易燃烧，火力温和持久，易于深透肌肤，取材方便，价格低廉，故为施灸的最佳材料。艾以陈久者为佳。选用干燥的艾叶，除去杂质并捣碎，即可制成细软纯净的艾绒。其制备简单、价廉物美、易于贮藏备用。

其他灸用材料有灯心草、桑枝、桃枝、白芥子、毛茛、斑蝥等。

（二）灸法的作用

1. 温经散寒　临床上用以治疗寒邪为患所致寒凝血滞之证、经络痹阻和偏于阳虚诸证，如寒湿痹痛、胃脘痛、寒疝腹痛、久泻、久痢、痛经、经闭、泄泻、痢疾等。

2. 扶阳固脱　临床常用于大汗淋漓、四肢厥冷、脉微欲绝的阳气虚脱证候，以及中气不足、阳气下陷而引起的遗尿、脱肛、阴挺、崩漏、带下、胎动不安、痰饮等。

3. 消瘀散结　气为血帅，血随气行；气得温则行，气行则血亦行。灸能使气机通利、营卫调和，故瘀结自消。所以临床常用于气血凝滞之乳痈初起、瘰疬、瘿瘤等证。

4. 防病保健　无病自灸，可以激发人体的正气，增强抗病能力，使人精力充沛、长寿不衰。常灸大椎、关元、气海、足三里等保健腧穴，可起到防病保健的作用，今人称之为"保健灸"。

二、灸法的种类

灸法种类很多，常用灸法见表3-3。

表3-3　常用灸法分类

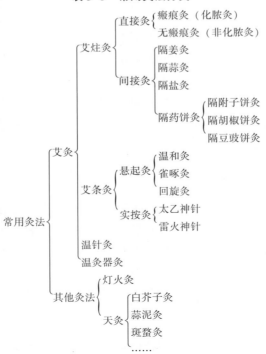

（一）艾炷灸

古代针灸著作中的灸法大多是指艾炷灸。所谓艾炷灸，即将纯净的艾绒放在平板之上，用手搓捏成规格大小不等的圆锥形艾炷，置于穴位上点燃施灸。艾炷有大、中、小之分。常用的艾炷小者如麦粒大小，中等如半截枣核，或如苍耳子，或如莲子大小，大者如半截橄榄大小。施灸时每燃烧一个艾炷，称为一壮（图 3-21）。灸的壮数多少要因人、因病、因穴而异。艾炷灸又可分为直接灸和间接灸两类。

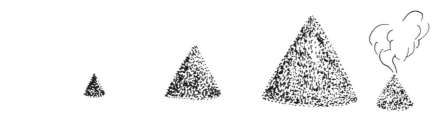

图 3-21　艾炷灸

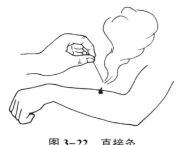

图 3-22　直接灸

1. 直接灸 又称为明灸、着肤灸。是将大小适宜的艾炷，直接放置于穴位上施灸的一种方法（图 3-22）。若施灸时需将皮肤烧伤化脓，愈后留有瘢痕者，称为化脓灸或瘢痕灸；若不使皮肤烧伤化脓，不留瘢痕者，称为非化脓灸或无瘢痕灸。

（1）瘢痕灸 施灸时先将所灸腧穴所在部位上涂以少量凡士林或大蒜汁，以增强黏附作用和刺激作用，然后将大小适宜的艾炷直接置于腧穴上，用火点燃艾炷施灸。每壮艾炷燃尽后，除去灰烬，继续换炷再灸，直至规定壮数灸完为止，一般灸 7~9 壮。每换 1 壮，即涂凡士林或大蒜汁 1 次。施灸时由于艾火烧灼皮肤，因此可产生剧痛，可用手在施灸部位周围轻轻拍打，以缓解疼痛。正常情况下施灸部位大约 1 周即可化脓，化脓时每天换药 1 次。灸疮约 5~6 周左右愈合，结痂脱落后留下瘢痕。对身体过于虚弱，或有皮肤病、糖尿病的患者不宜使用此法。临床上常用此法治疗哮喘、肺痨、瘰疬等慢性顽疾。

（2）无瘢痕灸 施灸时先将所灸腧穴所在部位上涂以少量凡士林，使艾炷便于黏附。然后，将大小适宜的艾炷直接置于人体相应腧穴上点燃施灸。当燃剩 1/4 左右，患者感觉灼烫时，换艾炷再灸，直至规定壮数灸完为止。一般灸 3~7 壮，以施灸后不灼伤皮肤，即局部皮肤组织红晕而不起疱为度。此法适用于慢性虚寒性疾病。

2. 间接灸 又称为隔物灸，是指用药物或其他材料将艾炷与皮肤之间分隔开进行施灸的方法。治疗时，既发挥了艾灸的作用，同时又发挥了药物的功效，因而具有特殊的治疗效果。根据所用间隔的药物不同命名，常用的有以下几种：

（1）隔姜灸 将鲜生姜切成直径 2~3cm，厚 0.2~0.3cm 的薄片，用针在中间刺数孔，以便热力传导，然后将姜片置于应灸的腧穴部位或患处，再将艾炷放在姜片上点燃施灸的方法称为隔姜灸（图3-23）。当其燃尽后，即易炷再灸，直至规定的壮数，一般每穴可灸5~10壮，以皮肤潮红而不起疱为度。具有温胃止呕、散寒止痛的作用。临床上适用于一些虚寒病证，如寒湿痹痛、面瘫、呕吐、虚寒腹痛、泄泻、遗精、阳痿和痛经等。

（2）隔蒜灸　将新鲜的大蒜头（独头大蒜尤佳）切成0.2~0.3cm的薄片，用针在中间穿刺数孔（捣蒜泥亦可），置于应灸穴位或肿块之上（如未溃破化脓的脓头处），然后将艾炷放在蒜片上，点燃施灸，直至灸完规定壮数（图3-24）。大蒜汁对皮肤有刺激性，灸后容易起疱。一般每穴可灸5~7壮。具有消肿散结、拔毒止痛、杀虫的作用。临床多用于治疗肺痨、疮疡未溃之时、腹中积块、虫蛇咬伤等。

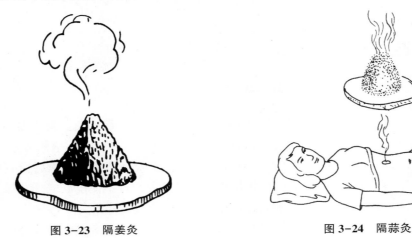

图3-23　隔姜灸　　　　　　　　　　　图3-24　隔蒜灸

（3）隔盐灸　本法仅用于脐部，故又名神阙灸。施灸的方法是先将纸浸湿，铺脐窝中，而后用干燥纯净的食盐（以青盐为佳）填敷于脐部，或于盐上再置一薄姜片，以防止食盐受火起爆，烫伤腹部，生姜辛辣之性还能增强透热作用。在盐上置大艾炷施灸，待患者稍感灼痛，即更换艾炷（图3-25）。如患者肚脐凸出，可用湿面条围脐如井口，填盐于其中，与口齐平。一般施灸时其壮数视病情而定。隔盐灸有回阳、固脱、救逆的作用。但需连续施灸，不拘壮数。以脉起、肢温、证候改善为止。临床多用于治疗急性寒性腹痛、吐泻、虚脱、淋病、中风脱证等。

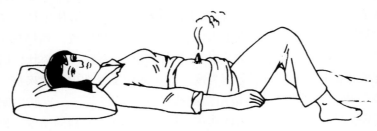

图3-25　隔盐灸

（4）隔附子饼灸　将附子研成细末，以黄酒或水调和制成直径约2cm，厚约

0.5cm 的附子饼，中间用针穿刺数孔，放在应灸腧穴或患处，上置艾炷点燃施灸，直至灸完所规定壮数。灸时可于附子饼下垫以纱布，以防止烫伤。有温肾壮阳、消坚散结的作用。临床多用于治疗各种阳虚、命门火衰而致的阳痿、遗精、早泄和疮疡久溃不敛的病证。

间接灸的种类很多，除上述几种常用外，还有隔胡椒饼灸、隔豆豉饼灸等。其中胡椒灸是用适量白胡椒研末与面粉调和，制成直径 2cm，厚 0.3~0.5cm，中央凹陷的胡椒饼，置药末（丁香、肉桂、麝香等）于其内填平之，上置艾炷灸之，可治风湿痹痛及局部麻木等。

实 训

填写下列表格，并按表格内容实践操作：

施灸穴位	归经	定位	灸法名称	艾炷大小、壮数	灸感和皮肤温度变化
大椎					
阳溪					
孔最					
神阙					
中脘					

（二）艾条灸

艾条灸，即将艾绒制作成艾条进行施灸。

艾条的制作方法：取艾绒 24g，平铺于 26cm 长，26cm 宽，质地柔软的桑皮纸上，紧紧包裹卷成高 20cm，直径约 1.5cm 的圆柱形艾卷。临床应用时将其一端点燃，对准穴位或患处施灸。也可在艾绒内加进药物，如肉桂、干姜、丁香、独活、细辛等，再用纸卷成条状的艾卷则为药艾条。根据艾条内有无其他药物，可分为纯艾条（又称清艾条）和药艾条。在临床上根据操作方法的不同，艾条灸又可分为悬起灸、实按灸两种，现介绍如下：

1. 悬起灸 施灸时将艾条悬放在距离穴位一定高度上（距皮肤 2~3cm）进行熏烤，不使艾条点燃端直接接触皮肤，称为悬起灸。按其实际操作方法的不同又可分为温和灸、雀啄灸、回旋灸等。

（1）温和灸 施灸时将艾条的一端点燃，对准应灸的腧穴部位或患处，距离皮肤 2~3cm 处进行熏烤，使患者局部有温热感而无灼痛为宜，一般每处灸 10~15 分钟，至皮肤出现红晕为度（图 3-26）。对于昏厥、局部感觉迟钝的患者及小儿，医者可将食、中二指分张，置于施灸部位的两侧，这样就可以通过医者手指的感觉来测知患者局部

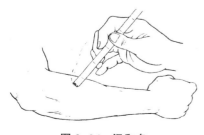

图 3-26 温和灸

受热程度，以便随时调整施灸的距离，掌握施灸时间，防止烫伤。

（2）雀啄灸　施灸时，将艾条点燃的一端与施灸部位的皮肤不固定在一定的距离，而是像鸟雀啄食一样，一上一下来回活动地施灸，称为雀啄灸（图3-27）。

（3）回旋灸　施灸时，将艾条点燃的一端与施灸部位的皮肤虽然保持一定的距离，但不固定，而是向左右方向来回移动或反复旋转地施灸，故称为回旋灸（图3-28）。

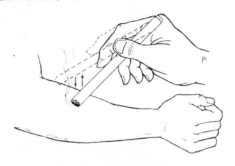

图 3-27　雀啄灸

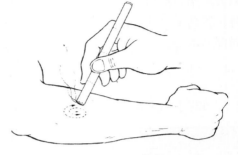

图 3-28　回旋灸

以上诸法对一般应灸的病证均可采用，但温和灸多用于灸治慢性病，雀啄灸、回旋灸多用于灸治急性病。

2. 实按灸　施灸时，先在施灸腧穴部位或患处垫上数层布或纸（以4~6层为宜）。然后将药艾条的一端点燃，趁热按压到施术部位上，使热力透达深部，一按即起，起后再按，火灭热减后重新点火按灸，反复数次后，待布烧焦黑（不能使其燃着起火），灸熨处皮肤温热红润为度（图3-29）。临床最常用的有太乙针灸和雷火针灸两种。

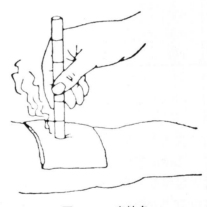

图 3-29　实按灸

（1）太乙针　又称"太乙神针"，虽名针，实为灸，施灸方法乃将太乙针的一端烧着，用布数层包裹（约7层）其烧着的一端，立即紧按于应灸的腧穴或患处进行灸熨，针冷则再燃再熨，如此反复灸熨7~10次为度。此法治疗肢体顽麻、风寒湿痹、痿弱无力、半身不遂等。

制作方法：用纯净细软的艾绒150g平铺在40cm见方的桑皮纸上。取麝香少许，小茴香500g，肉桂500g，穿山甲250g，山羊血90g，人参125g，千年健500g，钻地风300g，苍术500g，甘草1000g，防风2000g，研成细末，混匀。先取药末24g掺入艾绒内，然后卷紧如爆竹状，外用鸡蛋清涂抹封固，阴干备用。

（2）雷火针　又称"雷火神针"，也虽名针实为灸，其制作方法、施灸方法与太乙神针相同，只是药物处方不同。取纯净细软艾绒125g，沉香、木香、乳香、茵陈、羌活、干姜、穿山甲各9g，麝香少许，共为细末。其适应证与太乙神针相同。

（三）温针灸

温针灸是针刺与艾灸结合应用的一种方法，适用于针刺后既需要留针而又适宜用艾灸的疾病。操作方法是：在针刺得气的基础上，将针留置在适当的深度，在针柄上穿置一段长约1~2cm的艾条施灸，或在针柄上搓捏一小团艾绒点燃施灸，直待艾条或艾绒燃完为止，除去灰烬，再将针取出（图3-30）。此法是一种简便易行的针灸并用的方法，使热力通过针身传入体内，温经通络，发挥针和灸的双重作用。用此法时应注意防止灰火脱落烧伤皮肤。

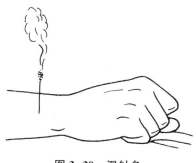

图 **3-30**　温针灸

（四）温灸器灸

温灸器又名灸疗器，是一种专门用于施灸的器具。临床上其形式多种多样，较常用的有温灸盒和温灸筒（图3-31）。

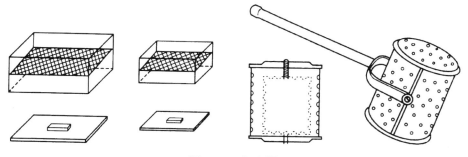

图 **3-31**　温灸器

施灸时，先将艾绒或加掺药物放入温灸盒或温灸器的小内筒内，然后点燃待其烧旺时将温灸盒或温灸筒放在施灸部位，进行熨灸，直到局部皮肤红晕为度。有调和气血、温中散寒的作用。这种灸法其实是一种熨法，一般需要灸治的病证均可，对小儿、妇女及怕灸的患者最为适宜。

（五）其他灸法

其他灸法是指以艾绒以外的物品作为施灸材料的各种灸治方法，又称为非艾灸法。常用的有灯火灸和天灸二种。

1. 灯火灸　又称"灯草灸""十三元宵灸""油捻灸"，也称"神灯照"，是民间沿用已久的简便灸法。方法是取10~15cm长的灯心草或纸绳，蘸麻油或其他植物油，一端蘸油约1寸左右，点燃起火后快速对准穴位，猛一接触，听到"叭"的一声响即迅速离开，如无爆焠之声可重复1次。灸后皮肤可能会有一点发黄，有时可起小疱。注意灸时蘸油不要太多，或用棉纸将所蘸浮油擦去，以免油滴下烫伤患者皮肤。具有疏风解表、行气化痰、安神止搐等作用，多用于治疗小儿疳腮、小儿脐风、结膜炎和胃痛、腹痛等。

2. 天灸 又称药物灸、发疱灸、敷灸，是用一些具有刺激性的药物贴敷在穴位或患处，使局部充血、起疱。所用药物多是单味中药，也有用复方者，常用的有蒜泥灸、白芥子灸、斑蝥灸等。

（1）蒜泥灸 取大蒜适量，捣烂如泥状，取 3~5g 贴敷于穴位上，敷灸 1~3 小时，以局部皮肤发痒、发红、起疱为度。如敷合谷穴治疗扁桃体炎，敷涌泉穴治疗咯血、衄血，敷鱼际穴治疗喉痹等。

（2）白芥子灸 取白芥子适量，研为极细末，加水或食醋调和成糊状，贴敷于穴位或患处，外覆油纸，胶布固定，利用其较强的刺激作用，贴敷后使其发疱，用以达到治疗目的。通常用于治疗关节痹痛、口眼歪斜，或配合其他药物治疗哮喘等。

（3）斑蝥灸 取斑蝥干燥全虫研末，用醋或甘油、酒精等调和。使用时先取胶皮一块，中间剪一小孔，如黄豆大，贴在施灸穴位上，以暴露穴位并保护周围皮肤。将斑蝥粉少许置于孔中，上面再贴一层胶布固定即可，以局部起疱为度。可治疗癣痒等。

三、灸法的注意事项

（一）施灸的先后顺序

临床上一般是先灸阳部，后灸阴部；先灸上部，后灸下部；壮数是先少后多，艾炷是先小后大。但临床上需结合病情，酌情而施。在特殊情况下，如灸治脱肛，则应先灸长强穴以收肛，后灸百会穴以举陷。

（二）施灸的补泻方法

关于灸法的补泻，《灵枢·背腧》说："气盛则泻之，虚则补之。以火补者，毋吹其火，须自灭也。以火泻者，疾吹其火，传其艾，须其火灭也。"指出灸法的补泻，亦须根据辨证施治的原则，虚证用补法，实证用泻法。根据灸法的作用，一般灸法多属补法，如温和灸、温针灸、化脓灸，某些隔药物灸更能回阳救逆、温经散寒。但也有一些灸法旨在软坚散结、消瘀排脓，可列为泻法的范畴。灸法的补泻需根据患者的具体情况辨证施治，结合灸治的部位、腧穴的性能、患者的体质和年龄等，酌情运用。

（三）施灸的禁忌

1. 对实热证、阴虚发热者，一般不适宜用灸疗。
2. 头面部、五官和有大血管的部位、关节活动部位及乳头，不宜采用瘢痕灸。
3. 孕妇的腹部、腰骶部不宜灸，以免造成流产等不良后果。

（四）灸后的处理

施灸后，局部皮肤出现微红灼热，属正常现象，无须处理。如施灸过量，时间过长，局部出现小水疱，只要注意不擦破皮，可任其自然吸收；若水疱较大，可用消毒毫针将水疱刺破，放出水液，或用注射器将水液抽出，再涂以龙胆紫，并以消毒纱布敷盖。瘢痕灸者，在灸疮化脓期间，要注意适当休息，加强营养，保持局部清洁，防止感染。

第三节 拔罐法

拔罐法，是利用燃烧、抽吸等方法排出罐内空气，造成负压，使罐吸附于腧穴或患处，产生良性刺激，以防治疾病的方法。

拔罐后，引起局部组织充血或皮下轻度瘀血，使机体气血活动旺盛，经络通畅。拔罐法无痛无创，使用安全，便于推广应用。

一、罐的种类

罐的种类很多，常用的有竹罐、陶罐、玻璃罐（图3-32）、抽气罐等。

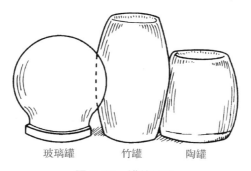

玻璃罐　　　竹罐　　　陶罐

图 3-32　罐的种类

（一）竹罐

用坚韧成熟的青竹，按节锯断一端，留节作为底，一端去节作罐口，将外形磨制成两端稍小、中间稍大，且平整光滑的腰鼓状，罐长度与口径比例适度，规格据材而定，大小不等。它的优点是取材容易、制作简便、轻巧价廉、不易跌碎，可用于身体各部多种罐法，尤多用于水煮罐法。缺点是容易燥裂、漏气（克服燥裂的方法是：竹罐用3~5天后，可用清水泡一次，每次泡1~3小时，甩干后再用）、吸着力不大。

（二）陶罐

由陶土烧制而成，罐的两端较小，中间略向外展，形同腰鼓，口径的大小不一，口径小的较短，口径大的则较长。陶罐的优点是：吸力大，宜于高温消毒。其缺点是易破碎，较重，不透明，目前已不常用。

（三）玻璃罐

系用耐热质硬的透明玻璃制成，形状如笆斗，口小肚大，口边微厚而略向外翻，分大、中、小三种型号。优点是质地透明，使用时可以窥见罐内皮肤的瘀血、出血等情况，吸附力大，适用于全身各部，可施多种罐法，是目前最常用的罐具之一。缺点是易破碎。

（四）抽气罐

1. 连体式抽气罐　是罐与抽气器连为一体的抽气罐具，其罐上部为圆柱形抽气筒，下部为腰鼓形罐体，用双逆止阀产生负压，吸附力可随意调节，不易破碎，宜用于多部位拔罐。

2. 注射器抽气罐　系将保留带锌皮橡胶瓶塞的青霉素或链霉素瓶的底去掉，并打磨光滑平整作罐具。使用时将罐口吸拔相应部位，用注射器针头经橡皮塞刺入罐内，抽出空气而拔罐。可用于头、面、手、脚及皮肤较薄部位。

二、吸拔方法

（一）拔罐前的准备

在拔罐前，应先做好各种应用物品的准备，如各种型号的火罐、燃料、消毒用品、镊子等。应用刺络拔罐时，当备三棱针、皮肤针等；使用抽气拔罐，尚需准备抽气瓶、注射器或抽气仪；若用煮沸法和药罐，当准备煮沸用的有关物品和药物，以便随时选用。

（二）罐的吸附方法

罐的吸附方法有多种，其总的操作要领是，医者的动作要做到轻、快、准、稳，这样才能使火力足，吸附力强。现将临床常用的方法简介如下：

1. 火罐法　系借燃烧火力，排出罐内空气，使之形成负压，将罐吸附于体表的方法。根据用火方式的不同，又可分为以下几种。

（1）闪火法　用镊子夹95%酒精棉球，点燃后，在罐内中段绕1~2圈后再抽出，迅速将罐扣在应拔的部位上，即可吸附（图3-33）。此法适用于各部位，较为安全，临床最常用。

（2）贴棉法　用大小适宜的95%酒精棉一块，贴在罐内壁的下1/3处，用火点燃后迅速将罐扣在应拔部位上。用此法时应注意棉片所浸含的酒精要适量，酒精过多或过少均易发生棉片坠落，且酒精过多尚易淌流于罐口而烧伤皮肤。本法适用于身体侧面横向拔罐。

（3）投火法　将折叠的软质纸卷（或95%酒精棉球）点燃后，投入罐内，不等纸卷烧完，迅即将罐扣在应拔的部位上，这样纸卷未燃的一端向下，可避免烫伤皮肤（图

3-34）。本法多用于身体侧面横向拔罐。

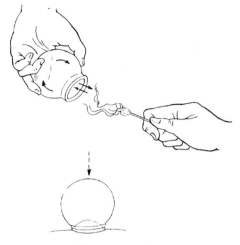

图 3-33　闪火法

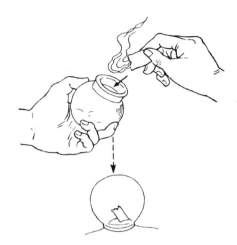

图 3-34　投火法

（4）架火法　取一不易燃烧及传热的块状物（如胶木瓶盖等），上置95%酒精棉球，放在应拔的部位上，点燃后迅速将罐扣上，可产生较强的吸附力（图3-35）。

2. 水罐法　先将竹罐若干个放在锅内加水煮沸（以2~3分钟为宜，不宜超过5分钟），使用时用镊子将罐口朝下夹住，甩去水液，或用折叠的毛巾紧扣罐口，乘热按在皮肤上，按压约半分钟，即能吸住。

3. 抽气法　先将特制的塑料抽气罐（或用青、链霉素等废瓶磨制成的抽气罐）紧扣在要拔的部位上，用抽气仪（或注射器）从橡皮塞处抽出罐内空气，使之产生负压，即可吸住（图3-36）。

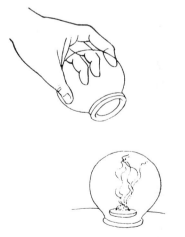

图 3-35　架火法

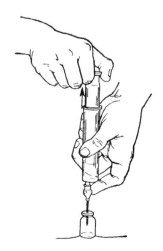

图 3-36　抽气法

（三）拔罐的应用方法

根据病变部位和疾病性质，可分别采用以下几种拔罐方法。

1. 单罐　即1个罐具独用。适用于病变范围较小的部位或压痛点，可按病变或压痛范围大小，选择适当口径的火罐。如胃痛可在中脘穴拔罐，软组织损伤在阿是穴拔罐。

2. 多罐　即多个罐具并用。适用于病变范围较广泛的疾病，可按病变部位的解剖形态等情况，酌量吸拔数罐。如某一肌束劳损时，可按肌束的体表位置成行排列吸拔多个罐，称为排罐法。如腰肌劳损，可在肾俞、大肠俞、腰眼和阿是穴纵横并列吸拔几个罐。

3. 闪罐　用闪火法将玻璃罐吸附于应拔部位，立即起下，再拔再起，如此反复多次，直至皮肤潮红。适用于局部皮肤麻木或机能减退的虚性疾病，如面瘫等。

4. 留罐　留罐又称"坐罐"，拔罐后将罐留置一定时间。一般留置5~15分钟，罐大吸拔力强的应适当缩短留罐时间，夏季及肌肤浅薄处，留罐时间也不宜过长，以免起疱损伤皮肤。本法临床多用于治疗急慢性软组织损伤、风湿痹痛等病证。

5. 走罐　选用口径较大，罐口平滑的罐子（最好用玻璃罐），先在罐口涂一些凡士林、液状石蜡等润滑剂，将罐拔上后，用手握住罐底，稍倾斜，即后半边着力，前半边略提起，慢慢向前推动，这样在皮肤表面上下或左右或循经来回推拉移动数次，至皮肤潮红为度（图3-37）。多用于面积较大、肌肉丰厚的部位，如腰背、大腿等部。

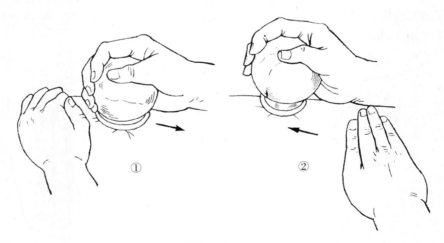

①　　　②

图3-37　走罐

6. 刺血（刺络）拔罐　即刺血疗法与拔罐配合应用的方法。于施术穴位或患处常规消毒后，用三棱针或皮肤针、粗毫针点（叩）刺皮肤出血，然后拔罐，至拔出适量恶血为度。起罐后用消毒棉球擦净血迹。此法适用热证、痛证、瘀血证及某些皮肤病等，如各种急慢性软组织损伤、神经性皮炎、痤疮、皮肤瘙痒症、丹毒、哮喘、坐骨神

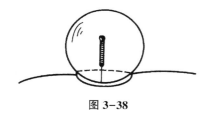

图 3-38

经痛。需注意，不可在大血管上行刺血拔罐，以免出血过多。

7. 针罐　先在选定的穴位上施行针刺，得气后或按病情需要施行补泻手法后，将针留在原处，再以针刺处为中心，拔上火罐。如再与药罐结合，称为"针药罐"，常用于治疗风湿痹痛等（图3-38）。

三、拔罐法的作用和适应范围

（一）拔罐法的作用

拔罐法有温经通络、散寒除湿、行气活血、消肿止痛的作用。现代通过对拔罐法的不断深入研究，认为其作用机制主要有以下几方面：

1. 负压作用　拔罐的罐内负压作用，可使皮肤表面有大量气泡溢出，加强了局部组织的气体交换，从而使体内的废物、毒素加速排除。负压还可使局部毛细血管通透性发生变化以及毛细血管破裂而产生组织瘀血，红细胞受到破坏，血红蛋白释出，出现自身溶血现象，随即产生一种类组胺的物质，随体液周流全身，对机体产生一种良性刺激，促使机能恢复正常。

2. 温热作用　拔罐法对局部皮肤有温热刺激作用，其中以大火罐、水罐、药罐最明显。温热刺激可使血管扩张，促进以局部为主的血液循环，加强新陈代谢，改善组织的营养供给，增强皮肤深层细胞的活力以及血管的通透性、细胞的吞噬能力，从而增强组织的耐受性与抗病能力，达到促使疾病好转的目的。

3. 调节作用　拔罐法的调节作用是建立在负压和温热作用的基础上的。拔罐的负压与温热刺激，通过皮肤感受器和血管感受器的反射途径传到中枢神经系统，从而产生反射性兴奋，借此调节大脑皮层的兴奋与抑制过程，使之趋于平衡。还可调节微循环，促进新陈代谢。代谢产物及时清除，减少或消除了致痛物质对神经末梢的刺激，缓解了机体疼痛。而改善其血液循环，可减轻或消除粘连，恢复肌肉及关节的功能活动。此外，可加强免疫系统活力和淋巴循环，刺激白细胞与淋巴细胞的吞噬能力，提高免疫能力。

（二）拔罐法的适应范围

拔罐法的适应范围很广泛，目前常用于临床的病种已达100多种，现将常见的拔罐适应病证选穴简介如下（表3-4）。

表 3-4　拔罐法临床应用举例

病证	拔罐部位	罐法
感冒、咳嗽	肺俞、风门、大椎	留罐、闪罐、刺血拔罐
胃肠疾患	脾俞、胃俞、大肠俞、天枢、气海、足三里	留罐
急、慢性软组织损伤	阿是穴、阳陵泉、血海	留罐、刺血拔罐
腰肌劳损	肾俞、大肠俞、腰阳关、委中、阿是穴	留罐、走罐、刺血拔罐
面瘫	太阳、下关、颊车、地仓	留罐、刺血拔罐、闪罐
落枕	大椎、肩井、风门	留罐、走罐
肩周炎	肩髃、肩内陵、肩贞、阿是穴	留罐、刺血拔罐
风寒湿痹	血海、肾俞、足三里、阿是穴	留罐、药罐
痛经	中极、次髎、地机	留罐、刺血拔罐
疮疡	灵台、局部	留罐
痤疮	大椎	刺血拔罐
荨麻疹	神阙、血海、曲池	留罐
带状疱疹	肝俞、胆俞、局部	留罐、刺血拔罐
肥胖症	中脘、天枢、关元	留罐

四、起罐方法

医者应动作轻柔、协调，双手配合。用一手拿住火罐，另一手将火罐口边缘的皮肤轻轻按下，或将罐特制的进气阀拉起，待空气缓缓进入罐内后，罐即起下。切不可硬拔，以免损伤皮肤。若起罐太快，易使空气快速进入罐内，则负压骤减，产生疼痛（图 3-39）。

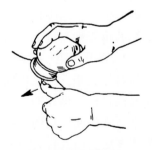

图 3-39　起罐法

五、拔罐的注意事项

1. 体位要舒适，拔罐时不要随意移动体位，以防罐具脱落。

2. 拔罐一般应选择肌肉丰满、皮下组织充实的部位为宜。局部皮肤如有毛发、皱折、瘢痕、溃疡、水肿等，均不宜拔罐。

3. 血小板减少性紫癜、白血病及血友病等出血性疾病，皮肤高度过敏，传染性皮肤病，外伤骨折部位，大血管附近，浅显动脉分布处，静脉曲张处，五官部位，孕妇的腹部、腰骶部不宜拔罐。

4. 操作时，动作要轻快、准确。务必注意安全，应用闪火法拔罐时，棉球所蘸的酒精量不要过多，以免滴下烫伤皮肤。应用贴棉法时，须将棉花紧贴在火罐的上中段处，以免火源落下烧伤皮肤。用架火法时，扣拔要准确，不要将燃着的火架撞翻。用水罐法时，要甩净罐中的热水，以免烫伤皮肤。用投火法时，火燃须旺，动作要快，使罐口向上倾斜，这样较安全。

5. 使用多罐时，火罐排列距离不宜太近，以免互相牵拉产生疼痛或罐子脱落。应用走罐时，不能在骨突处推拉，以免损伤皮肤。应用刺络拔罐时，出血量不宜过多。

6. 拔罐后局部呈红晕或紫绀色为正常现象，1~2 日即自行消退；起罐后，用消毒棉球轻轻拭去拔罐部位紫红色罐斑上的小水珠。瘀斑严重者，下次不宜在原处再拔。如现小水疱可任其自行吸收，不需处理；水疱较大，可用针刺破，放出水液，涂上龙胆紫，盖上消毒纱布，以防感染。

实　训

如实填写下列表格：

施术部位	归经	定位	拔罐方法	吸力大小	留置时间	皮肤血管形态变化
承山						
风门						
腰阳关						

第四节　刮痧法

刮痧法是以中医基础理论为指导，运用刮痧器具施术于体表的一定部位或穴位，形成痧痕，从而防治疾病的一种外治法。刮痧的基本原理源于经络学说，通过对十二皮部的良性刺激以达到疏通经络、行气活血、调整脏腑的功能。

刮痧法在马王堆汉墓出土的帛书《五十二病方》中即有记载，书中介绍了用砭石直接在体表刮拭或热熨，使皮肤潮红，甚或出现红紫斑块，以治疗疾病，这种以砭石治病的方法即为刮痧法的萌芽。最早的关于刮痧治病的记录见于《扁鹊传》中。唐代时人们就已运用苎麻来刮治疾病。此后，刮痧的工具和方法得以不断改进，在民间广为流传，成为治疗疾病的有效方法之一。

由于历史上的各种原因，刮痧这种实用技术被看作医道小技，难登大雅之堂。中华人民共和国成立后，刮痧法引起许多医家的关注和重视，逐步发展成为一门独特的临床保健治疗方法。20 世纪 60 年代，我国中医工作者对刮痧疗法进行了继承及整理工作。台湾著名预防医学专家吕季儒教授在 20 世纪 80 年代创造性地提出"经络刮痧法"，以防治疾病，延年益寿。

一、刮痧器具和介质

1. 刮痧器具　刮痧器具很多，有刮痧板、瓷匙、古钱、玉石片等光滑的硬物。常用的为刮痧板，一般用水牛角或木鱼石制作而成，要求板面洁净，棱角光滑。

2. 刮痧介质　多选用具有润滑或兼有药理作用的清水、麻油、液状石蜡或红花油、刮痧油等。

二、刮痧的分类与基本操作

（一）刮痧的分类

刮痧可分为直接刮法与间接刮法两种。

1. 直接刮法　用热毛巾擦洗被刮部位的皮肤，然后均匀涂上刮痧油，用刮痧工具直接接触患者皮肤，在体表的特定部位或穴位反复进行刮拭，直至皮下出现痧痕为止。

2. 间接刮法　在患者刮拭部位上放一层薄布，然后用刮痧工具在薄布上间接刮拭，此法有保护皮肤的作用，主要用于儿童、高热或中枢神经系统感染开始出现抽搐、年老体弱和某些皮肤病患者。

（二）刮痧的手法

1. 梳刮法　使用刮痧板或刮痧梳从前额发迹处及双侧太阳穴处向后发迹处做有规律的单方向刮痧，刮痧板或刮痧梳与头皮成45°角，动作宜轻柔和缓，如梳头状，故名梳刮法。此法适用于头痛、头晕、疲劳、失眠和精神紧张等病证。

2. 角刮法　使用角形刮痧板或让刮痧板的棱角接触皮肤，与体表成45°角，自上而下或由里向外刮拭。手法要灵活，不宜生硬，避免用力过猛而损伤皮肤。此法适用于四肢关节、脊柱两侧经筋部位、骨突周围、肩部穴位，如风池、内关、合谷、中府等。

3. 边刮法　将刮痧板的长条棱边，与体表成45°角进行刮拭。此法适用于对大面积部位的刮拭，如腹部、背部和下肢等。

4. 点压法　又称点穴手法。用刮痧板的边角直接点压穴位，力量逐渐加重，以患者能承受为度，保持数秒后快速抬起，重复操作5~10次。此法适用于肌肉丰满处的穴位，或刮痧力量不能深达处，或不宜直接刮拭的骨骼关节凹陷部位，如环跳、委中、犊鼻、水沟和背部脊柱棘突之间等。

5. 按揉法　刮痧板在穴位处做点压按揉，点压后做往返或顺逆旋转。操作时刮痧板应紧贴皮肤不滑动，每分钟按揉50~100次。此法适用于太阳、曲池、足三里、内关、太冲、涌泉、三阴交等穴位。

6. 摩擦法　将刮痧板与皮肤直接紧贴，或隔衣布进行有规律的旋转移动，或直线式往返移动，使皮肤产生热感。此法适用于麻木、发凉或隐隐作痛的部位，如肩胛内侧、腰部和腹部；也可用于刮痧前，使患者放松。

（三）刮痧的施术原则

刮痧的部位一般是病变局部、与疾病有关脏腑相对应的经脉循行部位或者是经穴反应点。一般原则是先刮头颈部、背腰部，再刮胸腹部，最后刮四肢和关节部。每个部位一般先刮阳经、后刮阴经，先刮拭身体左侧、后刮拭身体右侧。

（四）刮痧的补泻手法

刮痧的补泻与刮拭的力量、角度及刮痧板的拿法有关。力量轻、速度慢、角度小、刮痧板薄的一面对手掌为补法；力量重、速度快、角度大、刮痧板厚的一面对手掌为泻法；力量、速度适中，或力量轻、速度快，或力量重、速度慢，调整适当角度为平补平泻法。

三、刮痧的运用

（一）刮痧的临床应用及施术部位

刮痧疗法临床应用十分广泛，适用于内、外、妇、儿、五官等各科疾病，还可用于预防疾病和保健强身。

1. 呼吸系统疾病 上呼吸道疾病主要取上肢肘关节以下肺经循行部位以及口鼻区、颈前区穴位；肺系疾病取背部第 1 胸椎至第 5 胸椎间穴位、胸部乳房以上穴位及肺经循行部位。呼吸系统疾病还可以取风门、肺俞、中府、膻中等穴位。

2. 消化系统疾病 主要在腹部取穴。胃病取脐以上各经穴位；肠病取平脐、脐下各经穴位；食管疾病配合胸部正中线；肝病取背部、上腹部和右乳以下的胸部穴位。消化系统疾病还可以配合相应的背俞穴及至阳、足三里等。

3. 循环系统疾病 主要取上肢肘部及肘以下手厥阴经、少阴经循行部位。本系统疾病还可配合相应背俞穴及神道、灵台、巨阙等。

4. 泌尿生殖系统疾病 主要取下腹部、腰骶部以及下肢内侧肾经的穴位，亦可配合相应的背俞穴、八髎、关元、中极等。

5. 神经系统疾病 主要取头部、颈部、四肢远端穴位；也可配合心俞、厥阴俞、肝俞、脾俞、肾俞、神道、灵台等穴。

6. 脑血管疾病 主要取督脉及胸椎两侧膀胱经的腧穴，如心俞、厥阴俞、脾俞、肝俞、神道、灵台等穴。

7. 运动系统疾病 主要取病变局部的腧穴或根据疾病取穴，如腰痛取委中。

8. 眼病 主要取耳、颞附近穴位以及眼周循行的经脉在四肢肘膝关节以下的循行部位。

9. 其他 对于增强抵抗力、治疗神经衰弱可取背部、肘部、膝关节附近穴位；肌肉、关节疼痛取远端及附近穴位；内脏活动亢进则在远端取穴，反之衰弱则在患处附近取穴；急救取上星、人中、合谷、十宣等。

（二）刮痧禁忌证

1. 有出血倾向的疾病，忌用或慎用本法治疗。如血小板减少性疾病、过敏性紫癜、白血病等，不宜应用。

2. 新发生的骨折患部不宜刮痧，需待骨折愈合后方可在患部刮疗。外科手术瘢痕处亦应在 2 个月以后方可局部刮痧。恶性肿瘤患者手术后，瘢痕局部处慎刮。

3. 传染性皮肤病如疖肿、痈疮、瘢痕、溃烂及皮肤不明原因的包块等，不宜直接在病灶部位刮拭。

4. 年老体弱者、空腹和妊娠妇女的腹部、妇女经期下腹部及女性面部，忌用大面积泻法刮拭。

四、刮痧的注意事项

1. 刮痧疗法需暴露皮肤，且刮痧时皮肤汗孔开泄，如遇风寒之邪，邪气可从开泄的毛孔直接入里，影响刮痧疗效，或易引发新的疾病。故刮痧前要选择一个空气流通清新并保暖和避风的治疗场所，夏季不可在有过堂风的地方刮痧。

2. 刮痧工具要严格消毒，防止交叉感染。刮拭前需仔细检查刮痧工具，以免刮伤皮肤。

3. 刮拭前一定要向患者解释清楚刮痧的一般常识，消除其恐惧心理，并选择舒适的刮痧体位，以免晕刮。

4. 不可一味追求出痧而用重手法或延长刮痧时间。出痧多少受多方面因素影响，一般情况下，血瘀证出痧多；实证、热证出痧多；虚证、寒证出痧少；服药过多者，特别是服用激素类药物者不易出痧；肥胖者与肌肉丰满者不易出痧；阴经较阳经不易出痧；室温低不易出痧。

5. 刮痧出痧后最好饮用一杯温开水，以助排毒；30 分钟以内禁洗凉水澡。

六、晕刮的表现及防治

1. **症状**　在刮痧过程中，患者突然精神疲倦、头晕目眩、恶心欲吐、心慌气短、面色苍白、出冷汗、脉象细弱，严重者甚至会出现神志昏迷、唇甲青紫、血压下降、二便失禁、脉微欲绝等症。

2. **原因**　多见于初次接受刮痧治疗的患者，或因精神紧张、体质虚弱、劳累过度、饥饿空腹、大汗、大泻、大出血等，也与患者体位不当，施术者手法过重，或选穴过多操作时间过长，或者治疗室内空气闷热或寒冷等有关。

3. **处理**　立即停止刮痧，去除引起晕刮的原因；扶持患者平卧，注意保暖，饮温开水或糖水。如仍不缓解，可用刮板角部点按水沟穴，力量宜轻，避免重力点按后局部水肿，并对百会穴和涌泉穴施以泻刮法。患者病情好转后，继续刮内关穴、足三里穴。必要时施以急救措施。

4. **预防**　对于初次刮痧者，要做好解释工作，解除患者的恐惧心理。正确选取舒适持久的体位，尽量采用卧位。选穴宜少，操作时间不宜过长。对劳累、饥饿者，应嘱其休息、进食、饮水后再予治疗。刮痧过程中，应随时注意观察患者的神态，询问患者感受，一有不适等晕刮先兆，需及早采取处理措施。

实　　训

如实填写下列表格：

施术部位	归经	定位	刮痧方法	用力大小	时间	皮肤血管形态变化
颈部						
背部						
腰部						

第五节　其他针法

一、三棱针法

三棱针法是用三棱针刺破腧穴或浅表血络，放出适量血液，或挤出少量液体，或挑断皮下纤维组织，以防治疾病的方法。

三棱针古称"锋针"，用于"泻热出血"。古人对刺血法十分重视，"凡治病必先去其血"（《素问·血气形志》），"菀陈则除之"（《灵枢·九针十二原》）。更有"络刺""赞刺""豹文刺"等（《灵枢·官针》），都是刺络放血的方法。

（一）针具

三棱针一般用不锈钢制成，针长约6cm，针柄呈圆柱形，针身呈三棱状，尖端三面有刃，针尖锋利（图3-40）。

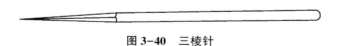

图 3-40　三棱针

针具使用前应进行灭菌或消毒处理，可采用高温灭菌，或用75%酒精浸泡30分钟，用一次性无菌采血针更佳。

（二）操作方法

一般以右手持针，用拇、食两指捏住针柄中段，中指指腹紧靠针身的侧面，露出针尖约1~2分，以控制针刺的深浅度。针刺时以左手拇、食指用力捏住指（趾）部，或夹持、舒张局部皮肤，右手针刺。

三棱针的针刺方法一般分为点刺法、散刺法、刺络法和挑刺法四种。

1. 点刺法　先在针刺部位用左手上下推按，使血液积聚于腧穴处，常规消毒后，左手拇、食指捏紧应刺部位并暴露穴位，右手持针对准腧穴快速刺入1~2分深，迅速出针。再轻轻挤压针孔周围，使出血数滴，然后用消毒干棉球按压针孔止血。此法多用于手指或足趾末端穴位，如十宣、十二井或头面部的太阳、印堂等（图3-41）。

2. 散刺法 此法是在病变局部及其周围进行连续点刺的一种方法。根据病变部位大小不同，在局部由病变外缘环形向中心点刺10～20针以上。如顽癣、疖肿初起，消毒后可在四周散刺出血；扭挫伤后局部瘀肿，也可在瘀肿局部消毒后散刺出血（图3-42）。

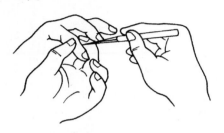

图 3-41　点刺法

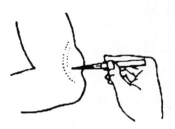

图 3-42　散刺法

3. 刺络法 先用带子或橡皮管，结扎于针刺部位上端（近心端），然后迅速消毒，用左手拇指按压在被刺部位下端，右手持三棱针对准被刺部位静脉，迅速刺入0.5～1分深，然后出针，使其流出少量血液，出血停止后，以消毒棉球按压针孔（图3-43）。当出血时，亦可轻按静脉上端，以助瘀血排出，毒邪得泄。此法常用于肘窝、腘窝等处的浅表静脉，用以治疗中暑、急性腰扭伤、急性淋巴管炎等疾病。刺络，一般2～3天1次；出血量较多，可1～2周1次。

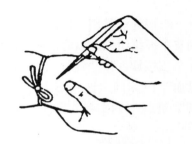

图 3-43　刺络法

4. 挑刺法 此法是以三棱针挑断皮下白色纤维组织以治疗疾病的方法。局部消毒后，左手捏起施术部位皮肤，右手持针先横刺进入皮肤，挑破皮肤0.2～0.3cm，再将针深入皮下，挑断皮下白色纤维组织，以挑尽为止。术后碘酒消毒，敷上无菌纱布，胶布固定。对惧痛者，可先用2%利多卡因局麻后再挑刺。此法常用于胸背、腰骶部等处腧穴。如痤疮，在项、背部督脉旁开0.5～3寸的区间，寻找阳性反应点进行挑刺。阳性反应点有痛点、丘疹、条索状物等，应注意与痣、毛囊炎、色素斑等相鉴别。

挑刺一般3～7日1次，3～5次为一疗程。10～14天后，进行第二疗程。

（三）临床应用

本法具有开窍泄热、活血祛瘀、消肿止痛等作用。适用于急证、热证、实证、瘀证、痛证等病证，举例如下（表3-5）。

表 3-5 三棱针法临床应用举例

常见病证	针刺部位	刺法
发热	耳尖	点刺
中暑	曲泽、委中	刺络
昏厥	十二井	点刺
头痛	太阳、印堂	点刺
目赤肿痛	太阳、耳尖、耳背静脉	点刺
咽喉肿痛	少商、商阳	点刺
瘿气	颈项部阿是穴	挑刺
急性腰扭伤	委中	刺络
前列腺炎	八髎、腰骶部	挑刺
痔疮	八髎、腰骶部	挑刺
顽癣	病位周围	散刺
陈旧性软组织损伤	局部阿是穴	散刺
高血压	百会	点刺
手指麻木	十宣	点刺
疳积	四缝、脾俞	点刺

（四）注意事项

1. 术前做好解释工作，预防晕针。
2. 严密消毒，以防感染。
3. 点刺、散刺时，宜轻、宜快、宜浅；刺络法出血不宜过多，切勿刺伤深部动脉。
4. 血络和穴位不吻合，施术时宁失其穴，勿失其络。
5. 病后体弱、明显贫血、孕妇、妇女产后及有自发性出血倾向者不宜使用。

实　训

如实填写下列表格：

针刺穴位	归经	定位	针法	出血量
少商				
委中				
曲泽				
大椎				

二、皮肤针法

皮肤针法是用皮肤针叩刺皮部以治疗疾病的方法。它是我国古代"半刺""浮刺"

"毛刺"等针法的发展。根据"凡十二经络脉者，皮之部也。是故百病之始生也，必先于皮毛"（《素问·皮部论》）的理论，十二皮部与人体经络、脏腑联系密切，运用皮肤针叩刺皮部，可以调节脏腑经络功能，从而达到防治疾病的目的。

（一）针具

皮肤针外形似小锤。针柄有软柄和硬柄两种类型，软柄一般用牛角制成，富有弹性；硬柄一般用有机玻璃或硬塑料制作。头部附有莲蓬状针盘，针盘上均匀地嵌着不锈钢短针（图3-44）。根据针的数目，分别称为梅花针（5支短针）、七星针（7支短针）、罗汉针（18支短针）。针尖不应太锐，应呈松针形。全束针尖应平齐，不可歪斜、钩曲、锈蚀和缺损。检查针具时，可用干棉球轻触针尖，若针尖有钩曲或缺损，则可拉动棉丝。针具使用前应以75%酒精浸泡30分钟或高温消毒。

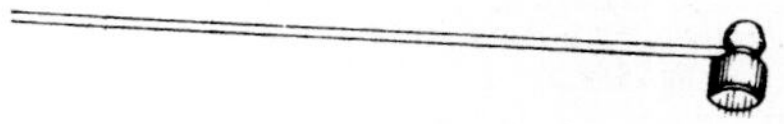

图 3-44　皮肤针

（二）操作方法

1. 持针式　硬柄和软柄两种皮肤针持针方式略有不同。硬柄皮肤针的持针式是用右手握住针柄，以拇指、中指夹持针柄，食指置于针柄中段上面，无名指和小指将针柄固定于小鱼际处；软柄皮肤针的持针式是将针柄末端固定在掌心，拇指居上，食指在下，其余手指呈握拳状握住针柄（图3-45）。

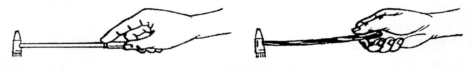

图 3-45　皮肤针持针式

2. 叩刺法　皮肤常规消毒后，针尖对准叩刺部位，运用灵活的腕力，垂直叩刺在皮肤上，并立刻弹起。如此反复进行。

3. 刺激强度　根据患者病情、体质、年龄和叩刺部位的不同，可分别采用弱刺激、中刺激和强刺激。

（1）弱刺激　用较轻腕力叩刺，针尖接触皮肤时间较短，局部皮肤略见潮红，患者无疼痛感觉。适宜于老年人、久病体弱、孕妇、儿童，以及头面五官肌肉浅薄处。

（2）强刺激　用较重腕力叩刺，针尖接触皮肤时间稍长，局部皮肤可见隐隐出血，患者有明显疼痛感觉。适宜于体强年壮，以及肩、背、腰、臀、四肢等肌肉丰厚处。

（3）中刺激　叩刺的腕力介于弱、强刺激之间，局部皮肤潮红，但无出血，患者稍觉疼痛。适宜于多数患者，除头面等处外，其余部位均可选用。

（三）针刺部位

1. 循经叩刺　指沿着经脉循行路线进行叩刺。常用于项、背、腰、骶部的督脉和膀胱经，其次是四肢肘、膝以下的三阴、三阳经。可治疗相应脏腑经络病变。

2. 穴位叩刺 指选取与疾病相关的穴位叩刺。常用于某些特定穴、华佗夹脊穴和阳性反应点。

3. 局部叩刺 指在病变局部进行叩刺。如头面五官疾病、关节病变、局部扭伤、顽癣等可叩刺病变局部。

（四）临床应用

本法主要用于头痛、失眠、痴呆、脑瘫、面瘫、高血压、咳嗽、哮喘、慢性胃肠病、痿证、痹证、痛经、斑秃、顽癣、皮肤麻木、近视等。临床应用举例如下（表3-6）。

表 3-6　皮肤针法临床应用举例

常见病证	叩刺部位	刺激强度
头痛	后项部、头部、有关经脉	弱至中
口眼㖞斜	患侧颜面部、手阳明大肠经	中
咳嗽、哮喘	胸椎两侧、肺俞、膻中	中
胃脘痛、呕吐	肝俞、脾俞、胃俞、中脘	中
腹痛	第9~12胸椎两侧、第1~5腰椎两侧、腹部	中
痿证、痹证	局部、有关经脉	中至强
急性腰扭伤	脊柱两侧、阿是穴（加拔罐）	强
阳痿、遗精、遗尿	下腹部、腰骶椎两侧、足三阴经脉	中
痛经	下腹部、腰骶椎两侧、足三阴经脉	中
斑秃	局部、后项、腰骶两侧	中
顽癣	局部（加悬灸）	中至强
皮肤麻木	局部（加悬灸）	中至强
目疾	眼周、肝俞、胆俞、肾俞	弱
鼻疾	鼻周、肺俞、风池	弱

（五）注意事项

1. 术前检查针具，对于针尖有钩曲、不齐、缺损，针柄松动的针具，须及时修理或更换。

2. 针具及针刺局部皮肤必须消毒。叩刺后皮肤如有出血，须用消毒干棉球擦拭干净，保持清洁，以防感染。

3. 运用灵活的腕力垂直叩刺，避免斜刺或钩挑。

4. 局部皮肤有创伤、溃疡、瘢痕等，不宜使用本法。

实　　训

如实填写下列表格：

皮肤针法	叩刺部位	经脉循行描述	局部反应
弱刺激	手少阳经		
中刺激	足阳明经		

三、皮内针法

皮内针法又称"埋针法"。是以皮内针刺入并固定在腧穴部位的皮内或皮下，通过较长时间刺激以治疗疾病的方法。此法本于"静以久留"（《素问·离合真邪论》）的理论。

（一）针具

皮内针是以不锈钢丝制成的小针，有麦粒型和图钉型两种（图3-46）。

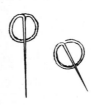

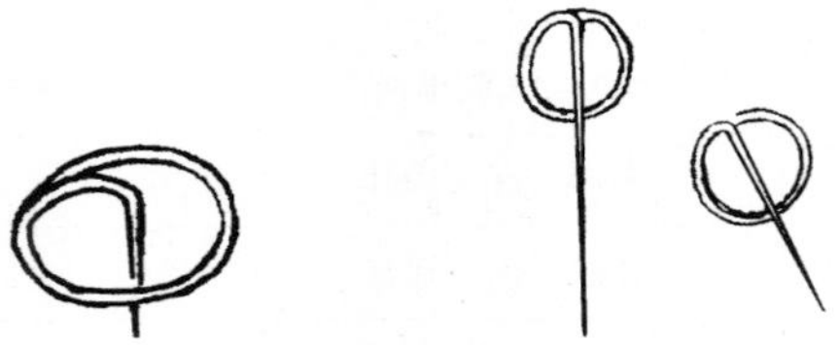

图3-46　皮内针

1. 麦粒型（颗粒型）　针身长约1cm，针柄形似麦粒或环形，针身与针柄成一直线。

2. 图钉型（揿针型）　针身长约0.2~0.3cm，针柄呈环形，针身与针柄呈垂直状。

（二）操作方法

针刺前针具和皮肤（腧穴）均常规消毒。

1. 麦粒型皮内针刺法　可用于多数穴位。

刺入操作：押手拇、食指将穴处的皮肤向两侧撑开绷紧，刺手用小镊子夹住针柄，针尖对准穴位，将针平刺入皮内0.5~1cm。

针刺方向：一般与穴位所在的经脉呈十字交叉。例如针胃俞，经脉循行是自上而下，针则自左向右，或自右向左横刺，使针与经脉成十字交叉型。

埋藏固定：针刺入皮内后，露在外面的针身和针柄下的皮肤表面之间，粘贴一小块胶布，然后再用一块较前稍大的胶布，覆盖在针上。

2. 图钉型皮内针刺法　以小镊子或持针钳夹住针柄，将针尖对准穴位，轻轻刺入，然后以小方块胶布粘贴固定。另外，也可将针柄放在预先剪好的小方块胶布上粘住，用镊子夹起胶布，针尖对准穴位直刺并按压固定。图钉型皮内针多用于面部及耳穴等需垂直浅刺的部位。

埋针时间的长短，可根据病情和季节决定，一般 1~2 天，多者 6~7 天，暑热天不宜超过 2 天，以防止感染。留置期间，可 4 小时左右用手按压 1~2 分钟，以加强刺激，增强疗效。

（三）临床应用

本法常用于一些慢性疾病以及经常发作的疼痛性疾病，如高血压、头痛、失眠、三叉神经痛、面肌痉挛、支气管哮喘、胃痛、胆绞痛、关节痛、痛经、遗尿等病证，举例如下（表 3-7）。

表 3-7　皮内针法临床应用举例

常见病证	针刺部位	操作
神经性头痛	完骨、风池	按麦粒型皮内针操作
偏头痛	太阳、头维	按麦粒型皮内针操作
高血压	风池、肝俞、心俞	按麦粒型皮内针操作
失眠	神门、三阴交	按麦粒型皮内针操作
支气管哮喘	肺俞、天突、膻中、定喘	按麦粒型皮内针操作
胃痛	中脘、胃俞	按麦粒型皮内针操作
胆绞痛	胆俞、阳陵泉	按麦粒型皮内针操作
便秘	腹结、大肠俞、天枢、支沟	按麦粒型皮内针操作
踝关节扭伤	商丘、足三里、丘墟	按麦粒型皮内针操作
遗尿	列缺	按麦粒型皮内针操作
麦粒肿	耳穴的眼、肝、神门、皮质下	按图钉型皮内针操作

（四）注意事项

1. 埋针要选择易于固定和不妨碍肢体活动的穴位。
2. 埋针期间，针处不要着水，以免感染。
3. 溃疡、炎症部位，禁用本法。

四、电针法

电针法是用电针仪输出脉冲电流，通过毫针作用于人体经络穴位以治疗疾病的方法。其特点是：通过针和电的综合作用，以提高疗效；可以比较客观地控制刺激量；代替手法运针，节省人力。故本法已经成为临床普遍使用的治疗方法。

目前我国普遍使用的电针仪器都是属于脉冲发生器的类型，其基本结构由电源电路、方波发生器电路、控制电路、脉冲主振电路和输出电路五部分组成。其作用原理是在极短时间内出现电压和电流的突然变化，即电量的突然变化构成了电的脉冲，由于脉冲电对机体产生电的生理效应，因而有明显的治疗作用。

（一）操作方法

1. 选穴 电针的选穴，既可按经络、脏腑辨证选穴，又可结合神经的分布，选取有神经干通过的穴位及肌肉神经运动点。

按电流回路要求，电针选穴宜成对。即在选定主穴后，再选其邻近的一个配穴与之成对。

2. 操作程序

（1）通电方法

①电针治疗仪使用前，必须先将所有输出旋钮调到"0"位，再将电针仪上每对输出的 2 个电极分别连接在 2 根毫针上。且同一对输出电极应连接在身体的同侧，在胸、背部的穴位上使用电针时，更不可将 2 个电极跨接在身体两侧，避免电流回路经过心脏。如单穴电针，可将一根导线接在针柄上，另一根导线则接在用水浸湿的纱布上，作为无关电极平放在离针稍远的皮肤上，以胶布固定。

②打开电源开关，选好波形，缓慢调节输出电流量（从小到大），至患者产生酸、麻、胀、热等感觉，或局部肌肉出现节律性收缩。

③较长时间的通电，会使患者产生适应性，即感到刺激渐渐变弱，此时可适当增加刺激强度，或采用间隙通电的方法。

④治疗完毕，应先将输出电位器回到"0"位，再关闭电源，最后拆除导线，稍微捻转后即出针。

（2）通电时间和疗程 每次通电时间一般为 15~20 分钟，5~10 次为一疗程，每日或隔日治疗 1 次，急症患者每天可以电针治疗 2 次。两个疗程之间可以间隔 3~5 天。

3. 电流的刺激强度 在电针治疗时，电流强度的选择应依据疾病的性质、患者的敏感程度等不同情况而定，不可拘泥于某一刺激量，应以患者能耐受的强度为宜。刺激强度可分为强、中、弱三种。

（1）强刺激 刺激量较大，针感强烈，患者局部肌肉有明显的收缩。因其刺激强度已超过痛阈，故患者可感到明显的疼痛。此多用于瘫痪、肌肉麻痹等疾患。

（2）中刺激 刺激量能引起局部肌肉收缩，但痛感不明显。多用于镇痛和一般疾病的治疗。

（3）弱刺激 刺激量较小，不引起局部肌肉的收缩，但可见到略有震颤，患者无痛感。临床上用于神经衰弱、冠心病等。

4. 电针刺激参数的选择 电针刺激参数包括波形、波幅、波宽、频率等。

（1）波形 常见的脉冲波形有方形波、尖峰波、三角波和锯齿波，也有正向是方形波，负向是尖峰波的。单个脉冲波可以不同方式组合而形成连续波、疏密波、断续波和锯齿波等（图 3-47）。

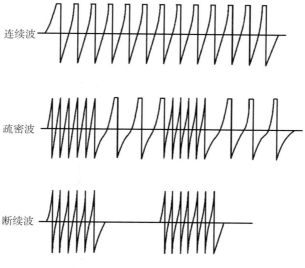

图 3-47 连续波、疏密波、断续波示意图

①密波：一般频率高于 30Hz 的连续波称密波。能降低神经应激功能，常用于止痛、镇静、缓解肌肉和血管痉挛，也用于针刺麻醉等。

②疏波：一般频率低于 30Hz 的连续波称疏波。其刺激作用较强，能引起肌肉收缩，提高肌肉韧带张力。常用于治疗痿证，各种肌肉、关节及韧带的损伤。

③疏密波：是疏波和密波交替出现的一种波形，疏密交替持续的时间各约 1.5 秒。该波能克服单一波形产生适应的特点，并能促进代谢及血液循环，改善组织营养，消除炎症水肿等。常用于扭挫伤、关节炎、痛证、面瘫、肌无力等。

④断续波：是有节律地时断时续自动出现的波形。断时在 1.5 秒时间内无脉冲电输出；续时，密波连续工作 1.5 秒。此种波形机体不易产生适应性，其作用较强，能提高肌肉组织的兴奋性，对横纹肌有良好的刺激收缩作用。常用于治疗痿证、瘫痪。

⑤锯齿波：是脉冲波幅按锯齿状自动改变的起伏波。每分钟 16～20 次，或 20～25 次，其频率接近人体呼吸频率，故又称呼吸波。可用于刺激膈神经，做人工电动呼吸，配合抢救呼吸衰竭。

（2）波幅　波幅一般指脉冲电压或电流的最大值与最小值之差，也指它们从一种状态变化到另一种状态的跳变幅度值。

（3）波宽　波宽是指脉冲的持续时间，脉冲宽度也与刺激强度有关，宽度越宽则意味着给患者的刺激量越大。电针仪一般采用适合人体的输出脉冲宽度约为 0.4ms 左右。

（4）频率　频率即指每秒钟内出现的脉冲个数，单位为赫兹（Hz）。脉冲电流的频率不同，其作用也不同，临床使用时应根据病情适当选择。

（二）临床应用

电针的适应范围和毫针刺法基本相同，可广泛应用于内、外、妇、儿、五官、骨伤等各种疾病，并可用于针刺麻醉，如头痛、三叉神经痛、坐骨神经痛、牙痛、痛经、面神经麻痹、视神经萎缩、多发性神经炎、肢体瘫痪、神经衰弱、精神分裂症、癫痫、骨关节病变、脏腑疾患等，并可用于针刺麻醉，举例如下（表3-8）。

表3-8 电针法临床应用举例

常见病证	针刺部位	适宜波形
偏头痛	头维、率谷、太阳、风池、外关	连续波
坐骨神经痛	大肠俞、环跳、委中、阳陵泉	连续波
痛经	关元、血海、三阴交、地机	疏密波
面神经麻痹	地仓、颊车、下关、翳风、合谷	疏密波
多发性神经炎	合谷、内关、足三里、三阴交	疏波
臂丛及其周围神经麻痹	华佗夹脊颈4~胸1、曲池、合谷	疏密波
胆囊炎与胆结石	日月、胆俞、中脘、胆囊穴	疏密波
神经衰弱	神门、三阴交、安眠	疏密波
精神分裂症	人中、百会、中脘、内关	密波
肩周炎	肩髎、肩前、肩贞	连续波
消化性溃疡	中脘、内关、足三里、脾俞、胃俞	疏密波
带状疱疹	华佗夹脊穴、大椎、支沟、阳陵泉	疏密波

（三）注意事项

1. 电针仪使用前必须检查其性能是否良好，输出是否正常。

2. 调节电流量应逐渐从小到大，切勿突然增大，以免发生意外。

3. 患有严重心脏病者，应用电针时要严加注意，避免电流回路经过心脏。靠近延脑、脊髓等部位使用电针时，电流量宜小，不可过强刺激。

4. 作为温针使用过的毫针，针柄表面往往氧化而不导电，应用时可将输出线夹在毫针的针体上。

5. 孕妇慎用电针；年老、体弱、醉酒、饥饿、过饱、过劳等，不宜使用电针。

实   训

1. 请设计一个上肢疼痛的电针治疗方案，进行操作，并如实记录：

针刺穴位	归经及定位	针刺手法	波形、频率	刺激强度	治疗时间

2. 请设计一个下肢瘫痪的电针治疗方案，进行操作，并如实记录：

针刺穴位	归经及定位	针刺手法	波形、频率	刺激强度	治疗时间

五、穴位注射法

穴位注射法又称"水针法"，是选用某些中西药物注射液注入人体有关穴位，以防治疾病的方法。它是在针刺穴位治疗疾病的基础上，结合药物的药理作用，将针刺与药物对穴位的双重刺激作用有机地结合起来，发挥其综合效能，以提高疗效。

（一）针具

根据使用药物的剂量大小及针刺的深浅，选用不同规格的注射器和针头。一般可使用 1mL、2mL、5mL 注射器，若肌肉丰厚部位可使用 10mL、20mL 注射器。针头可选用 5~7 号普通注射针头、牙科用 5 号长针头，以及封闭用的长针头。

（二）常用药物

根据不同的病证，选用易于吸收、刺激性较弱可做肌肉注射的药液。常用的有以下几类。

1. 中药制剂　如复方当归注射液、丹参注射液、川芎嗪注射液、生脉注射液、柴胡注射液、板蓝根注射液、鱼腥草注射液、银黄注射液、威灵仙注射液、徐长卿注射液、清开灵注射液等。

2. 维生素类制剂　如维生素 B_1、B_6、B_{12} 注射液，维生素 C 注射液，维丁胶性钙注射液等。

3. 其他常用药物　如葡萄糖注射液、生理盐水、三磷腺苷、辅酶 A、神经生长因子、胎盘组织液、硫酸阿托品、山莨菪碱、加兰他敏、泼尼松龙、盐酸普鲁卡因、利多卡因、氯丙嗪等。

（三）操作方法

1. 处方选穴　一般可根据针灸治疗时的处方原则辨证选穴。根据穴位注射的特点，常结合经络、经穴触诊法选取阳性反应点，其触诊部位一般是背腰部的背俞穴、胸腹部的募穴和四肢部的某些特定穴。在压痛等阳性反应点进行穴位注射，往往效果较好。选穴宜少而精，以 1~2 个穴为妥，最多不超过 4 个穴。并宜选取肌肉较丰满的部位进行穴位注射。

2. 操作程序　根据所选穴位的部位不同及用药剂量的差异，选择比较合适的注射器和针头。局部皮肤常规消毒，用无痛进针法刺入穴位，然后慢慢推进或上下提插，待针下有得气感后，回抽一下，若回抽无血，即可将药推入。

一般疾病用中等速度推入药液；慢性病、体弱者用轻刺激，注入速度宜缓；急性病、体强者用强刺激，快速将药液推入。如果注射药物较多时，可将注射针由深部逐步提到浅层，边退针边推药，或将注射针更换几个方向注射药液。

根据穴位所在部位与病变组织的不同要求，决定针刺角度和注射的深浅。如头面及四肢远端等皮肉浅薄处的穴位多浅刺，而腰部和四肢肌肉丰厚部位的穴位可深刺。三叉神经痛在面部的触痛点较浅，可在皮内注射形成"皮丘"即可；腰肌劳损的部位多较深，故宜适当深刺注射。

3. 注射剂量 穴位注射的用药剂量差异较大，具体用量应按病情、年龄、注射的部位、药物的性质和浓度等多方面情况而灵活掌握。一般耳穴每穴注射 0.1mL，面部每穴注射 0.3~0.5mL，四肢部每穴注射 1~2mL，胸背部每穴注射 0.5~1mL，腰臀部每穴注射 2~5mL。5%~10% 葡萄糖每次可注射 10~20mL，而刺激性较大的药物和特异性药物（如抗生素、激素、阿托品等）一般用量较小，即所谓小剂量穴位注射，每次用量多为常规量的 1/10~1/3。中药注射液的穴位注射常规剂量为 1~4mL。

4. 疗程 每日或隔日注射 1 次，反应强烈者也可隔 2~3 日 1 次，穴位可左右交替使用。10 次为一疗程，休息 5~7 天后，再进行下一个疗程的治疗。

（四）临床应用

穴位注射的适用范围非常广泛，凡是针灸的适应证大部分可用本法治疗。现将部分常见病证的穴位注射法介绍如下（表 3-9）。

表 3-9 穴位注射法临床应用举例

病名	穴位	常用药物
支气管哮喘	定喘、肺俞、孔最	发作期：鱼腥草注射液、K_3 注射液 缓解期：胎盘组织液、人参注射液
胃下垂	脾俞、胃俞、足三里	黄芪注射液、人参注射液
痢疾	上巨虚、天枢	庆大霉素、小檗碱注射液
泌尿系结石	肾俞、关元、三阴交、阴陵泉	10% 葡萄糖每穴
阳痿	关元、八髎、三阴交	鹿茸精注射液
多发性神经炎	上肢：曲池、外关 下肢：足三里、三阴交	ATP，C_0A，加兰他敏，维生素 B_1、B_6、B_{12} 注射液
桡神经麻痹	肩髃、曲池	当归注射液，丹参注射液，ATP，C_0A，加兰他敏，维生素 B_1、B_6、B_{12} 注射液
腓总神经麻痹	阳陵泉、绝骨	同上
风湿性关节炎	上肢：肩髃、曲池、外关、阿是穴 下肢：环跳、血海、梁丘、阳陵泉、阿是穴	丁公藤注射液、肿节风注射液、威灵仙注射液、当归注射液
肩关节周围炎	肩髃、肩贞、阿是穴	丹参注射液、丁公藤注射液、2% 普鲁卡因 2mL+泼尼松龙 1mL

续表

病名	穴位	常用药物
腰椎病	腰夹脊穴	威灵仙注射液、当归注射液、2%普鲁卡因 2mL+泼尼松龙 1mL
腰肌劳损	肾俞、大肠俞、腰眼	同上
梨状肌损伤	阿是穴	同上
脑血管意外后遗症	曲池、外关、足三里、三阴交	丹参注射液，当归注射液，胞磷胆碱，ATP，C_0A，维生素 B_1、B_6、B_{12} 注射液，曲克芦丁注液
荨麻疹	曲池、合谷、血海、三阴交	维丁胶性钙注射液
遗尿	关元、三阴交	阿托品 0.25mg
儿童弱智	脾俞、肾俞、足三里、悬钟	醋谷胺、胎盘组织液、神经生长因子
小儿麻痹后遗症	上肢：肩髃、曲池、合谷 下肢：环跳、伏兔、阳陵泉、悬钟	当归注射液，黄芪注射液，胎盘组织液，ATP，C_0A，加兰他敏，神经生长因子，维生素 B_1、B_{12} 注射液
鼻炎	迎香、肺俞	辛夷花注射液、0.5%普鲁卡因

（五）注意事项

1. 注意药物的性能、药理作用、剂量、禁忌及毒副作用。凡能引起过敏的药物，如青霉素、链霉素、普鲁卡因等，必须先做皮试，阴性者方可使用。副作用较严重的药物，慎用或不用。

2. 不能将药液注入关节腔、脊髓腔内，以免引起不良反应。如误入关节腔，可引起关节红肿、发热、疼痛等；误入脊髓腔，有损伤脊髓的可能。

3. 药液不可注入血管内，注射时如回抽有血，须避开血管后再注射。

4. 在主要神经干通过的部位做穴位注射时，必须避开神经干，如针尖触到神经干，患者即有触电感，要稍退针或改变方向，然后再注入药物，以免损伤神经。

5. 颈项、胸背部腧穴注射时，不能过深，以防误伤重要脏器；孕妇的下腹部、腰骶部及合谷、三阴交等穴，一般不宜做穴位注射，以免引起流产。

6. 年老体弱及初次接受治疗者，最好取卧位，注射部位不宜过多，药量也可酌情减少，以免晕针。

实　　训

如实填写下列表格：

针刺穴位	归经及定位	注射用药	注射剂量	注射反应
足三里				
曲池				

第六节 头针法

头针法又称头皮针法，是在头部特定的穴线进行针刺，防治疾病的一种方法。头针的理论依据主要有二：一是根据传统的脏腑经络理论，十二经脉和奇经八脉中的任脉、督脉、阴维脉、阳维脉、阴跷脉、阳跷脉均直接或间接上达头面部。二是根据大脑皮层的功能定位在头皮的投影，选取相应的头穴线。

头针是在传统的针灸理论基础上发展形成的。为便于国际上头针疗法的交流推广，中国针灸学会按分区定经，经上选穴，并结合古代透刺穴位的方法，拟定了《头皮针穴名标准化国际方案》，并于 1984 年在日本召开的世界卫生组织西太区会议上通过。本书对标准头穴线的名称和定位的编写，就依据该《方案》内容。

一、标准头穴线的定位及主治

标准头穴线共 14 条，均位于头皮部位，按颅骨的解剖名称分额区、顶区、颞区、枕区 4 个区。

（一）额区（图 3-48）

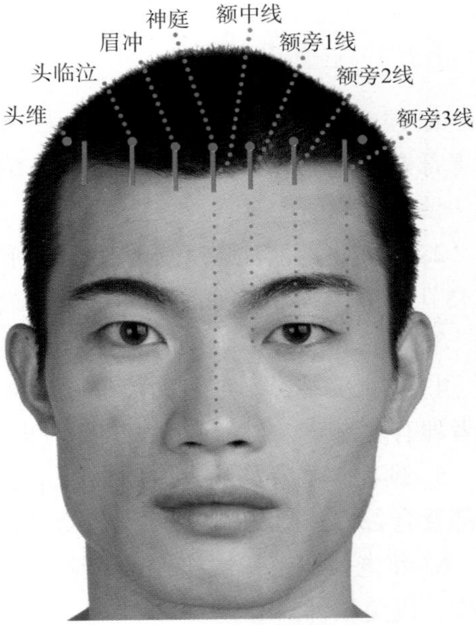

1. 额中线

【定位】在头前部，从督脉神庭穴向前引一条 1 寸长的直线。

【主治】癫痫、神志病、鼻病。

2. 额旁 1 线

【定位】在头前部，从膀胱经眉冲穴向前引一条 1 寸长的直线。

【主治】冠心病、支气管哮喘、支气管炎、失眠、鼻部病。

3. 额旁 2 线

【定位】在头前部，从胆经头临泣向前引一条 1 寸长的直线。

【主治】胃及十二指肠溃疡、肝胆疾病等。

图 3-48 额区

4. 额旁 3 线

【定位】在头前部，从胃经头维穴内侧 0.75 寸处向下引一条 1 寸长的直线。

【主治】生殖系统病证（功能性子宫出血、阳痿、遗精、尿频、尿急、子宫脱垂等）。

（二）顶区（图 3-49）

1. 顶中线

【定位】在头顶部，从督脉百会穴至前顶穴之间的连线。

【主治】腰腿部病证（如瘫痪、麻木、疼痛）、皮层性多尿、小儿夜尿、脱肛、高血压。

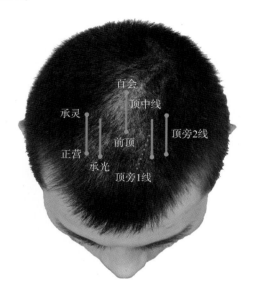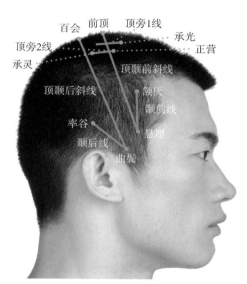

图 3-49　顶区与颞区

2. 顶颞前斜线

【定位】在头顶部、头侧部，头部经外奇穴前神聪与颞部胆经悬厘穴之间的连线。

【主治】分为 5 等份：上 1/5 治疗对侧下肢和躯干瘫痪；中 2/5 治疗对侧上肢瘫痪；下 2/5 治疗对侧中枢性面瘫、运动性失语、流涎、脑动脉粥样硬化等。

3. 顶颞后斜线

【定位】在头顶部、头侧部，顶颞前斜线之后 1 寸，与其平行的线。督脉百会与颞部胆经曲鬓穴之间的连线。

【主治】分为 5 等份：上 1/5 治疗对侧下肢和躯干感觉异常；中 2/5 治疗对侧上肢感觉异常；下 2/5 治疗对侧头面部的感觉异常。

4. 顶旁 1 线

【定位】在头顶部，督脉旁开 1.5 寸，从膀胱经承光穴向后引一条 1.5 寸长的直线。

【主治】腰腿部病证，如瘫痪、麻木、疼痛等。

5. 顶旁 2 线

【定位】在头顶部，督脉旁开 2.25 寸，从胆经正营穴向后引一条 1.5 寸长的直线。

【主治】肩、臂、手部病证，如瘫痪、麻木、疼痛等。

（三）颞区（图 3-49）

1. 颞前线

【定位】在头的颞部，胆经颔厌穴与悬厘穴的连线。

【主治】头面部病证（偏头痛、周围性面瘫、运动性失语、口腔疾病）。

2. 颞后线

【定位】在头的颞部，胆经率谷穴与曲鬓穴的连线。

【主治】侧头及耳部病证（偏头痛、耳鸣、耳聋、眩晕）。

（四）枕区（图 3-50）

1. 枕上正中线

【定位】在后头部，督脉强间穴与脑户穴之间的一条长 1.5 寸的连线。

【主治】眼病、足癣等。

2. 枕上旁线

【定位】在后头部，由枕外粗隆督脉脑户穴旁开 0.5 寸起，向上引一条长 1.5 寸的直线。

【主治】皮层性视力障碍、近视、白内障等。

3. 枕下旁线

【定位】在后头部，从膀胱经玉枕穴向下引一条长 2 寸的直线。

【主治】小脑疾病引起的动作失衡、后头痛等。

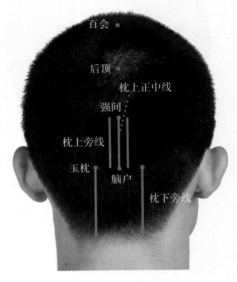

图 3-50 枕区

二、头针的适应证

1. 脑源性疾患病 如顶颞前（后）斜线用于脑血管意外后遗症；枕下旁线用于小脑性平衡障碍；枕上旁线用于皮层性视力障碍；顶中线用于皮层性多尿等。

2. 非脑源性疾病 如额旁 1 线、2 线、3 线分别主治心肺部病证、腹部病证、生殖系统病证，顶中线、顶旁 1 线、顶旁 2 线主治肩、臂、手、腰腿部病证，而颞前、后线主治侧头、面、耳、口腔病证。

3. 针刺麻醉 可用于外科手术。

三、头针的操作方法

根据病情需要选取相应标准穴线。多选用 28~30 号粗细，1.5~3 寸长的毫针。取得患者合作后，嘱患者坐位，体弱、精神紧张者可选卧位。

（一）进针

局部常规消毒，针尖与头皮呈 30°夹角，快速将针刺入皮下，当针尖抵达帽状腱膜下层时，指下感到阻力减小，然后使针与头皮平行，捻转进针，根据不同穴区可刺入相应长度。

（二）针刺手法

头针的行针采用捻转法，一般以拇指掌面和食指桡侧面夹持针柄，食指呈半屈曲状，以食指掌指关节的连续快速的屈伸使针身左右旋转，捻转速度达 200 次/分钟左右，持续 2~3 分钟，留针 20~30 分钟，留针期间反复操作 2~3 次即可起针。按病情需要可适当延长留针时间，一般经 3~5 分钟刺激后，部分患者病变部位会出现热、麻、胀、抽动等感应，临床上也可用电针代替手法操作。

（三）出针

刺手夹持针柄轻轻捻转松动针身，押手固定穴区周围头皮，如针下无紧涩感，可快速抽拔出针，也可缓慢出针。出针后用消毒干棉球按压针孔片刻，以防出血。

四、头针的注意事项

1. 针刺前解释头针的安全性，解除患者的顾虑和紧张。
2. 因为头部有毛发，注意针刺部位头皮的清洁，严格消毒，防止感染。
3. 由于头针刺激较强，刺激时间较长，在针刺过程中医者必须反复观察患者的面色，预防晕针。
4. 婴幼儿囟门尚未完全闭合者，不宜采用头针。
5. 高热、急性炎症和心力衰竭、病情危重者，不宜采用头针。
6. 脑血管意外急性期，患者处于昏迷、血压过高、出血未止者，不宜采用头针。因脑血栓形成引起偏瘫者，宜及早采用头针治疗。
7. 由于头皮血管丰富，容易出血，故出针时必须用干棉球按压针孔 1~2 分钟。
8. 头针针刺时，也可配合电针、艾灸、按压等法进行施治。

实　　训

填写下列表格，并按表格内容实践操作：

头针治疗线	定位	针刺手法	行针手法	针感性质和程度
顶中线				
额旁 1 线				
顶颞前斜线				
颞后线				

第七节　耳针法

耳针法是指用针刺或其他方法刺激耳郭上的穴位，从而防治疾病的一种方法。耳穴治疗范围广，操作方便，疗效显著，且在诊断疾病方面也有一定的参考意义。为了便于国际交流推广，我国制定了《耳穴名称与部位的国家标准方案》。

一、耳郭的表面解剖

为了便于临床上准确定位耳穴，必须熟悉耳郭的解剖名称（图3-51）。

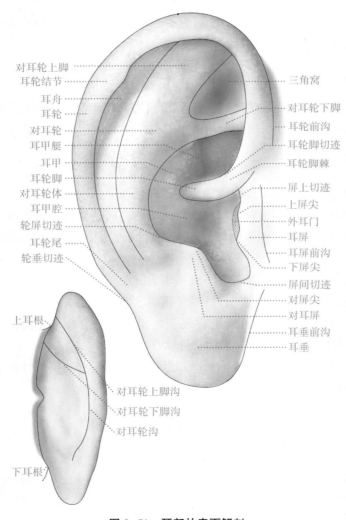

对耳轮上脚
耳轮结节
耳舟
耳轮
对耳轮
耳甲艇
耳甲
耳轮脚
对耳轮体
耳甲腔
轮屏切迹
耳轮尾
轮垂切迹
上耳根
下耳根

三角窝
对耳轮下脚
耳轮前沟
耳轮脚切迹
耳轮脚棘
屏上切迹
上屏尖
外耳门
耳屏
耳屏前沟
下屏尖
屏间切迹
对屏尖
对耳屏
耳垂前沟
耳垂

对耳轮上脚沟
对耳轮下脚沟
对耳轮沟

图3-51　耳郭的表面解剖

（一）耳郭正面

耳垂　耳郭下部无软骨的部分。

耳轮　耳郭卷曲的游离部分。

耳轮脚　耳轮深入耳甲的部分。

耳轮脚棘　耳轮脚和耳轮之间的软骨隆起。

耳轮脚切迹　耳轮脚棘前方的凹陷处。

耳轮结节　耳轮后上部的膨大部分。

轮垂切迹　耳轮和耳垂后缘之间的凹陷处。

对耳轮　与耳轮相对呈"Y"字形的隆起部，由对耳轮体、对耳轮上脚和对耳轮下脚3部分组成。

对耳轮体　对耳轮下部呈上下走向的主体部分。

对耳轮上脚　对耳轮向上分支的部分。

对耳轮下脚　对耳轮向前分支的部分。

轮屏切迹　对耳轮与对耳屏之间的凹陷处。

耳舟　耳轮与对耳轮之间的凹沟。

三角窝　对耳轮上、下脚与相应耳轮之间的三角形凹窝。

耳甲　部分耳轮和对耳轮、对耳屏、耳屏及外耳门之间的凹窝。由耳甲艇、耳甲腔两部分组成。

耳甲艇　耳轮脚以上的耳甲部。

耳甲腔　耳轮脚以下的耳甲部。

耳屏　耳郭前方呈瓣状的隆起。

屏上切迹　耳屏与耳轮之间的凹陷处。

对耳屏　耳垂上方、与耳屏相对的瓣状隆起。

对屏尖　对耳屏游离缘隆起的顶端。

屏间切迹　耳屏和对耳屏之间的凹陷处。

外耳门　耳甲腔前方的孔窍。

（二）耳郭背面

耳轮背面　耳轮背部的平坦部分。

耳轮尾背面　耳轮尾背部的平坦部分。

耳垂背面　耳垂背部的平坦部分。

耳舟隆起　耳舟在耳背呈现的隆起。

三角窝隆起　三角窝在耳背呈现的隆起。

耳甲艇隆起　耳甲艇在耳背呈现的隆起。

耳甲腔隆起　耳甲腔在耳背呈现的隆起。

对耳轮上脚沟　对耳轮上脚在耳背呈现的凹沟。

对耳轮下脚沟 对耳轮下脚在耳背呈现的凹沟。

对耳轮沟 对耳轮体在耳背呈现的凹沟。

二、耳与经络脏腑的关系

耳与经络之间有着密切的联系。手太阳、手足少阳、手阳明等经脉、经别都入耳中，足阳明、足太阳的经脉则分别上耳前、至耳上角。六阴经虽不直接入耳，但都通过经别与阳经相合，而与耳联系。因此十二经脉都直接或间接上过于耳。奇经八脉中的阴跷、阳跷脉并入耳后，阳维脉循头入耳。所以《灵枢·口问》说："耳者，宗脉之所聚也。"

耳与脏腑的生理功能密切相关。《厘正按摩要术》将耳郭分为心、肝、脾、肺、肾五部，即"耳珠属肾，耳轮属脾，耳上轮属心，耳皮肉属肺，耳背玉楼属肝"。说明耳与脏腑在生理功能上是息息相关的。

人体的内脏或躯体发病时，往往在耳郭的相应部位出现压痛感、皮肤电特异性改变和变形、变色等反应，而脏腑病变也可能引起耳的功能变化。参考这些现象来诊断疾病，并通过刺激这些部位可防治疾病。可见，耳不仅与脏腑的生理活动有关，而且与其病理变化也是不可分割的。

三、耳穴分布规律

耳穴是指分布在耳郭上的一些特定区域。耳穴在耳郭上的分布有一定的规律。与头面部相对应的耳穴分布在耳垂，与上肢相对应的耳穴分布在耳舟，与躯干和下肢相对应的耳穴分布在对耳轮体部和对耳轮上、下脚，与内脏相对应的耳穴集中在耳甲。总的来说，耳穴在耳郭上的分布就像一个宫腔内倒置的胎儿，头部朝下，臀部朝上（图3-52）。

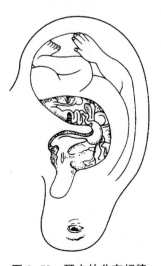

图 3-52 耳穴的分布规律

四、耳穴的定位及主治

耳郭分区（图5-53）和耳穴定位（图3-54），采用1987年6月国际卫生组织西太区会上通过的我国针灸学会拟订的《耳穴名称与部位的国际标准方案》，共93个穴位。

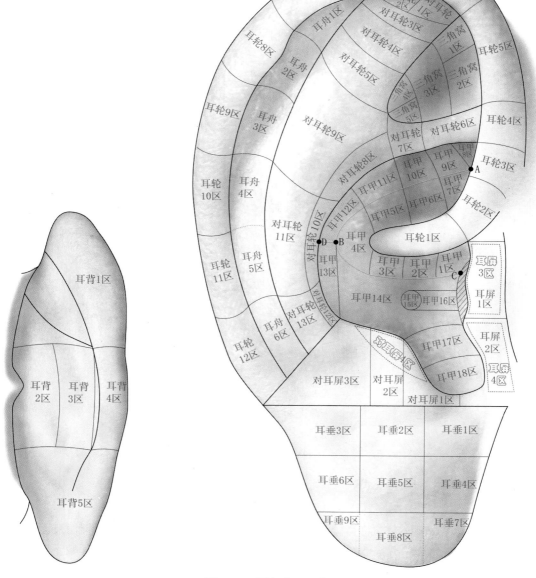

图 3-53 耳郭分区示意图

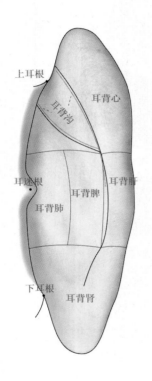

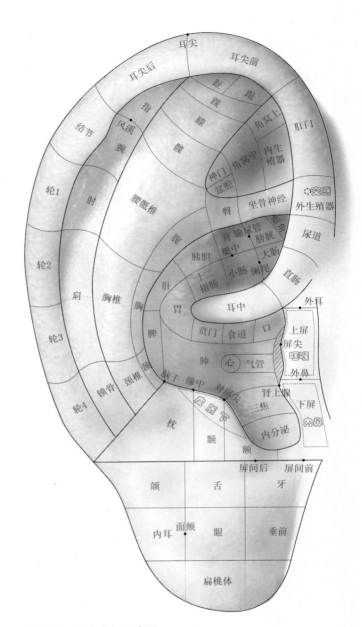

图 3-54　耳穴定位示意图

（一）耳轮穴位

　　耳轮部耳穴分区说明：将耳轮分为 12 区，耳轮脚为耳轮 1 区，耳轮脚切迹至对耳轮下脚上缘之间的耳轮分为 3 等份，自下而上依次为耳轮 2、3、4 区。对耳轮下脚上缘至对耳轮上脚前缘之间的耳轮为耳轮 5 区。对耳轮上脚前缘至耳尖之间的耳轮为耳轮 6 区。耳尖至耳轮结节上缘为耳轮 7 区。耳轮结节上缘至耳轮结节下缘为耳轮 8 区。耳轮结节下缘至轮垂切迹之间的耳轮分为 4 等份，自上而下依次为耳轮 9、10、11、12 区

（表3-10）。

表 3-10 耳轮穴位定位和主治

耳穴名称	定位	主治
耳中	耳轮1区	呃逆、荨麻疹、皮肤瘙痒症、咯血、出血性疾病
直肠	耳轮2区	便秘、腹泻、脱肛、痔疮
尿道	耳轮3区	尿潴留、尿急、尿频、尿痛
外生殖器	耳轮4区	睾丸炎、附睾炎、外阴瘙痒症
肛门	耳轮5区	痔疮、肛裂
耳尖前	耳轮6区	发热、感冒、头痛、痔疮、肛裂、急性结膜炎、麦粒肿
耳尖	耳轮6区、7区交界处	发热、高血压、急性结膜炎、麦粒肿、牙痛、失眠
耳尖后	耳轮7区	发热、扁桃体炎、高血压、急性结膜炎
结节	耳轮8区	头晕、头痛、高血压
轮1	耳轮9区	发热、扁桃体炎、上呼吸道感染
轮2	耳轮10区	发热、扁桃体炎、上呼吸道感染
轮3	耳轮11区	发热、扁桃体炎、上呼吸道感染
轮4	耳轮12区	发热、扁桃体炎、上呼吸道感染

（二）耳舟穴位

将耳舟分为6等份，自上而下依次分为耳舟1区、2区、3区、4区、5区、6区（表3-11）。

表 3-11 耳舟穴位定位和主治

耳穴名称	定位	主治
指	耳舟1区	甲沟炎，手指麻木、疼痛
腕	耳舟2区	腕部疼痛
风溪	耳舟1、2区交界处	荨麻疹、过敏性鼻炎、皮肤瘙痒症
肘	耳舟3区	肘部疼痛、肱骨外上髁炎
肩	耳舟4区、5区	肩部疼痛、肩关节周围炎
锁骨	耳舟6区	肩关节周围炎

（三）对耳轮穴位

对耳轮分为13区。对耳轮上脚分为上、中、下3等份，下1/3为对耳轮5区，中1/3为4区；再将上1/3分为上、下2等份，下1/2为3区；再将上1/2分为前后2等分，后1/2为2区，前1/2为1区。对耳轮下脚分为前、中、后3等份，前、中2/3为对耳轮6区，后1/3为7区。对耳轮体从对耳轮上、下脚分叉处至轮屏切迹分为5等份，再沿对耳轮耳甲缘将对耳轮体分为前1/4和后3/4两部分，前上2/5为对耳轮8

区，后上 2/5 为对耳轮 9 区，前中 2/5 为对耳轮 10 区，后中 2/5 为对耳轮 11 区，前下 1/5 为对耳轮 12 区，后下 1/5 为对耳轮 13 区（表 3-12）。

表 3-12　对耳轮穴位定位和主治

耳穴名称	定位	主治
跟	对耳轮 1 区	足跟痛
趾	对耳轮 2 区	甲沟炎、趾部疼痛
踝	对耳轮 3 区	踝关节扭伤
膝	对耳轮 4 区	膝关节疼痛
髋	对耳轮 5 区	髋关节疼痛、坐骨神经痛
坐骨神经	对耳轮 6 区	坐骨神经痛
交感	对耳轮 6 区前端	胃肠道痉挛、心绞痛、胆绞痛、输尿管结石、自主神经功能紊乱
臀	对耳轮 7 区	坐骨神经痛、臀筋膜炎
腹	对耳轮 8 区	腹痛、腹泻、急性腰扭伤
腰骶椎	对耳轮 9 区	腰骶部疼痛
胸	对耳轮 10 区	胸胁痛、乳腺炎
胸椎	对耳轮 11 区	胸痛、乳腺炎、肋间神经痛
颈	对耳轮 12 区	落枕、颈项强痛
颈椎	对耳轮 13 区	落枕、颈椎综合征

（四）三角窝穴位

将三角窝由耳轮内缘至对耳轮上、下脚分叉处分为前、中、后 3 等份，中 1/3 为三角窝 3 区；再将前 1/3 分为上、中、下 3 等份，上 1/3 为三角窝 1 区，中、下 2/3 为三角窝 2 区；再将后 1/3 分为上、下 2 等份，上 1/2 为三角窝 4 区，下 1/2 为三角窝 5 区（表 3-13）。

表 3-13　三角窝穴位定位和主治

耳穴名称	定位	主治
角窝上	三角窝 1 区	高血压
内生殖器	三角窝 2 区	痛经、月经不调、白带过多、功能性子宫出血、遗精、阳痿、早泄
角窝中	三角窝 3 区	哮喘
神门	三角窝 4 区	失眠、多梦、戒断综合征、高血压、眩晕、过敏性疾病
盆腔	三角窝 5 区	盆腔炎、附件炎

（五）耳屏穴位

将耳屏分为 4 区。耳屏外侧面分为上、下 2 等份，上部为耳屏 1 区，下部为耳屏 2 区；将耳屏内侧面分为上、下 2 等分，上部为耳屏 3 区，下部为耳屏 4 区（表 3-14）。

表 3-14　耳屏穴位定位和主治

耳穴名称	定位	主治
上屏	耳屏 1 区	咽炎、鼻炎
下屏	耳屏 2 区	鼻炎
外耳	耳屏 1 区上缘处	外耳道炎、中耳炎、耳鸣
屏尖	耳屏 1 区后缘处	发热、牙痛
外鼻	耳屏 1、2 区之间	鼻前庭炎、鼻炎
肾上腺	耳屏 2 区后缘处	低血压、风湿性关节炎、腮腺炎、链霉素中毒、眩晕、哮喘、休克
咽喉	耳屏 3 区	咽喉炎、扁桃体炎、失语
内鼻	耳屏 4 区	鼻炎、上颌窦炎、鼻血
屏间前	耳屏 2 区下缘处	咽炎、口腔炎

（六）对耳屏穴位

将对耳屏分成 4 区。由对屏尖及对屏尖至轮屏切迹连线之中点，分别向耳垂上线作两条垂线，将对耳屏外侧面及其后部分成前、中、后 3 区，依次为对耳屏 1、2、3 区，对耳屏内侧面为 4 区（表 3-15）。

表 3-15　对耳屏穴位定位和主治

耳穴名称	定位	主治
额	对耳屏 1 区	前额痛、头晕、失眠、多梦
屏间后	对耳屏 1 区下缘处	额窦炎
颞	对耳屏 2 区	偏头痛
枕	对耳屏 3 区	头晕、头痛、癫痫、哮喘、神经衰弱
皮质下	对耳屏 4 区	痛证、假性近视、神经衰弱、间日疟
对屏尖	对耳屏 1、2、4 区交点处	哮喘、腮腺炎、睾丸炎、附睾炎、神经性皮炎
缘中	对耳屏 2、3、4 区交点处	遗尿、内耳性眩晕、尿崩症、功能性子宫出血
脑干	对耳屏 3、4 区之间	眩晕、后头痛、假性近视

（七）耳甲穴位

将耳甲分为 18 区。在耳轮的内缘上，设耳轮脚切迹至对耳轮下脚间中、上 1/3 交界处为 A 点；在耳甲内，由耳轮脚消失处向后作一水平线与对耳轮耳甲缘相交，设交点为 D 点；设耳轮脚消失处至 D 点连线中、后 1/3 交界处为 B 点；设外耳道口后缘上 1/4 与下 3/4 交界处为 C 点。从 A 点向 B 点作一条与对耳轮耳甲艇缘弧度大体相仿的曲线；从 B 点向 C 点作一条与耳轮脚下缘弧度大体相仿的曲线。

将 BC 线前段与耳轮脚下缘间分成 3 等份，前 1/3 为耳甲 1 区，中 1/3 为耳甲 2 区，后 1/3 为耳甲 3 区，ABC 线前方，耳轮脚消失处为耳甲 4 区。将 AB 线前段与耳轮脚上缘及部分耳轮内缘间分成 3 等份，后 1/3 为 5 区，中 1/3 为 6 区，前 1/3 为 7 区。将对耳轮下脚下缘前、中 1/3 交界处与 A 点连线，该线前方的耳甲艇部为耳甲 8 区。将 AB 线前段与对耳轮下脚下缘间耳甲 8 区以后的部分，分成前、后 2 等份，前 1/2 为耳甲 9 区，后 1/2 为耳甲 10 区。在 AB 线后段上方的耳甲艇部，将耳甲 10 区后缘与 BD 线之间分成上、下 2 等份，上 1/2 为耳甲 11 区，下 1/2 为耳甲 12 区。由轮屏切迹至 B 点作连线，该线后方、BD 线下方的耳甲腔部为耳甲 13 区。以耳甲腔中央为圆心，圆心与 BC 线间距离的 1/2 为半径作圆，该圆形区域为耳甲 15 区。过 15 区最高点及最低点分别向外耳门后壁作两条切线，切线间为耳甲 16 区。15、16 区周围为 14 区。将外耳门的最低点与对耳屏耳甲缘中点相连，再将该线以下的耳甲腔部分为上、下 2 等份，上 1/2 为耳甲 17 区，下 1/2 为耳甲 18 区（表 3-16）。

表 3-16 耳甲穴位定位和主治

耳穴名称	定位	主治
口	耳甲 1 区	面瘫、口腔炎、牙周炎、舌炎、胆囊炎、胆石症
食道	耳甲 2 区	食道炎、食道痉挛
贲门	耳甲 3 区	贲门痉挛、神经性呕吐
胃	耳甲 4 区	胃痉挛、胃炎、胃溃疡、消化不良、失眠、牙痛
十二指肠	耳甲 5 区	十二指肠溃疡、胆囊炎、胆石症、幽门痉挛
小肠	耳甲 6 区	腹痛、消化不良、心动过速、心律不齐
大肠	耳甲 7 区	腹泻、便秘、咳嗽、牙痛、痤疮
阑尾	耳甲 6、7 区交界处	单纯性阑尾炎、腹泻
艇角	耳甲 8 区	前列腺炎、尿道炎
膀胱	耳甲 9 区	膀胱炎、遗尿、尿潴留、腰痛、坐骨神经痛、后头痛
肾	耳甲 10 区	腰痛、耳鸣、神经衰弱、肾盂肾炎、遗精、阳痿、早泄、哮喘
输尿管	耳甲 9、10 区交界处	输尿管结石绞痛
胰胆	耳甲 11 区	胆囊炎、胆石症、胆道蛔虫症、偏头痛、带状疱疹、中耳炎、耳鸣、急性胰腺炎
肝	耳甲 12 区	胁痛、眩晕、经前期紧张症、月经不调、更年期综合征、高血压、假性近视、单纯性青光眼
艇中	耳甲 6、10 区交界处	腹痛、腹胀、胆道蛔虫症
脾	耳甲 13 区	腹胀、腹泻、便秘、食欲不振、功能性子宫出血、白带过多、内耳性眩晕
心	耳甲 15 区	心动过速、心律不齐、心绞痛、无脉症、神经衰弱、癔症、口舌生疮
气管	耳甲 16 区	哮喘、支气管炎
肺	耳甲 14 区	咳嗽、声音嘶哑、皮肤病、便秘、戒断综合征
三焦	耳甲 17 区	便秘、腹胀、上肢外侧疼痛
内分泌	耳甲 18 区	痛经、月经不调、痤疮、甲状腺功能减退或亢进、间日疟

（八）耳垂穴位

将耳垂分为9区。在耳垂上线至耳垂下缘最低点之间作两条等距离的平行线，于该平行线引两条垂直等分线，将耳垂分为9区，上部由前到后依次为耳垂1、2、3区，中部由前到后依次为耳垂4、5、6区，下部由前到后依次为耳垂7、8、9区（表3-17）。

表3-17 耳垂穴位定位和主治

耳穴名称	定位	主治
牙	耳垂1区	牙痛、牙周炎、低血压
舌	耳垂2区	舌炎、口腔炎
颌	耳垂3区	牙痛、颞颌关节功能紊乱症
垂前	耳垂4区	神经衰弱、牙痛
眼	耳垂5区	急性结膜炎、电光性眼炎、麦粒肿、假性近视
内耳	耳垂6区	内耳性眩晕、耳鸣、中耳炎、听力减退
面颊	耳垂5、6区交界处	面瘫、三叉神经痛、痤疮、扁平疣、面肌痉挛
扁桃体	耳垂7、8、9区	扁桃体、咽炎

（九）耳背穴位

将耳背分为5区。分别过对耳轮上、下脚分叉处耳背对应点作两条水平线，将耳背分为上、中、下三部。上部为耳背1区，下部为耳背5区，再将中部分为内、中、外3等份，依次为耳背2区、3区、4区（表3-18）。

表3-18 耳背穴位定位和主治

耳穴名称	定位	主治
耳背心	耳背1区	心悸、失眠、多梦
耳背肺	耳背2区	哮喘、皮肤瘙痒症
耳背脾	耳背3区	胃痛、消化不良、食欲不振
耳背肝	耳背4区	胆囊炎、胆石症、胁痛
耳背肾	耳背5区	头晕、头痛、神经衰弱
耳背沟	对耳轮沟和对耳轮上、下脚沟处	高血压、皮肤瘙痒症

（十）耳根穴位

耳根穴位定位和主治见表3-19。

表3-19 耳根穴位定位和主治

耳穴名称	定位	主治
上耳根	耳根最上处	头痛、腹痛、哮喘
耳迷根	耳轮脚后沟的耳根处	胆囊炎、胆石症、胆道蛔虫症、腹痛、腹泻、鼻塞、心动过速
下耳根	耳根最下处	低血压

五、耳穴的临床运用

(一) 探查反应点的方法

人体有病时，往往会在耳郭相应的区域内出现阳性反应点。耳穴是一个特定区域，刺激耳穴一般采用刺激该区域的阳性反应点，故临床使用耳穴时，应首先在耳穴区域检查出阳性反应点，临床对耳穴阳性反应点的检查方法主要有以下几种：

1. 观察法 用肉眼或借助放大镜在自然光下直接观察耳穴区域内有无变形、变色、丘疹、脱屑、结节、充血、凹陷、小水疱、色素沉着以及颜色变异等阳性反应点。

2. 压痛法 用探针、毫针柄或火柴头等物在相应部位探压，按压时用力要均匀，寻找以压痛为主要表现的阳性反应点。

3. 手摸法 医生用拇食指对称夹住耳郭，轻抚耳郭前面，检查耳穴区有无结节、隆起等阳性反应点，并检查其大小、质地、边缘等情况。

4. 电测法 耳郭反应点具有电阻低、导电性高的特点。用电子仪器测定耳穴皮肤电阻变化，探测出穴区以电阻下降、导电量增高的"良导点"为重要表现的阳性反应点。

(二) 耳穴的适应证

1. 疼痛性疾病 如人体各个关节的各种扭挫伤、骨关节疼痛、神经性疼痛等病证。

2. 功能紊乱性疾病 如胃肠神经官能症、心脏神经官能症、心律不齐、高血压、眩晕症、月经不调、遗尿、神经衰弱、癔症等。

3. 各种炎性疾病及传染病 如急慢性肠炎、牙周炎、咽喉炎、扁桃体炎、胆囊炎、流感、菌痢、腮腺炎等。

4. 内分泌代谢紊乱性疾病 如甲状腺功能低下或亢进、糖尿病、肥胖症等。

5. 过敏及变态反应性疾病 如荨麻疹、哮喘、过敏性鼻炎、过敏性结肠炎、过敏性紫癜等。

除上述病证外，耳针还广泛应用于催产、催乳、防治输血输液反应、近视眼，及胆结石排石、戒烟、戒毒、美容、保健等多方面。

(三) 选穴原则

1. 按经络辨证选穴 根据十二经脉的循行分布及其病候选取穴位，如上肢外侧疼痛取三焦、后头痛取膀胱穴、坐骨神经痛取膀胱穴、牙痛取大肠穴等。

2. 按脏腑辨证选穴 根据脏腑的生理功能、病理反应进行辨证选穴，如脱发取肾穴，皮肤病取肺、大肠穴等。

3. 按相应部位选穴 当机体患病时，在耳郭的相应部位上有一定的敏感点，根据耳穴与疾病部位的对应关系选穴，敏感点就是本病的首选穴位。如眼病取眼穴，月经不调取内生殖器穴，胃痛取胃穴。

4. 按西医理论选穴 耳穴中一些穴名是根据西医学理论命名的，如交感、肾上腺、内分泌等。这些穴位的功能基本上与西医学理论一致，故在选穴时应考虑其功能，如甲状腺功能亢进或低下选内分泌。

5. 按临床经验选穴 根据临床实践积累的某些耳穴具有治疗本部位以外疾病的作用，如治疗腰腿痛选外生殖器，治目赤肿痛选耳尖。

（四）操作方法

耳穴的刺激方法较多，现介绍一些目前临床常用的方法。

1. 毫针刺法 是利用毫针针刺耳穴，治疗疾病的一种方法。

（1）定穴和消毒 以选定的耳穴（包括阳性反应点）作为进针部位。针刺前必须严格消毒，先用 2.5% 的碘酒消毒，然后用 75% 的酒精脱碘。待酒精干后施术。

（2）操作方法 针具选择 26~30 号，0.3~0.5 寸的毫针。一般取坐位，年老、久病、体虚、精神紧张者可采用卧位。进针时医生押手拇、食指固定耳郭，中指托住针刺部的耳背，这样既可以掌握针刺的深度，也可以减轻针刺疼痛。然后用刺手拇、食指持针用快速插入的速刺法或慢慢捻入的慢刺法进针。刺入深度应视患者耳郭局部的厚薄灵活掌握，一般以刺入皮肤 2~3 分深，达软骨层后毫针站立不摇晃为准。刺入耳穴后，如局部感应强烈，患者症状往往有即刻减轻感；如局部无针感，应调整针刺的方向、深度和角度，刺激强度和手法依病情、体质、证型、耐受度等综合考虑。留针时间 15~30 分钟，慢性病、疼痛性疾病留针时间适当延长。留针期间，每隔 10 分钟运针 1 次。出针时，医生押手托住耳郭，刺手迅速将毫针垂直拔出，再用消毒干棉球按压针孔，以免出血。

2. 电针法 针刺获得针感后，接上电针仪两个极，具体操作方法参照电针法。通电时间一般以 10~20 分钟为宜。适用于神经系统疾病、内脏痉挛、哮喘等。

3. 压丸法 是在耳穴表面贴敷压丸的一种简易疗法。此法既能持续刺激穴位，又安全无痛，无副作用，目前广泛应用于临床。

（1）常用材料 可用王不留行籽、白芥子、小米、绿豆、油菜籽等，临床多用王不留行籽，因其表面光滑，大小和硬度适宜。应用前用沸水烫洗 2 分钟，晒干装瓶备用。

（2）操作方法 先用 75% 的酒精进行耳穴消毒。将王不留行籽黏附在一小块胶布上，用镊子夹住，贴敷在所选耳穴上。嘱患者每日至少自我按压 3~5 次以上，每次按压至耳郭酸、胀、痛、皮肤潮红为止，双耳交替使用。3~7 日更换 1 次。刺激强度视患者情况而定，一般儿童、孕妇、年老体弱、神经衰弱者用轻刺激，急性疼痛性病证宜用强刺激。

（3）适应证 压丸法安全无副作用，操作简便，患者易于接受，已广泛运用于临床各种疾病的治疗中，特别对青少年假性近视的防治、辅助胆结石排石治疗有较好效果。

4. 穴位注射法 是将微量药物注射入耳穴的一种治疗方法。一般使用结核菌素注射器配 26 号针头，依病情吸取选用的药物，押手固定耳郭，刺手持注射器刺入耳穴的皮内或皮下，行常规皮试操作，缓缓推入 0.1~0.3mL 药物，使皮肤出现小皮丘，耳郭有痛、胀、红、热等反应，完毕后用消毒干棉球轻轻按压针孔，隔日 1 次。

六、耳针的注意事项

1. 严格消毒，防止感染，因耳郭暴露在外，表面凹凸不平，结构特殊，容易感染，引起化脓性软骨膜炎，针刺前包括压丸法在内的所有操作方法均需严格消毒。伤面和炎症部位禁针。针刺后如耳穴出现红、肿、热、痛，应及时涂擦 2.5% 碘酒并辅以内服消炎药。

2. 用耳穴治疗各种关节扭伤、活动不利、功能障碍的患者，进针后应嘱其适当活动患部，有助于提高疗效。

3. 耳针疗法亦需预防晕针。

4. 有习惯性流产的孕妇应禁针。

5. 患有严重器质性病变和伴有高度贫血者不宜针刺，对严重心脏病、高血压患者不宜行强刺激法。

实　　训

填写下列表格，并按表格内容实践操作：

耳穴名称	定位	探查方法	刺激方法	针感性质和程度
神门				
心				
脾				
胃				
肝				
皮质下				
结节				

第四章　推拿技术

推拿技术是通过手法调节来治疗各种病证的中医治疗技术，与药物治疗及针灸治疗有明显的区别。

手法是医者用手或肢体的一定部位，在体表经穴与相关部位所进行的一种具有规范技巧，并带有流派与个人风格的操作方法。经过千年的发展与演变，推拿手法作为外治法的手段之一，其熟练程度及适当运用，对治疗效果有直接的影响。按照推拿手法的形式和作用，可将其分为软组织手法和骨关节类手法。

软组织类手法的基本要求为持久、有力、均匀、柔和、深透。

所谓"持久"，是指手法能够按照一定的术式结构、技术要求与操作规范，持续操作一定的时间，保持动作的连贯性。大部分推拿手法在实际应用时，都需要操作较长的时间，保持较长时间的刺激，才能取得预期的疗效。

所谓"有力"，是指手法在应用时，从总体来讲必须有一定力量。但力量的大小要因人而异，要根据受术者的年龄、性别、体质、施术部位等情况适当灵活掌握。其基本原则是既保证效果，又避免发生不良反应。通过一定的手法训练和实践应用，还会产生一定的巧力和技巧。

所谓"均匀"，是指手法的操作必须有一定的节律性。动作速度要均匀，不可时快时慢；动作幅度要均匀，不可忽大忽小；力量要均匀，不可忽轻忽重。通过有节律性的良性刺激，才能达到更好的效果。

所谓"柔和"，是指手法操作时，既要有一定的力量，又要舒适自然，应做到重而不滞，轻而不浮，刚中有柔，刚柔相济。动作稳柔灵活，用力平稳，讲究技巧性，动作变换自然流畅，毫无涩滞之感。

所谓"深透"，是指手法的刺激不能仅局限于体表，而要到达组织深处的筋脉、骨肉，功力也应达于脏腑，使手法的效应能传之于内。

应该指出的是，在实际运用中，持久、有力、均匀、柔和、深透这五个方面是密切相关、相辅相成、互相渗透的，孤立地提出或强调某一方面都是不恰当的。手法的持久操作能使功力逐渐渗透，均匀协调的动作使手法更趋柔和，而力量和技巧完美地结合在一起，则使手法既有力又柔和，即所谓"刚中有柔，刚柔相济"，这样手法才会具有良好的渗透作用。

骨关节类手法的基本要求是：稳、准、巧、快。

所谓"稳"，是对手法安全性方面的操作要求，手法操作要做到平稳自然、因势利导，切忌生硬粗暴。

所谓"准"，是对手法有效性方面的操作要求，强调进行关节整复时，一定要有针对性。首先必须明确手法的应用指征，并明确诊断，做到有的放矢；其次，在手法操作过程中，整复的定位要准确。

所谓"巧"，是对手法施力方面的操作要求，强调运用巧力，以柔克刚，以巧制胜，不可使用蛮力、暴力。

所谓"快"，是对手法发力方面的操作要求，强调发力时要疾发疾收。

以上4个方面的技术要求应贯穿于每一个整复手法操作的全过程。明·张介宾曾告诫说："导引者，但欲运行血气而不欲有所伤也，故唯缓节柔筋而心和调者乃胜是任，其义可知。"只有这样，才能确保手法的安全性与有效性。

第一节　成人推拿

一、一指禅推法

以拇指指峰或螺纹面着力于一定部位或穴位上，通过前臂的摆动带动拇指指间关节的伸屈运动的一种手法，称为一指禅推法，又称一指定禅法，是一指禅推拿流派的主要手法。根据着力部位的不同可分为一指禅指（尖）峰推法、一指禅螺纹推法。

（一）动作要领

术者取端坐位，施术时上肢要沉肩、垂肘、悬腕、掌虚、指实。沉肩：肩部肌肉放松，呈自然下垂，肩关节略向前外方伸出 15°~30°；垂肘：肘关节屈曲 90°~120°，使指尖向下方，肘部略低于腕部；悬腕：腕关节放松，自然向下屈曲，使手掌掌面平面与前臂内侧平面所形成的夹角在 90°~110° 之间；掌虚：使除大拇指以外的其余手指呈自然屈曲状，手握空拳；指实：拇指自然伸直，盖住拳眼，以拇指指峰或螺纹面稳实地支撑，使拇指与治疗部位垂直。最后通过肱三头肌和肱二头肌的主动交替的收缩所产生的肘关节的屈伸运动，带动腕关节摆动以及拇指指间关节的伸屈运动，从而产生一定的治疗效应。

1. 一指禅指峰推法　术者手握空拳，拇指自然伸直盖住拳眼，以拇指指端着力于一定部位或穴位，以肘关节为支点，通过肱三头肌和肱二头肌的主动交替的收缩所产生的肘关节的屈伸运动，带动腕关节摆动以及拇指指间关节的伸屈运动，使其所产生的作用力持续不断地垂直作用于人体操作部位（图4-1）。

2. 一指禅螺纹推法　术者手握空拳，拇指自然伸直盖住拳眼，以拇指螺纹面着力于一定部位或穴位，以肘关节为支点，通过肱三头肌和肱二头肌的主动交替的收缩所产生的肘关节的屈伸运动，带动腕关节摆动以及第1掌指关节的伸屈运动，使其所产生的作用力持续不断地垂直作用于人体操作部位。

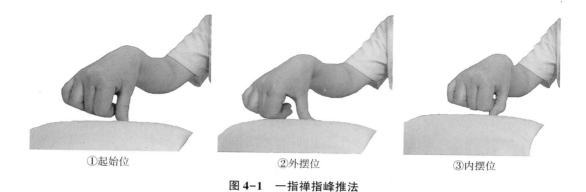

①起始位　　　　　　　②外摆位　　　　　　　③内摆位

图 4-1　一指禅指峰推法

附：一指禅推法变法

1. 一指禅偏峰推法　施术者腕关节自然伸直或略屈，拇指伸直内收，以拇指桡侧偏峰着力于治疗部位，其他四指向前自然伸出成散手状，沉肩，垂肘，以肘关节为支点，通过肱三头肌和肱二头肌的主动交替的收缩所产生的肘关节的屈伸运动，带动腕部摆动和拇指的掌指关节的屈伸活动，使其所产生的作用力持续不断地垂直作用于人体操作部位（图 4-2）。

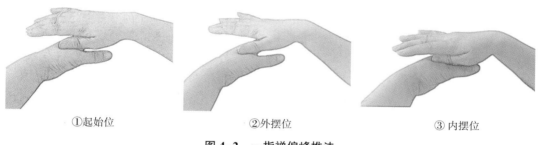

①起始位　　　　　　　②外摆位　　　　　　　③内摆位

图 4-2　一指禅偏峰推法

本法也可双手同时进行操作，称蝴蝶双飞势（图 4-3）。

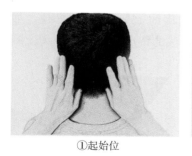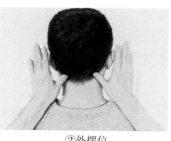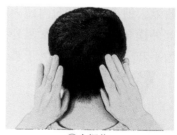

①起始位　　　　　　　②外摆位　　　　　　　③内摆位

图 4-3　蝴蝶双飞势

2. 一指禅屈指推法　又称跪推法，施术者拇指和其余四指半握拳状，以拇指指间关节桡侧或背侧突起着力，沉肩，垂肘，以肘关节为支点，通过肱三头肌和肱二头肌的主动交替的收缩所产生的肘关节的屈伸运动，使拇指指间关节桡侧或背侧突起做持续的节律性的摆动。

（二）操作要求

整个过程中一定严格遵守一指禅十字诀"沉肩、垂肘、悬腕、掌虚、指实"，频率在 140~160 次/分。由于上肢的重量和施术过程中各肌肉所产生的向下的合力会自然地沿着着力部位向治疗部位深透，故无须主动用力向下按，以免影响整个手法的操作。

（三）临床应用

本法具有接触面小、功力集中、深透性强、刺激柔和的特点，具有调和营卫、舒筋活络、健脾和胃的功效。适用于颈项部、四肢部，及头面部、胸腹部，尤以经络腧穴为佳。用于治疗头痛、失眠、冠心病、面瘫、颈椎病、高血压、月经不调、消化道疾病以及关节酸痛等疾病。

二、㨰法

术者手指自然弯曲，用手背近小鱼际侧吸定于操作部位或穴位上，肩关节放松，以肘关节为支点，前臂主动摆动，带动腕关节的伸屈以及前臂的旋转运动，使小鱼际与手掌背侧在操作部位上做持续不断的来回滚动。㨰法作为㨰法推拿流派的主治手法，为丁季峰先生继承家传一指禅推拿的基础上于 20 世纪 40 年代所创。

（一）动作要领

术者取端坐位或站位，上肢沉肩、垂肘、立臂、竖掌。立臂：腕关节要伸直不得屈曲；竖掌：以手掌小鱼际肌肌腹按贴治疗部位上，拇指自然伸直，余指自然屈曲，使手背弓成半圆形，手掌与治疗部位垂直。整个操作过程可分为外摆与内摆两个阶段。外摆：从竖掌位开始，先以肱三头肌发力，同时前臂旋后肌与肱二头肌同时收缩，使前臂带动手腕向外摆动约 45°；内摆：肱三头肌、肱二头肌与旋后肌协同放松，前臂旋前肌收缩，使前臂由外向内做内旋转臂，经过起始竖掌位再向内旋约 15°，到达内摆位。如此外摆至内摆，内摆又复外摆，周而复始，连绵不断。本手法的特点是接触面较大，刺激平和，安全舒适，易于被患者接受（图 4-4）。

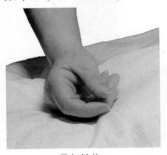
①起始位

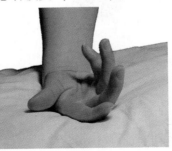
②外摆位

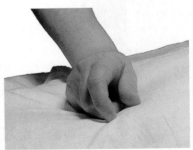
③内摆位

图 4-4　㨰法

（二）操作要求

1. 手背着力面须始终紧贴治疗部位，不能在治疗面上来回拖擦和滑移。

2. 施术时上肢肘关节要高于腕关节，手掌与手指要求自然放松，不可捏紧或过度打开。

3. 力度与节律要均匀，摆动的幅度、速度均要相对一致，不可忽快忽慢、时轻时重，动作要协调而有节律性。

4. 手指要自然弯曲，指掌部均应放松，若指掌过于伸直、紧张，使掌背形成平面，影响手法的滚动；手指过度用力弯曲，则腕关节不能放松，限制了滚动的幅度。

5. 本法频率为 120~160 次/分钟。

（三）临床应用

本法具有接触面积广、压力大、刺激平和、应用范围大等特点，具有活血通络、滑利关节、活血化瘀、解痉止痛、祛风散寒的作用。临床适用于颈项部、肩背部、腰臀部以及四肢肌肉丰厚的部位，常用于治疗各种运动损伤、颈椎病、肩周炎、腰椎间盘突出、疲劳综合征、偏瘫、截瘫等疾病。本手法也是常用的保健手法之一。

附：㨰法变法

1. 掌指关节㨰法 又称立㨰法，以小、环、中、食指四指掌指关节背侧为主要着力部位进行㨰法操作。

2. 指间关节㨰法 又称小㨰法，以小、环、中、食四指指间关节背侧为主要着力部位进行㨰法操作。

3. 前臂㨰法 又称膊㨰，以前臂尺侧为主要着力部位进行㨰法操作。

三、揉 法

以手掌根或手掌面、大鱼际、小鱼际、手指螺纹面等部位着力，吸定于人体体表的一定部位或穴位上，做轻柔和缓的回旋揉动的一种手法，称为揉法。揉法是推拿治疗常用手法之一，各推拿流派通用此法。

（一）动作要领

施术者取站位或坐位，沉肩、垂肘，以手掌根或手掌面、大鱼际、小鱼际、手指螺纹面等部位按压于人体体表的一定部位或穴位上，带动受术者皮肤做轻柔和缓的回旋动作，使皮下组织之间产生相互摩擦的一种手法，称为揉法。根据着力部位的不同可分为掌根揉法、大鱼际揉法、掌揉法、中指揉法、拇指揉法、三指揉法和四指揉法等。

1. 掌根揉法 肘关节微屈，腕关节自然放松略背伸，手指自然伸直并拢，以掌根部着力于一定部位或穴位上。以肘关节为支点，前臂主动运动，带动手腕、手掌连同前臂做小幅度的环旋揉动，并带动该处的皮下组织一起回旋运动，使皮下组织之间产生相互摩擦（图 4-5）。

2. 大鱼际揉法　沉肩、垂肘，腕关节自然放松并微屈。食、中、环、小指自然伸直并拢，拇指内收，用大鱼际附着于一定部位或穴位上。以肘关节为支点，前臂主动运动，带动腕关节摆动，使大鱼际在作用部位上带动该处的皮下组织一起回旋运动，使皮下组织之间产生相互摩擦（图 4-6）。

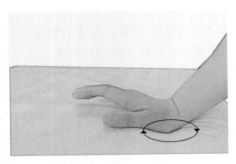

图 4-5　掌根揉法

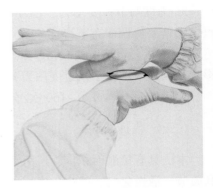

图 4-6　大鱼际揉法

3. 掌揉法　是以整个手掌面着力，动作要领与掌根揉法相同。双手掌重叠进行揉法操作又称为叠掌揉法（图 4-7）。

4. 中指揉法　中指伸直，食指搭于中指远端指间关节背侧，腕关节微屈，用中指螺纹面着力于一定的部位或穴位上，以肘关节为支点，前臂做主动运动，通过腕关节使中指螺纹面在作用部位上带动皮肤做轻柔缓和的小幅度的环旋揉动，使皮下组织之间产生相互摩擦（图 4-8）。

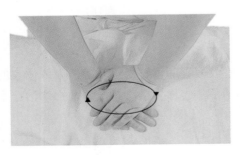

图 4-7　叠掌揉法

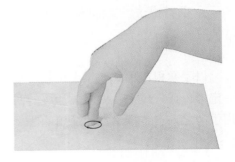

图 4-8　中指揉法

5. 拇指揉法　肘关节微屈，拇指伸直，以拇指螺纹面着力于一定部位或穴位上，食、中、环、小指自然伸直并拢，起固定和支撑作用。以肘关节为支点，前臂主动运动，通过腕关节使拇指螺纹面在作用部位上带动皮肤做轻柔缓和的小幅度的环旋揉动，使皮下组织之间产生相互摩擦。

6. 三指揉法　食指、中指、环指并拢，三指螺纹面着力，动作要领与中指揉法相同。

7. 四指揉法　食、中、环、小指自然伸直并拢，以四指指面着力。动作要领与中指揉法相同。

（二）操作要求

揉法操作时整个动作贵在柔和，且幅度宜由小到大，用力宜先轻渐重，频率一般在 100~160 次/分；一定要带动皮肤做轻柔缓和的小幅度的环旋揉动，使皮下组织之间产生相互摩擦的手法，不能"浮"在部位上。

（三）临床应用

大鱼际揉法适用于头面、颈项部、胸腹部及四肢处操作；掌根揉法多用于腰背、臀及躯干部处操作；指揉法用于全身各部经穴以及需要做点状刺激的部位，小儿推拿常用。揉法具有宽胸理气、活血散瘀、消肿止痛、温经通络、消积导滞等功效，临床主要适用于脘腹胀痛、胸闷胁痛、便秘、泄泻、头痛、眩晕及儿科病证等，亦可用于头面部及腹部保健。脘腹胀痛，可掌揉或大鱼际揉腹部；胸闷胁痛，可沿任脉或肋间隙用大鱼际揉法操作；腰痛可掌根揉肾俞、命门、腰阳关等穴；头痛、眩晕可指揉印堂、上星、神庭、太阳等穴；小儿先天性肌性斜颈，可三指揉颈部。

四、摩　法

用指或掌在体表上做环形或直线往返摩动的一种手法，称为摩法。古代应用摩法时，还常配合使用药膏等特殊介质，以发挥手法和药物的协同作用，称之为膏摩。

（一）动作要领

施术者取坐位或站位，沉肩，垂肘，前臂旋前，掌面向下，用指或掌面着力于作用部位，操作时，肩关节从起始位完成前屈、外展、后伸、再前屈的小幅度环转动作，同时肘关节随之做反复伸屈的动作，最终带动前臂与着力部位在治疗部位上沿圆形轨迹做顺时针方向的顺摩或逆时针方向的逆摩，周而复始，频率应平稳适中。摩法是推拿治疗常用手法之一，根据着力部位的不同可分为指摩法（图 4-9）和掌摩法（图 4-10），其中指摩法又可分为四指摩法、三指摩法、双指摩法和单指摩法。

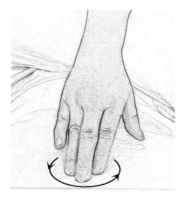

图 4-9　指摩法

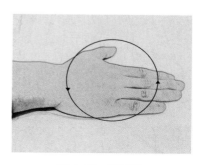

图 4-10　掌摩法

（二）操作要求

1. 根据病情的虚实来决定手法的摩动方向。"顺摩为补，逆摩为泻"，故虚证宜顺时针方向摩动，实证宜逆时针方向摩动。揉法与摩法两种手法很相似，两者的区别主要在于：揉法用力较重，操作时指掌吸定于一定部位，带动皮下组织运动，和体表没有摩擦动作，属内摩擦；而摩法相对用力较轻，操作时指掌在体表做回旋摩擦动作，不带动皮下组织运动，属外摩擦。

2. 摩动的速度要均匀和缓，不能忽快忽慢。压力要均匀，不能忽轻忽重。

（三）临床应用

本法可应用于全身各部位，指摩法常在颈项、面部、四肢等部位操作；掌摩法常在胸腹、背腰等部位操作。摩法具有疏肝理气、消瘀散结、镇静安神等作用，主要用于脘腹胀满、消化不良、泄泻、便秘、咳嗽、气喘、呃逆、月经不调、痛经、阳痿、遗精及外伤肿痛等病证。

五、擦 法

以指或掌附着于体表的一定部位上，做较快速的直线往返运动，使之摩擦生热的一种手法，称为擦法。根据着力部位的不同可分为指擦法、掌擦法、大鱼际擦法和小鱼际擦法。

（一）动作要领

施术者多取坐势或站势，沉肩、垂肘，以手指指面或手掌掌面、大鱼际、小鱼际着力。操作时，腕关节伸直，使前臂与手掌基本相平，以反复进行的肩关节前屈、后伸与肘关节伸展、屈曲的联合运动使着力面在施术部位上做均匀的沿直线往返摩擦移动，使施术部位产生一定的热量。擦法是推拿治疗常用手法之一，根据着力部位的

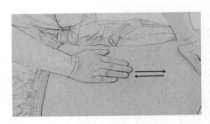

图 4-11　掌擦法

不同可分为：用食、中、无名指和小指指面着力的指擦法、用全掌面着力的掌擦法（图4-11）、用大鱼际着力的大鱼际擦法（图4-12）、用小鱼际着力的小鱼际擦法（图4-13）。

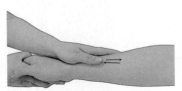

图 4-12　大鱼际擦法

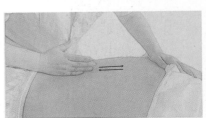

图 4-13　小鱼际擦法

（二）操作要求

1. 肩关节宜放松，肘关节宜自然下垂并内收。

2. 操作时，着力部分要紧贴体表，压力要适中；应保持直线往返运动，往返的距离多数情况下可尽量拉长，而且动作应连续不断，似拉锯状。

3. 指擦法时应以肘关节为支点，前臂为动力源，擦动的往返距离宜小，属擦法中的特例。掌擦法、大鱼际擦法及小鱼际擦法均以肩关节为支点，上臂为动力源，擦动的往返距离宜大。

4. 应以透热为度，不要灼伤皮肤。

5. 在使用擦法时，受术部位要充分暴露，开始几次推擦宜缓和而慢，以后速度可稍快。

6. 擦法要配合一定的介质来完成，以防皮肤破损。

（三）临床应用

本法适用于全身各部，指擦法接触面较小，适于颈项、肋间等部位；掌擦法接触面相对较大，适于肩背、胸腹部；大鱼际擦法适于四肢部，尤以上肢为常用；小鱼际擦法为诸擦法中单位时间内产热最大的一种，适用于肩背、脊柱两侧及腰臀部，如横擦命门、横擦八髎等。擦法具有温经止痛、祛风散寒、消肿散结、行气活血、健脾和胃等作用。临床常用于如风寒咳嗽、气喘、慢性支气管炎、肺气肿、寒性胃脘痛、消化不良、女子不孕、小腹冷痛、月经不调、阳痿及四肢伤筋、肿痛、风湿痹痛等病证。

六、推 法

以手指或手掌、拳面、肘部着力于一定部位或穴位上，做单方向的直线或弧形推动的一种手法，称为推法。成人推法以单方向的直线推动为主，又称为平推法。

（一）动作要领

施术者取站势，沉肩，以手指或手掌、拳、肘部着力于一定部位或穴位上，紧贴体表，运用适当的压力，做单方向的直线推压移动摩擦手法。平推法根据着力部位的不同可分为拇指推法、屈指推法、三指推法、掌推法、拳推法、肘推法和刨推法。

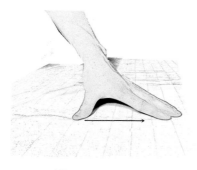

1. 拇指推法 肘关节屈曲 90°~120°，腕关节略屈并向尺侧偏斜，以拇指螺纹面或桡侧缘着力于一定部位或穴位上，其余四指并拢置于对侧或相应的位置以固定。拇指及腕部主动发力，做短距离单方向直线推进（图 4-14）。

2. 屈指推法 肘关节屈曲 90°~120°，腕部挺直。屈拇指时，以拇指指间关节突起部着力；屈食、中指时，以食、中指的近侧指间关节突起部着力。手握实

图 4-14 拇指推法

拳，以手指及腕部主动发力，单方向直线推进。

3. 三指推法 肘关节屈曲 90°~120°，腕部略掌屈，食、中、无名指并拢，以三指的指端部位着力，肩关节发力伸肘，带动肘关节由屈而伸，做单方向直线推进。

4. 掌推法 肘关节屈曲 120°~150°，腕关节略背伸，肘关节伸直，以掌根部着力于一定部位上。以肩关节为支点，上臂主动发力，通过肘、前臂、腕，使掌根向前方做单方向直线推动（图 4-15）。

5. 拳推法 肘关节屈曲 45°~90°，手握实拳，拳心向下，腕部伸直，以食指、中指、无名指及小指四指的近端指间关节突起部着力于一定部位上，以肘关节为支点，前臂主动发力，向前做单方向直线推动（图 4-16）

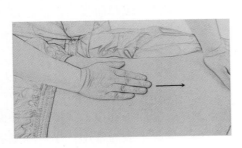

图 4-15 掌推法

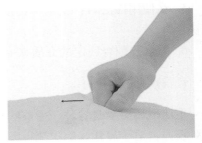

图 4-16 拳推法

6. 肘推法 肘关节屈曲 45°~90°，以肘关节尺骨鹰嘴突起部着力于一定部位上。施术者上身前倾，以自身的重力按压在部位上，以肩关节为支点，上臂主动发力，做缓慢的单方向直线推动（图 4-17）。

7. 刨推法 肘关节屈曲 90°~120°，腕关节略背伸，拇指分开与四指相对，握持住治疗部位，以全掌面紧贴治疗部位，以肩关节为支点，上臂主动发力，带动肘关节前伸，使着力部位做单方向直线推动，为掌推法的变化应用（图 4-18）。

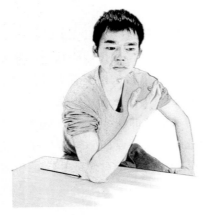

图 4-17 肘推法

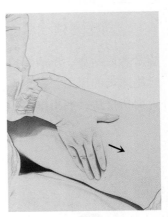

图 4-18 刨推法

（二）操作要求

1. 着力部分要紧贴体表。

2. 推进的速度宜缓慢均匀，压力宜平稳适中。不可推破皮肤，为防止推破皮肤，可使用冬青膏、滑石粉及红花油等润滑。

3. 宜做单方向直线推动，不可歪曲斜推。

4. 拳、肘推法宜顺肌纤维走行方向推动。

5. 屈指推法与拇指推法推动的距离宜短，属推法中特例。其余推法则推动距离宜长。

（三）临床应用

本法适用于全身各部位。其中指推法适于头面部、颈项部、手部和足部，尤以足部推拿为常用；掌推法适于胸腹部、背腰部和四肢部；拳推法适于背腰部及四肢部；肘推法适于背部、腰部脊柱两侧。本法具有剥离粘连、舒筋活络、消肿散结、活血祛瘀等作用。临床用于高血压、头痛、头晕、失眠、腰腿痛、腰背部僵硬、风湿痹痛、胸闷胁胀、腹胀便秘、食积、癃闭、感觉迟钝等病证。

七、搓 法

以双手掌面夹住肢体或以单手或双手掌面着力于肢体的一定部位，做交替搓动或往返搓动的一种手法，称为搓法。搓法根据手法动作特点的不同可分为夹搓法和推搓法。

（一）动作要领

施术者取马步下蹲，上身略向前倾，双手向前伸出，用力夹持治疗部位，双手掌面做交替搓动或往返搓动。搓肩与上肢时，双手掌根部相对用力夹按住肩关节，在肩关节前后做一上一下或一左一右的回旋揉动后，再变为双手掌面着力向下夹持住上臂腋根部做方向相反的来回搓揉（图4-19）。

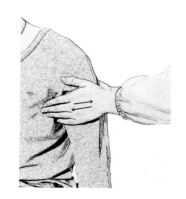

图4-19 夹搓法

（二）操作要求

1. 操作时动作要协调、连贯。搓法含有擦、揉、摩、推等多种成分，搓动时掌面在施术部位体表有小幅度的位移，受术者有较强的疏松感。

2. 搓动的速度应快，而上、下移动的速度宜慢，即所谓"紧搓慢移"。

3. 夹搓法双手用力要对称。

注意：施力不可过重。夹搓时如夹得太紧或推搓时下压力过大，会造成手法呆滞。

（三）临床应用

搓法具有调和气血、舒筋通络、松解组织与放松肌肉的作用，适于四肢部、胁肋部，其中推搓法适用于背腰部及下肢后侧。临床常用于治疗肢体酸痛、关节活动不利及胸胁迸伤等病证。用于四肢部酸痛，关节活动不利时，宜用双手夹搓法搓四肢部及患病的关节；背腰部酸痛，宜用单手或双手推搓法于背腰部施治；胸胁迸伤及肝郁气滞之证，可用双手夹搓法夹搓胸胁部。本法一般作为推拿手法的结束手法。

八、抹　法

以拇指螺纹面或掌面在体表做上下或左右或弧形曲线抹动的一种手法，称为抹法。

（一）动作要领

施术者取站势或坐势，沉肩，肘关节屈曲 90°～120°，腕部放松，以拇指螺纹面或掌面或掌根轻按于治疗部位，在治疗部位上做上下或左右直线的单向抹动。根据着力部位的不同可分为指抹法和掌抹法。

1. 指抹法　以单手或双手拇指面着力于一定部位上，其余四指并拢固定于相应的部位，以拇指的掌指关节为支点，拇指主动发力，做上下或左右抹动。抹法操作含有各种推法的成分，但其运动形式较推法更随意一些，可根据按摩部位的不同，灵活地运用分推、旋推及合推，亦可拇指平推然后拉回。

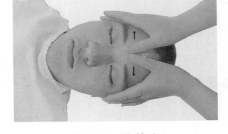

图 4-20　指抹法

指抹法亦可以食、中与无名指指面于额颞部操作。具体方法为：受术者取仰卧位，操作者置方凳坐于其头端。以双手食、中、无名指指面分置于前额部正中线两侧，以腕关节为支点，掌指部主动发力，自前额部向两侧分抹，经太阳穴至耳上角，可以重复操作数遍（图 4-20）。

2. 掌抹法　以单手或双手掌面着力于一定的部位上。以肘关节为支点，前臂部主动发力，腕关节放松，做上下或左右的直线抹动。

（二）操作要求

1. 操作时手指螺纹面或掌面要紧贴施术部位皮肤。

2. 用力要均匀适中，动作要灵活和缓，不要带动深部组织。

3. 抹法是各种推法的综合动作，所以各种推法操作要熟练，并将其融会贯通，而后才能做到抹法的正确把握，才能运用自如。

4. 抹法与推法的区别：通常所说的推法是指平推法，其运动特点是单向，直线，有去无回；而抹法则是或上或下，或左或右，或直线往来，或曲线运转，可根据不同的部位灵活变化运用。

（三）临床应用

指抹法具有开窍镇静、醒脑明目、疏风通络、安神止痛的作用，适于面部、项部；掌抹法适于背腰部、四肢部，用于感冒、头痛、眩晕、面瘫及肢体酸痛等病证；抹胸腹部，可起到宽胸理气、和胃降逆的作用，可用于治疗胸闷、咳喘、脘腹胀满、呃逆等病证；抹四肢部，可起到舒筋通络、行气活血的作用，可用于治疗肢体肿痛、麻木等病证；美容及腹部减肥时，常使用拉抹操作。

九、抖 法

以双手或单手握住肢体远端，做小幅度的上下连续抖动的一种手法，称为抖法，是常用于四肢的辅助手法。

（一）动作要领

施术者取站势，用双手或单手握住肢体远端，做小幅度的上下连续抖动。抖法依据抖动部位的不同可分为抖上肢、抖下肢和抖腰法。

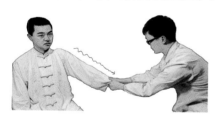

图 4-21 抖上肢法

1. 抖上肢法 受术者取坐位或卧位，肩臂部放松。术者站于其前外侧，身体略前俯，以双手握住其腕部，慢慢将被抖动的上肢向前外上方抬起 60° 左右，然后前臂发力做连续的小幅度的上下抖动。或术者以一手按其肩部，另一手握住其腕部，做连续不断的小幅度的上下抖动（图 4-21）。

2. 抖下肢法 受术者仰卧位，术者站于其足端，用双手分别握住受术者一侧或两侧踝部，将一侧或两侧下肢抬起，离开床面 30cm 左右，然后上臂、前臂同时发力，下肢做连续的上下抖动，使其下肢有舒松感（图 4-22）。

3. 抖腰法 受术者俯卧位，两手拉住床头或由助手固定其两腋下，术者双手握住受术者两足踝部，两臂伸直，身体后仰，牵引其腰部，待其腰部放松后，术者身体瞬间用力，做两三次较大幅度的腰部抖动。

（二）操作要求

1. 被抖动的肢体要自然伸直，并应使肌肉处于最佳松弛状态。

2. 抖动所产生的抖动波应从肢体的远端传向近端。

3. 抖动的幅度要小，频率要快。一般抖动幅度控

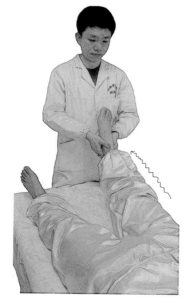

图 4-22 抖下肢法

制在 2~3cm 以内；上肢部抖动频率在每分钟 250 次左右，下肢抖动频率宜稍慢，一般在每分钟 100 次左右即可。

4. 抖腰法属复合手法，要以拔伸牵引和较大幅度的短促性抖动相结合，使受术者腰部放松后再行抖动，并掌握好发力时机。

5. 操作时不可屏气；受术者腰部活动受限，疼痛较重，肌肉不能放松者及肩、肘、腕有习惯性脱位者禁用。

（三）临床应用

本法主要用于四肢及腰部，具有行气活血、疏松肌筋、滑利关节的作用。作为辅助手法主要用于肩周炎、颈椎病、髋部伤筋、腰扭伤、腰椎小关节滑膜嵌顿、腰椎间盘突出症等颈、肩、臂、腰、腿部疼痛性疾患的治疗。本法也是推拿结束手法之一。

十、振 法

以掌或中指端为着力部，用前臂伸、屈肌群小幅度、快速地交替收缩所产生的轻柔振颤作用于治疗部位，称为振法或颤法。

（一）动作要领

施术者取坐位或站位，双足分开与肩同宽，足掌踏实，两腘空松，上身正直，含胸拔背，头如顶物，项肩及全身放松。操作时，肩关节外展 30°，上肢肌肉放松并向前外方自然伸出 15°~30°，以掌或指为着力点，用前臂伸、屈肌群小幅度、快速交替的自主收缩所产生的轻柔震颤，持续地作用于治疗部位上，并由表向里传递。根据着力部位不同可分为指振法与掌振法两种。

1. 指振法　以中指螺纹面着力于施术部位，中指自然伸直，掌指关节屈曲 100° 左右，指端与治疗部位垂直，其余四指放松呈自然屈曲状，腕关节略屈，然后用前臂伸、屈肌群小幅度、快速交替的自主收缩所产生的轻柔震颤，持续地作用于治疗部位上，并由表向里传递（图 4-23）。

2. 掌振法　以掌面着力于施术部，肘关节略高于腕关节，然后用前臂伸、屈肌群小幅度、快速交替的自主收缩所产生的轻柔震颤，持续地作用于治疗部位上，并由表向里传递（图 4-24）。

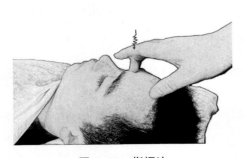

图 4-23　指振法

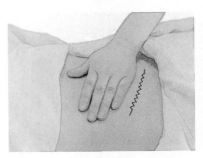

图 4-24　掌振法

（二）操作要求

1. 要有较高的振动频率。振法由于手臂部肌肉的静止性用力，所以手部容易产生不自主的细微的运动，这种细微的运动就形成了振动波，与工厂的机器在运行时所发出的振动相类似。一般认为，振法的振动频率较高，大约在每分钟 600~800 次左右。

2. 注意力要高度集中于掌指部。古有"意气相随""以意领气"之说，所以一般认为振法属内功流派手法，它更多时候是靠意念完成的，无外在表现。

3. 以掌指部自然压力为准，不要施加额外压力。

（三）临床应用

指振法具有和中理气、消食导滞、调节肠胃的作用，适于全身各部穴位；掌振法适于头顶部、胃脘部、小腹部操作。临床主要用于头痛、失眠、胃下垂、胃脘痛、腰痛、痛经、月经不调等病证。

十一、按　法

以拇指螺纹面或手掌面按压体表的一定部位和穴位的一种手法，称按法。按法常与揉法结合应用，组成按揉复合手法。

（一）动作要领

施术者取坐位或站位，以拇指螺纹面或手掌掌面或肘尖按压在治疗部位上，以各着力点为支撑点，由浅至深，先轻后重，缓缓向下用力，令受术者治疗部位下感觉到酸麻重胀等得气感后，术手在原处停留 3~10 秒，即所谓的"按而留之"，再慢慢抬手至起始位置，然后重复按压。根据着力部位的不同可分为指按法、掌按法和肘按法。

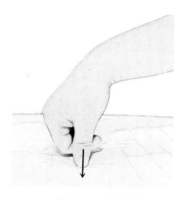

图 4-25　指按法

1. **指按法**　以拇指螺纹面着力于一定部位或穴位上，其余手指并拢，并以拇指（或中指）为支撑点，由浅至深，先轻后重，缓缓向下用力（图 4-25）。

2. **掌按法**　以单手或双手掌面着力于一定部位或穴位上，以肩关节为支点，通过上臂或前臂发力，逐渐垂直向下按压（图 4-26）。

3. **肘按法**　以肘尖置于施术部位，肘关节屈曲，以肩关节为支点，利用身体上半部的重量或上臂和前臂主动施力，进行垂直持续按压（图 4-27）。

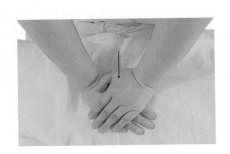

图 4-26　掌按法

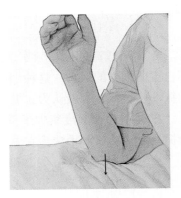

图 4-27　肘按法

（二）操作要求

1. 指按法宜悬腕。当腕关节悬屈 40°～60°时，拇指易于发力，余四指也容易支撑助力。

2. 掌按法应以肩关节为支点，身体上半部的重量容易通过上臂、前臂传到手掌部，使操作者不易疲劳，用力又沉稳着实。如将肘关节作为支点则需上臂、前臂用力，既容易使操作者疲乏，力度又难以控制。

3. 按压的用力方向多为垂直向下或与受力面相垂直。

4. 用力要由轻到重，稳而持续，使刺激充分到达组织深部。

5. 动作要缓慢，要有一定的节奏。

注意：着力部位不可移动；按压施力的用力原则是由轻而重，再由重而轻，手法操作忌突发突止，以避免造成骨折；指按法接触面较小，刺激较强，常在按后施以揉法，有按一揉三之说，即重按一下，轻揉三下，形成有规律的按后予揉的连续手法操作。

（三）临床应用

指按法适于全身各部位，尤以面部或四肢经穴常用；掌按法适于背部、腰部、下肢后侧以及胸部、腹部等较为平坦的部位；肘按法适用于背腰部和下肢后侧。按法具有舒筋通络、活血止痛、开闭通塞的功效，常用于腰背部筋膜炎、肩周炎、颈椎病、腰椎间盘突出症、头痛、感冒、高血压病、偏瘫等多种病证。

十二、点　法

以指端或屈曲的指间关节部或关节突起处着力于施术部位，持续地进行点压，称为点法。点法具有着力点小、刺激强、操作省力等特点，与压法基本相同，其区别点在于压法的着力面积较大，而点法着力面积较小。"重按为点"，点法从按法出，是一种做点状着力的重按手法。

（一）动作要领

施术者取坐位或站位，用指峰或屈曲的指间关节部或关节突起处或肘尖着力于施术部位，持续地用力按压人体深层组织，并以各着力点为支撑点，由浅至深，先轻后重，缓缓向下用力，令受术者治疗部位下感觉到酸麻重胀等得气感后，术手在原处稍作停留3~10秒，再慢慢抬手至起始位置，然后重复点压。根据着力部位的不同可以分为拇指端点法、拇指指间关节点法、食指指间关节点法、肘点法等。临床以拇指端点法常用。

1. 拇指端点法 手握空拳，拇指伸直并紧靠于食指中节，以拇指端着力于施术部位或穴位上，前臂与拇指主动发力，进行持续点压，亦可采用拇指按法的手法形态，用拇指端进行持续点压（图4-28）。

2. 拇指指间关节点法 屈拇指，以拇指指间关节桡侧着力于施术部位或穴位，拇指端抵于食指中节桡侧缘以助力，前臂与拇指主动施力，进行持续点压（图4-29）。

3. 食指指间关节点法 屈食指，其他手指相握，以食指第一指间关节突起部着力于施术部位或穴位上，拇指末节尺侧缘紧压食指指甲部以助力，前臂与食指主动施力，进行持续点压（图4-30）。

4. 肘点法 屈肘，以尺骨鹰嘴突起处着力于施术部位，以肩关节为支点，上身略倾斜，用上半身的重量由上臂传至肘部，进行持续点压（图4-31）。

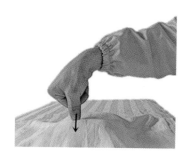

图 4-28 拇指端点法

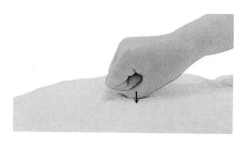

图 4-29 拇指指间关节点法

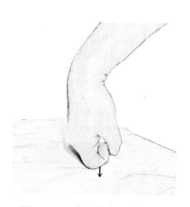

图 4-30 食指指间关节点法

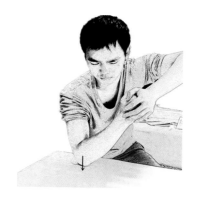

图 4-31 肘点法

（二）操作要求

1. 点法具有着力点小、刺激强、操作省力等特点，与压法基本相同，其区别点在于压法的着力面积较大，而点法着力面积较小。

2. 指点法中拇指端点法宜手握空拳，拇指螺纹面应贴紧食指中节外侧，以免用力时扭伤拇指指间关节；拇指指间关节点法，拇指端应抵在食指中节桡侧缘，如此则拇指得到了助力和固定；食指指间关节点法，宜手指相握成实拳，拇指末节尺侧缘要紧压在食指指甲部以固定和助力。

3. 施术时用力方向宜与受力面相垂直。

4. 点后宜用揉法，以避免气血积聚及点法所施部位或穴位的局部软组织损伤。

5. 肘点法与肘按法的区别在于：肘点法是以肘尖部着力，接触面积小，刺激力度强；肘按法则是以肘尖或肘部的尺骨上段着力，操作时具有缓慢的节律性，而不是持续下压。

6. 用力要由轻到重再到轻，稳而持续，要使刺激充分达到机体的组织深部，要有"得气"的感觉，以能忍受为度。不可突施暴力，既不能突然发力，也不可突然收力。

注意：对年老体弱、久病虚衰的患者不可施用点法，心功能较弱患者忌用。

（三）临床应用

点法适用于全身各部位，主要用于穴位及痛点。指点法常在面部、胸腹部操作；指间关节点法多在四肢关节缝隙处操作；肘点法常在腰背部、臀部及下肢后侧操作。点法具有明显的"以痛止痛"的功效，在治疗操作中可起到开通闭塞、通经止痛、舒筋活络等作用。临床主要用以治疗各种疼痛性病证，如胃脘痛，点脾俞、胃俞；腹痛，点足三里、上巨虚；头痛，点鱼腰、头维、百会、太阳、风池等；牙痛，点合谷、下关、颊车等；落枕，点天宗、拇指根部；腰腿痛，点肾俞、气海俞、大肠俞、关元俞、环跳、承扶、委中、阳陵泉、承山等。

十三、捏 法

以拇指和其他手指在施术部位做对称性的挤压，称为捏法。

（一）动作要领

施术者取自然体位，用拇指与屈曲成弓状的食指中节桡侧面着力或拇指和食、中指指面用力，夹持住治疗部位的皮肤，并相对用力提捏捻搓，随即放松，如此一捏一放反复施术，并循序移动，亦可沿肌肉走行方向移动施术。捏法可单手操作，亦可双手同时操作。根据施术手法的不同可分为二指捏法、三指捏法、五指捏法。

1. **二指捏法** 用拇指和屈曲成弓状的食指中节桡侧面着力（图4-32）。

2. **三指捏法** 用拇指与食、中二指指面着力（图4-33）。

3. **五指捏法** 又称为挪法，是以全掌平放于治疗部位着力。

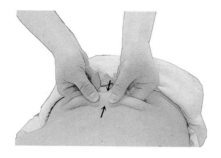

图 4-32　二指捏法

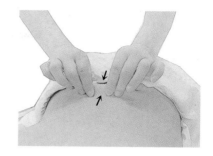

图 4-33　三指捏法

（二）操作要求

1. 拇指与其余手指要以指面着力，不可用指端用力。施力时双方力量要对称。
2. 动作要连贯而有节律性，用力要均匀而柔和。
3. 可在施术部位涂以润滑剂，以防损伤皮肤或造成难忍之皮肤锐痛。

捏法操作简单，容易掌握，但要求拇指与余指具有强劲持久的对合力，所以需长期练习。捏法可单手操作，亦可双手同时操作。

（三）临床应用

捏法常在颈项部、四肢部操作。具有行气活血、舒筋活络的作用，临床多用于疲劳综合征、四肢酸痛、颈椎病、肌肉萎缩等病证。

十四、拿　法

用拇指和其余四指的螺纹面相对用力，将治疗部位或穴位夹持提拿的手法，称为拿法。

（一）动作要领

施术者多取站势，沉肩、垂肘，肩关节外展 30°～45°，前伸 30°左右，屈肘 90°～110°，腕关节略屈，以拇指与食、中二指，或其余手指相对用力，夹持住治疗部位的筋腱或肌束，然后提起，并同时捻揉刺激后再放下，如此反复操作。拿法是推拿治疗常用手法之一，根据着力部位的不同可分为三指拿法、四指拿法与五指拿法。拿法常与揉法结合应用，形成拿揉复合手法。

1. 三指拿法　以拇指与食、中指的指面相对用力，捏住一定部位或穴位处的肌肤，逐渐收紧、提起。腕关节放松，通过拇指同其他手指的对称合力进行轻重交替、连续不断的提捏动作。

2. 四指拿法　以拇指与食、中指及无名指的指面相对用力，捏住一定部位或穴位处的肌肤，用力原则与方法同三指拿法。

3. 五指拿法　以拇指与其余四指的指面相对用力，捏住一定部位或穴位处的肌肤，用力原则与方法同三指拿法（图4-34）。

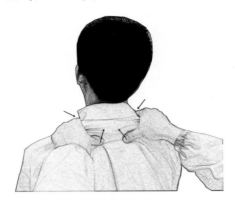

图4-34　五指拿法

（二）操作要求

1. 用拇指和其余手指面着力，不能用指端内扣。
2. 拿法实则为一复合手法，含有捏、提、揉三种成分。
3. 腕部要放松，使动作灵活，连绵不断，且富有节律性。
注意：初习者不可用力久拿，以防伤及腕部与手指的屈肌肌腱及腱鞘。

（三）临床应用

拿法适用于颈项部、肩部、四肢部和头部等部位，具有行气活血、疏经通络、祛风散寒、解痉止痛、软坚散结、开窍发汗等作用，临床上多用于外感头痛、风寒感冒、颈椎病、落枕、肩周炎、软组织损伤、肢体麻木、半身不遂、疲劳综合征等病证。

十五、捻　法

以指面夹持受术指、趾，进行捏揉捻动的手法，称为捻法。

（一）动作要领

施术者取坐位或站位，位于受术者前方，一手握其腕部，一手以拇、食指夹持住其指（趾）根部，或指（趾）间关节，从根部向指（趾）端相对用力做对称性的快速来回搓揉的动作，同时边捻转边由指（趾）根向指（趾）端方向移动。也可夹持住指（趾）间关节，定位在关节周围做反复捻转（图4-35）。

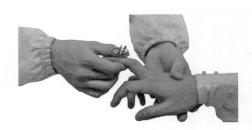

图4-35　捻法

（二）操作要求

1. 拇指与食指在捻动时揉劲宜多，搓劲宜少，两指捻动的方向相反，是一种相向运动。

2. 捻动的速度宜快，而在施术部位移动的速度宜慢。

3. 捻动时动作要灵活连贯，柔和有力，不应僵硬呆滞。

（三）临床应用

本法适用于四肢小关节处，具有理筋通络、滑利关节、活血止痛等功效。捻法常用于指间关节扭伤、类风湿关节炎、屈指肌腱腱鞘炎等。指间关节扭伤，可捻损伤的关节处，以消肿散瘀；类风湿关节炎，四肢小关节肿胀疼痛者，可依次捻治，以理筋通络，滑利关节；屈指肌腱腱鞘炎，以患指的腹侧面为重点进行捻治，以舒筋散结。以上四肢小关节病变均可与拇指按揉法配合应用。

十六、拍　法

用虚掌拍打体表的手法，称为拍法。

（一）动作要领

施术者取坐势或站势，受术者坐位或卧位，施术者五指并拢，掌指关节屈曲，拇指附于食指第 2 指间关节横纹桡侧端，使掌心空虚，构成虚掌。腕关节放松，对准治疗部位以一种富有弹性的巧劲向下拍打，随即"弹起"，并顺势将术手抬起到动作开始的位置，蓄势进行下一个拍打动作（图 4-36）。可单掌进行操作，亦可双掌交替进行。

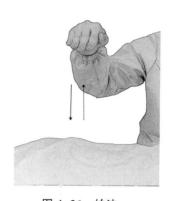

图 4-36　拍法

（二）操作要求

1. 拍击时动作要平稳，要使整个虚掌周边同时接触体表，声音清脆而无疼痛。

2. 手腕要放松。上下挥臂时，力量通过放松了的腕关节传递到手掌，使刚劲化为柔劲。

3. 直接接触皮肤拍打时，以皮肤轻度充血发红为度。

4. 拍击时力量不可有所偏移，否则易拍击皮肤而疼痛。

（三）临床应用

单掌拍法常在脊柱正中线操作，由上到下较重用力拍打；双掌拍法常在脊柱两侧及两下肢后侧操作。本法具有舒筋通络、行气活血、调和脏腑的作用，临床主要用于腰背筋膜劳损、腰椎间盘突出症。拍法常作为推拿结束手法使用，亦常用于保健按摩中。

十七、击 法

用拳背、掌根、小鱼际或桑枝棒有节奏地击打体表一定部位的手法，称为击法。根据着力部位的不同，可分为拳背击法、掌根击法、小鱼际击法、指击法及棒击法。

（一）动作要领

施术者多取站位，操作时先抬臂，使作用部位离开待击部位一定距离，继而上肢相继伸肘、伸腕，以鞭打样动作击打到治疗部位后，随即"弹起"，并顺势将术手抬起到动作开始的位置，蓄势进行下一个击打动作。

1. 拳背击法 手握空拳，腕关节伸直，抬臂、屈腕，使拳背离开待击部位一定距离，继而伸肘、屈腕，用拳背有节律地击打体表的一定部位或穴位（图4-37）。

2. 掌根击法 术手四指并拢，拇指外展自然屈曲，腕关节背伸，使掌根充分暴露，抬臂、屈腕，使掌根离开待击部位一定距离，继而伸肘、屈腕，用掌根有节律地击打体表的一定部位或穴位（图4-38）。

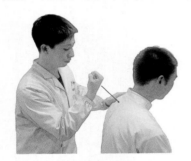

图4-37 拳背击法

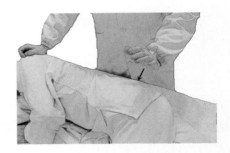

图4-38 掌根击法

3. 小鱼际击法 亦称侧击法，掌指关节伸直，腕关节背伸，四指并拢，拇指自然外展，使小鱼际的尺侧充分暴露，抬臂、屈腕，使小鱼际离开待击部位一定距离，继而伸肘、屈腕，用小鱼际有节律地击打体表的一定部位或穴位。小鱼际击法可单手操作，但一般多双手同时操作，左右交替进行（图4-39）。

4. 指击法 又称啄法，术手手指半屈，腕关节放松，使五指微屈分开成爪状，或轻轻聚拢成梅花状，操作时，沉肩、垂肘，双手五指对准治疗部位，继而以腕关节做主动伸屈运动，使双手五指以轻快的节律在治疗部位上叩击。指击法可单手操作，但一般多双手同时操作，左右交替进行（图4-40）。

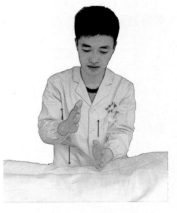

图4-39 小鱼际击法

5. 棒击法 施术者手握桑枝棒下端的1/3，以棒体的前1/3着力，然后抬臂、屈腕，使桑枝棒离开待击部位一定距离，继而伸肘、屈腕，用桑枝棒有节律地击打体表的一定部位或穴位（图4-41）。

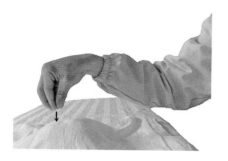

图4-40 指击法

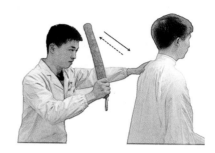

图4-41 棒击法

（二）操作要求

1. 击打时用力要稳，要含力蓄劲，收发自如。
2. 击打时要"弹起"，当一触及受术部位后即迅速弹起不要停留。
3. 击打动作要连续而有节奏，快慢要适中。
4. 击打的力量要适中，应因人、因病而异。

注意：击打时，不同的部位使用不同的力度，避免暴力击打，结核、肿瘤、冠心病患者禁用击法。

（三）临床应用

拳击法，适于腰背部、肩部和四肢部操作；掌击法，适于肩胛骨的内侧缘、臀部的环跳穴处操作；侧击法，适于肩上部、脊柱两侧及下肢后侧部操作；指尖击法，适于头部；棒击法，适于背部、下肢后侧或小腿外侧部操作。击法具有调和气血、舒筋通络、通经止痛的作用，临床多用于颈腰椎疾患引起的肢体酸痛、麻木、风湿痹痛、疲劳酸痛、肌肉萎缩、疲劳综合征等病证，在保健按摩中亦常使用。

十八、弹拨法

本法是由按法和揉法演变而来，在向下按压筋腱的基础上再进行来回拨动，如弹拨琴弦的样子，故称弹拨法，亦称拨法。

（一）动作要领

施术者用拇指指面或食、中指任一指端，或食、中二指并拢用其端面为着力面，操作时，稍用力按压在受术者条索样组织的隆起部，如肌腹，并带动皮肤，沿与条索状组织长轴垂直的方向来回揉动，犹如来回拨动琴弦的样子；若单手指力不足时，亦可以双拇指重叠进行操作（图4-42）。

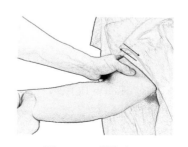

图4-42 弹拨法

（二）操作要求

1. 按压力与拨动力方向互相要垂直。

2. 拨动时拇指不能在皮肤表面有摩擦移动，应带动肌纤维或肌腱、韧带一起拨动。

3. 用力要由轻而重，实而不浮，重而不滞。

4. 拇指适当用力下压至一定深度，待有酸胀感时，再做与肌纤维或肌腱韧带、经络成垂直方向的单向或来回拨动。

5. 拨法在操作时，应注意掌握"以痛为输，不痛用力"的原则。在患处先找到某一体位时最疼痛的一点，以拇指端按住此点不放，随后转动患部肢体，在运动过程中，找到并保持在指面下的痛点由痛变为不痛的新体位，而后施用拨法。

（三）临床应用

拨法主要应用于肩胛骨内侧缘、肱二头肌长头肌腱或短头肌腱、腰肌侧缘、华佗夹脊穴、肩贞穴、曲池穴、环跳穴等处操作，具有解痉止痛、分解粘连、行气活血的作用。临床多用于落枕、颈椎病、肩周炎、网球肘、腰背肌筋膜炎、第 3 腰椎横突综合征、腰椎间盘突出症、梨状肌损伤综合征等病证。

十九、摇 法

沿关节生理运动方向，使关节做被动的环转运动，称摇法，包括颈项部、肩关节、肘关节、腕关节、掌指关节、腰部、髋关节、膝关节及踝关节等。

（一）动作要领

1. 颈项部摇法 受术者坐位，颈项部放松。术者立于其背后或侧后方，以一手扶按其头顶后部，另一手托扶于下颌部，沿颈椎的垂直轴方向，两手臂协调运动，反方向施力，引导头颈做顺时针或逆时针方向的环形摇转，摇动颈椎（图4-43）。

2. 肩关节摇法 肩关节摇法种类较多，可分为托肘环转摇肩法、握手环转摇肩法、大幅度摇肩法等。

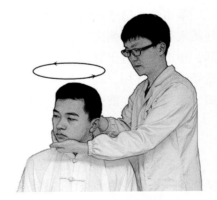

图 4-43 颈项部摇法

（1）托肘环转摇肩法 受术者坐位，肩部放松，被施术侧肘关节屈曲，术者站于其侧，两腿呈弓字步，身体上半部略为前俯。以一手扶按住肩关节上部，另一手托于其肘部，使其前臂放在术者前臂上。然后手臂协同用力，做肩关节顺时针或逆时针方向的中等幅度的环转摇动（图4-44）。

（2）握手环转摇肩法 受术者坐位，两肩部放松，术者一手扶按其肩部，另一手握其手部，稍用力牵伸，同时做肩关节顺时针或逆时针方向的小幅度环转摇动（图4-45）。

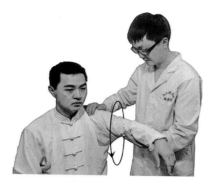

图 4-44　托肘环转摇肩法

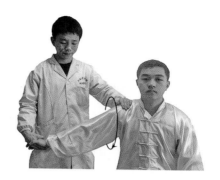

图 4-45　握手环转摇肩法

（3）大幅度摇肩法　术者站于患者前外侧，足呈丁字步。两掌相合，夹持住被施术侧上肢的腕部，牵伸并抬高其上肢至前外方约 45°时，将其上肢慢慢向其前外上方托起。在此过程中，位于下方的一手逐渐翻掌，当上举至 160°时，即可虎口向下握住其腕部；另一手随其上举之势由腕部沿前臂、上臂滑移至肩关节上部。略停之后，两手协调用力，即按于肩部的一手将肩关节略向下按并固定之，握腕一手则略上提，使肩关节伸展。随即握腕一手握腕摇向后下方，经下方复于原位，此时扶按肩部一手已随势沿其上臂、前臂滑落于腕部，呈动作初始时两掌夹持腕部的状态。此为肩关节大幅度摇转一周，可反复摇转数次。在大幅度摇转肩关节时，要配合脚步的移动，以调节身体重心。即当肩关节向上、向后外方摇转时，前足进一步，身体重心在前；当向下、向前外下方复原时，前足退步，身体重心后移（图 4-46）。

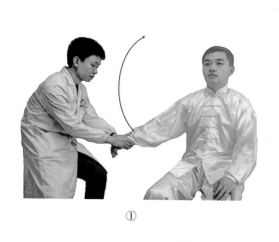
①

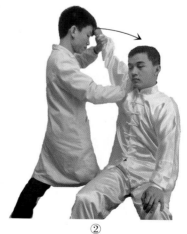
②

图 4-46　大幅度摇肩法

3. 肘关节摇法　受术者坐位或仰卧位，屈肘约 90°左右，术者在其前方以一手托握住其肘后部，另一手握住其腕部，然后握腕手用力引导前臂做顺时针或逆时针方向环转摇动，摇动肘关节（图 4-47）。

4. 腕关节摇法 一法，受术者坐位，掌心朝下。术者双手合握其手掌部，以两拇指扶按于腕背侧，余指端扣于大小鱼际部，两手臂协调用力，在稍牵引情况下引导腕关节做顺时针和逆时针方向的摇转运动（图4-48①）。二法，受术者食指、中指、无名指和小指并拢，掌心朝下。术者以一手握其腕上部，另一手握其并拢的四指部，在稍用力牵引的情况下引导腕关节做顺时针和逆时针方向的摇转运动（图4-48②）。三法，受术者五指并拢，腕关节屈曲。术者以一手握其腕上部，另一手握其并拢到一起的五指部，在稍用力牵引的情况下引导腕关节做顺时针或逆时针方向的摇转运动（图4-48③）。

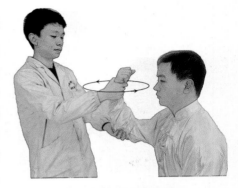

图4-47 肘关节摇法

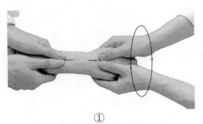

① ② ③

图4-48 腕关节摇法

5. 掌指关节摇法 以一手握住受术者一侧掌部，另一手以拇指和其余四指握捏住五指中的一指，在稍用力牵伸的情况下引导该掌指关节做顺时针或逆时针方向的摇动（图4-49）。

6. 腰部摇法 包括仰卧位摇腰法、俯卧位摇腰法和坐位环转摇腰法。

（1）仰卧位摇腰法 受术者仰卧位，两下肢并拢，屈髋屈膝。术者双手分按其两膝部或一手按膝，另一手按于足踝部，协调用力，做顺时针或逆时针方向的摇转运动（图4-50）。

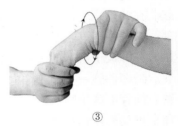

图4-49 掌指关节摇法

（2）俯卧位摇腰法 受术者俯卧位，两下肢伸直。术者一手按压其腰部，另一手臂托抱住双下肢，做顺时针或逆时针方向的摇转。摇转其双下肢时，按压腰部的一手可根据具体情况施加压力，以决定腰部被带动摇转的幅度（图4-51）。

（3）坐位环转摇腰法 受术者取坐位，术者站其右侧或左侧后方，一手按其腰部，

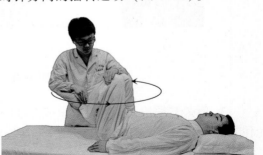

图4-50 仰卧位摇腰法

一手从其胸前绕过握其对侧肩部，牵拉引导其上身顺时针或逆时针方向环转摇动腰椎，环转幅度由小渐大（图4-52）。

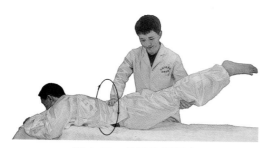

图4-51 俯卧位摇腰法

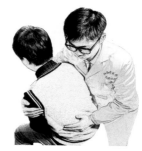

图4-52 坐位环转摇腰法

7. 髋关节摇法 受术者仰卧位，一腿屈髋90°并自然屈膝，另一腿自然伸直，术者一手扶按其膝部，另一手握其足踝部或足跟部，然后两手协调用力，使髋关节做顺时针或逆时针方向的摇转运动，摇动髋关节（图4-53）。

8. 膝关节摇法 受术者仰卧位，一侧下肢伸直放松，另一侧下肢屈髋屈膝。以一手固定膝上部，另一手握其足踝部或足跟部，按顺时针或逆时针方向环转摇动，摇动膝关节（图4-54）。

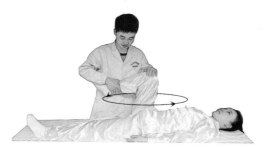

图4-53 髋关节摇法

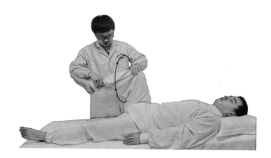

图4-54 膝关节摇法

9. 踝关节摇法 受术者仰卧位，下肢自然伸直。术者坐于其足端，用一手托握起足跟以固定，另一手握住足趾部，然后握足跟部手固定，握足趾部手操纵踝部做顺时针或逆时针方向的环转摇动（图4-55）。

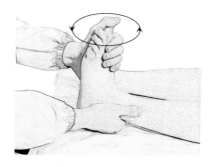

图4-55 踝关节摇法

（二）操作要求

1. 摇转的幅度应由小到大，逐渐增加。人体各关节的活动幅度不同，因此各关节的摇转幅度亦不同，操作时要在人体生理活动范围内进行。

2. 摇转的速度在刚开始的时候要缓慢，可随摇转次数的增加及受术者的逐渐适应稍微增快速度，不可突然快速摇转。

3. 摇动时施力要协调、稳定，除被摇的关节肢体运动外，其他部位不应随之晃动。

注意：对于习惯性关节脱位者，椎动脉型、交感型颈椎病以及颈部外伤、颈椎骨折等病证禁用摇法；做颈椎摇法时，嘱患者睁眼，以防发生头晕，并要随时注意患者反应，如出现不适时，应及时停止。

（三）临床应用

摇法适用于全身各关节部，具有舒筋通络、滑利关节、解除粘连等作用。临床主要适用于各种软组织损伤及运动功能障碍性疾病等。如：落枕、颈椎病、颈项部软组织损伤，可用颈项部摇法；肩关节周围炎、肩部软组织损伤，用肩关节摇法。对肩关节周围炎早期，不宜施用大幅度摇肩法，应小幅度摇动，以患者舒适为准；急性腰扭伤或腰肌劳损、腰椎间盘突出症的恢复期，可用腰部摇法；髋部伤筋，股骨头无菌性坏死等病证，可用髋关节摇法；膝、踝关节扭挫伤，骨折后遗症等，可用膝关节摇法和踝关节摇法。另外，摇法亦常用于保健按摩中。

二十、扳　法

术者双手握住受术关节两端，沿着关节运动轴的方向，使关节做被动的扳动，称为扳法。根据施术部位的不同，主要分为颈椎、胸椎、腰椎、肩、肘、腕、髋、膝、踝等关节扳法，本节只介绍颈椎、腰椎及肩关节的扳法。

（一）动作要领

1. 颈椎扳法　包括颈椎斜扳法、颈椎旋转定位扳法和颈椎侧屈扳法。

（1）颈椎斜扳法　以向左侧扳为例，受术者坐位，颈项部放松，头前倾 10°~15°。术者站于其左侧后方，以一手扶按头顶后部，另一手扶托其下颌部。术者双手先轻轻用力使其头部沿颈椎垂直轴方向左右旋转，待其放松后，两手反向用力将其头部向左旋转至有阻力时，略停顿片刻，随即用巧力寸劲，做一突发性的有控制的快速扳动，使颈椎旋转幅度再扩大 5°~10°，然后再将其头部回旋至起始位。操作到位时常可听到"喀"的弹响声。之后可按同法向另一侧扳动（图 4-56）。另一法，颈椎斜板法亦可在仰卧位情况下施用。患者仰卧位，全身放松，术者坐于其头端。术者以一手扶托于下颌部，另一手置于枕后部，两手协调施力，先缓慢地将颈椎向上牵引，在牵引的基础上将颈向一侧旋转，待其放松后，两手反向用力将其头部向左旋转至有阻力时，略停顿片刻，随即用巧力寸劲，做一突发性的有控制的快速扳动，使颈椎旋转幅度再扩大 5°~10°，然后再将其头部回旋至起始位。操作到位时常可听到"喀"的弹响声。之后可按同法向另一侧方向扳动。此法禁止在仰头下进行大幅度旋转，必须在头前倾 10°~15° 的安全低头位下才能操作，此法能扳动整个颈椎序列。

（2）颈椎旋转定位扳法 患者坐位，颈项放松，低头 10°~15°。术者站于其侧后方，以右手拇指顶按住某一病变颈椎棘突后外侧缘，左手肘关节屈曲用肘窝托住对侧下颌部，先将受术者头部轻轻左右摇动，待其放松后，左手将其头部向左旋转至有阻力时，略停顿片刻，随即用巧力寸劲，做一突发性的有控制的快速扳动，使颈椎旋转幅度再扩大 5°~10°，随即右手拇指朝相反方向拨动棘突，使其归位。此法为矫治单个颈椎椎体扭转的整复手法（图 4-57）。

（3）颈椎侧屈扳法 受术者坐位，术者站于其身后方，用一手拇指按抵住侧弯颈椎凸侧的横突处，另一手相对按住受术者对侧颞部，两手相对用力至侧屈方向有阻力时，待其放松后，略停顿片刻，随即用巧力寸劲，做一突发性的有控制的推冲动作，使侧屈幅度再扩大 5°~10°，使其归位。此法为矫治颈椎侧弯的整复手法（图 4-58）。

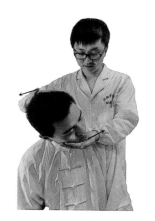
图 4-56 颈部斜扳法

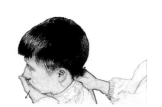
图 4-57 颈椎旋转定位扳法

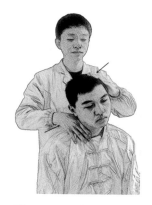
图 4-58 颈椎侧屈扳法

2. 胸椎扳法 包括上胸椎后伸扳法、胸椎对抗复位扳法。

（1）上胸椎后伸扳法 患者坐位，两手交叉上举 180°。术者站于其后方，以左手拇指顶按住上胸段胸椎棘突上，右手在前用前臂按抵在其两上臂下端近肘关节处，先令受术者扩胸，术者两手相反用力推至有阻力时，待其放松后，略停顿片刻，随即用巧力寸劲，双手反向做一突发性的有控制的推冲动作，使侧屈幅度再扩大 5°~10°，同时左手向前瞬间发力推按棘突，使棘突沿额状轴向后反弓。此法为矫治上胸椎后弓的整复手法（图 4-59）。

（2）胸椎对抗复位扳法 患者坐位，两手交叉扣住并抱于枕后部。术者站其后方，两手臂自其两腋下伸入，并握住其两前臂下段，一侧膝部顶压住病变胸椎处，先左右引导受术者上身摇动，待其放松后，握住前臂的两手用力下压，而两前臂则用力上抬，将其脊柱向上向后牵引，同时顶压住患椎的膝部也向前向下用力，以巧力寸劲做一个快速有控制的突发性协同用力，使病变胸椎扳动。此二力反向平行，不会伤到胸椎。此法为矫治上胸椎后弓的整复手法（图4-60）。

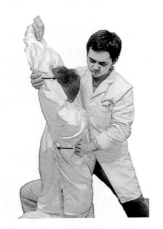

图4-59　上胸椎后伸扳法

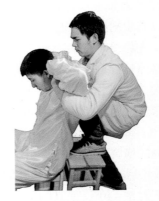

图4-60　胸椎对抗复位扳法

3. 腰椎扳法　包括腰椎斜扳法、腰椎定位旋转扳法、坐位腰椎旋转扳法，均为临床常用手法。

（1）*腰椎斜扳法*　患者侧卧位，患侧下肢在上，屈髋屈膝，健侧下肢在下，自然伸直。术者以一肘抵住其肩前部，另一肘抵于臀部，两肘反向同时施力，先做数次腰部小幅度的摇动，以求其腰部放松，趁其腰部放松之机，术者推肩压臀，使腰部扭转，至有明显阻力时，略停一下，然后施以瞬间快速推冲力，做一个快速增大幅度的突发性扳动，常可听到弹响声，此法能扳动整个腰椎序列（图4-61）。

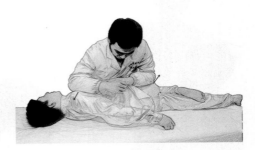

图4-61　腰椎斜扳法

（2）*腰椎定位旋转扳法*　（以棘突向右偏歪为例）患者坐在无靠背的椅子上，右上肢自然下垂，左上肢自然搭在右胁肋部，两腿分开与肩等宽，腰部放松。助手两下肢夹住其左小腿部，双手按压于左大腿上部，以固定其身体下半部。术者位于患者后侧右方，以左手的拇指顶按于腰椎偏歪棘突的右侧方，右手臂从其右腋下穿过，并以右掌按于颈后项部。先令受术者配合腰部前屈，右掌顺势缓慢下压，使其腰部向右旋转至最大限度，稍停片刻后，再顺势发力做一个小幅度的快速牵拉与右旋动作，同时左拇指用力向左侧顶推偏歪棘突，两手协调用力，以瞬间快速推冲力做一个快速增大幅度的突发性扳动，常可听到弹响声（图4-62）。左侧旋扳动作相同，方向相反。

（3）*坐位腰椎旋转扳法*　患者坐位，两下肢分开，与肩同宽，腰部放松。以向右侧旋转扳动为例，术者立在患者对面，以两下肢夹住患者的左小腿部以固定，右臂从其右腋下伸入并以右手抵住肩前部，左手抵住其左肩后部，然后两手协调施力，以左手前推其左肩后部，右手向后拉其右肩，且右臂部同时施以上提之力，使其腰部向右旋转，至有阻力时，以巧力寸劲做一突然的、增大幅度的快速扳动，常可听到弹响声（图4-63）。

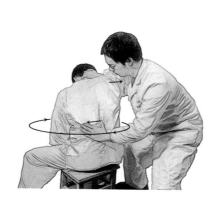

图4-62　腰椎定位旋转扳法

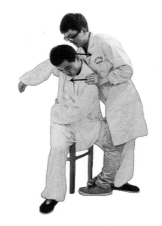

图4-63　坐位腰椎旋转扳法

4. 肩关节扳法　肩关节扳法有肩关节前屈上举扳法、肩关节外展扳法及肩关节内收扳法及肩关节后伸扳法。

（1）肩关节前屈上举扳法　受术者坐位，两臂下垂，肩关节放松。术者立于其前方，以一手扶按其肩部以固定，另一手握其患侧上臂的肘关节上部，缓缓上举患臂至肩关节前屈有阻力位时，稍留片刻，再用瞬间推冲力使其快速越过此阻力点，使肩关节上举幅度增大（图4-64）。

（2）肩关节外展扳法　患者坐位，患侧手臂外展一定幅度。术者半蹲于患肩的外侧，将其患侧上臂的肘关节上部置于术者的一侧肩上，以两手从前后方向将患肩扣住锁紧。然后术者缓缓立起，使其肩关节外展，至有阻力位时，稍留片刻，然后双手与身体及肩部协同施力使其快速越过此阻力点，使肩关节外展幅度增大。如粘连得到分解，可听到"嘶嘶"声或"格格"声（图4-65）。

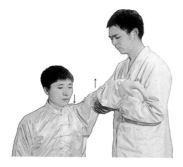

图4-64　肩关节前屈上举扳法

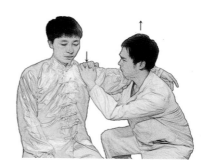

图4-65　肩关节外展扳法

（3）肩关节内收扳法　以左侧为例，患者坐位，患侧上肢于胸前屈肘。术者立于其身体后侧，以左手扶按患侧肩部以固定，右手托握其肘后将患肢向内收方向推动，至有阻力时，稍留片刻，再用瞬间推冲力使其快速越过此阻力点，使肩关节内收范围增大，同时左手用力固定住肩部（图4-66）。

（4）肩关节后伸扳法 以左侧为例，受术者坐位，术者在其右肩前外侧，左手握住其左手腕，右手抵握其患肩后上方，操作时，术者左手用力将患肢向后缓缓抵推，至有阻力时，稍留片刻，再用瞬间推冲力使其快速越过此阻力点，同时，右手用力向前顶按住患肩，使患肩后伸运动范围增大（图4-67）。

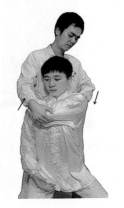 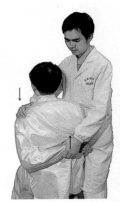

图 4-66　肩关节内收扳法　　　　　　　　图 4-67　肩关节后伸扳法

(二) 操作要求

1. 各关节扳法基本是按三步分阶段进行，第一步是使关节放松，可以通过使关节做小范围的活动或做摇法而逐渐松弛关节；第二步是将关节极度地伸展、屈曲或旋转；第三步是在保持第二步位置的基础上，再用巧力寸劲做一个有控制的稍增大幅度的快速突发性扳动。

2. 要注意扳动的幅度不可逾越关节生理活动范围，超越关节生理活动范围的扳动，轻则损伤关节周围的肌肉、韧带等软组织，重则导致脱位，甚则造成脊髓损伤。

3. 扳法所施之力须为"巧力寸劲"。所谓巧力，是指顺应各关节结构特征和活动范围的手法技巧力，而不是蛮力、拙力，巧力不用很大，但解决问题，蛮力、拙力反而易造成损伤；所谓寸劲，是指所施之力快而突发突止，增大的幅度控制在既能达到效果又不过大而避免损伤。发力的时机准，用力适当也是巧力寸劲的体现。若发力时机过早，关节还有松弛的运动余地，则达不到所需的扳动幅度；若发力时机过迟，关节在极度伸展或屈曲、旋转的状态下停留时间过长，易造成紧张而阻滞扳动操作。若用力过小，则达不到扳法效果，用力过大，则易导致损伤。巧力寸劲出于长期的练习和临床实践。

4. 在颈、胸及腰部施用扳法，常可听到"喀"的弹响声，是关节弹跳或因扭转摩擦所发出的声音，一般认为是关节活动开了或关节复位成功的标志，但不是所有关节都有弹响，对一个关节，不可反复扳动，不可强求弹响。若反复扳动，易使关节紧张度增大，有可能造成不良后果。

5. 在施行扳法前，一定要诊断明确，对脊柱外伤、骨关节结核、骨肿瘤者及有脊髓症状体征者要禁用扳法；对老年人伴有较严重的骨质增生、骨质疏松者要慎用扳法。

（三）临床应用

扳法适用于全身所有运动关节。具有整复关节紊乱、矫正畸形、松解粘连、滑利关节等作用。临床主要用于颈椎病、落枕、寰枢关节半脱位、肩周炎、腰椎间盘突出症、脊椎小关节紊乱、四肢关节外伤后功能障碍等病证。

二十一、拔伸法

固定关节或肢体的一端，牵拉另一端，应用对抗的力量使关节或半关节得到伸展，称为拔伸法，包括颈椎拔伸法、肩关节拔伸法、腕关节拔伸法、指间关节拔伸法、腰椎拔伸法、髋关节拔伸法、骶髂关节拔伸法、膝关节拔伸法及踝关节拔伸法等。

（一）动作要领

1. 颈椎拔伸法　包括坐位颈椎拔伸法、低坐位颈椎拔伸法和仰卧位颈椎拔伸法三种。

（1）坐位颈椎拔伸法　受术者坐位，术者站于其身后，以双前臂前 1/3 处按压在其两侧肩峰处，用双手拇指端分别顶按住其两侧枕骨下方风池穴处，两掌分置于两侧下颌部以托夹助力。动作时，先将受术者的头部向前后、左右各方向摇动，待确认其放松后，将颈椎保留在略前倾的位置，然后术者双手用力夹持其头部两侧，两臂发力向下压肩，使其头部获得一向上的自然提升力，以使颈椎在较短时间内得到持续牵引（图4-68）。

（2）低坐位颈椎拔伸法　受术者坐位，术者站于其身后方取马步稍下蹲，以一手扶于其枕后部以固定助力，另一侧上肢的肘弯部托住其下颌部，手掌则扶住对侧颞部以加强固定。操作时，先将受术者的头部向前后、左右各方向摇动，待确认其放松后，术者上身挺直，双下肢发力从下蹲位逐渐站起至直立势，从而将受术者提起，使其离开凳面，稍停片刻，完成对颈椎的牵引后，再将其缓缓放回凳面。运用此法时不应单纯地用肘部将受术者托起，应固定肘部，利用腰部上升时所发出的力将其提起（图4-69）。

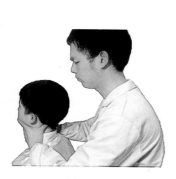

图 4-68

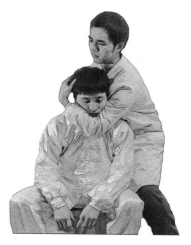

图 4-69

（3）仰卧位颈椎拔伸法　患者仰卧位，术者置方凳坐于其头端。以一手托扶其枕后部，另一手扶托下额部，两足分开踏稳，上身略前倾，腰背挺直，操作时先将受术者的头部向前后、左右各方向摇动，待确认其放松后，双手臂协调将其头部固定，两上肢伸直，用腰背发力，使上身向后仰，并带动受术者的身体在床上滑行移动，使颈椎得到持续的水平位牵引（图4-70）。

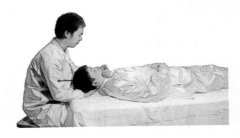

图 4-70

　2. 肩关节拔伸法　包括上举拔伸法、对抗拔伸法和手牵足蹬拔伸法。

　（1）肩关节上举拔伸法　受术者坐位，两臂下垂，肩关节放松。术者立于其侧后方，以一手握住其患侧腕部，另一手握其患侧上臂的肘关节上部，缓缓上举患臂至肩关节前屈有阻力位时，稍留片刻，两手同时协调施力，向其头端方向缓缓拔伸牵引，以钝力持续牵引拔伸（图4-71）。

　（2）肩关节对抗拔伸法　亦称肩关节外展拔伸法。患者坐位，术者立于其患侧，以两手分别握住其腕部和肘部，于肩关节外展位逐渐用力牵拉。同时嘱患者身体向另一侧倾斜，或有助手协助固定其身体上半部，与牵拉之力相对抗（图4-72）。

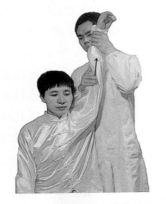

图 4-71　肩关节上举拔伸法

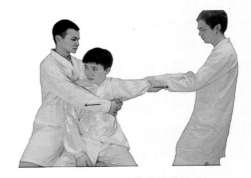

图 4-72　肩关节对抗拔伸法

　（3）肩关节手牵足蹬拔伸法　患者仰卧，患肩侧位于床边。术者坐其患侧旁，以一足跟蹬抵其腋下，双手握住其腕部或前臂部，徐徐向外上方拔伸，手足协调用力，使其患侧肩关节在外展位20°左右得到持续牵引，同时用足跟顶住腋窝与之对抗，持续一定时间后，再逐渐使患肩内收，内旋（图4-73）。

　3. 腕关节拔伸法　受术者坐位，术者立

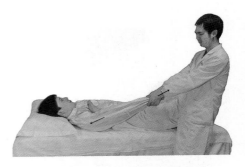

图 4-73　肩关节手牵足蹬拔伸法

于其体侧。一手握住其前臂下端，另一手握其手掌部，双手同时相反方向用力，缓慢地进行拔伸（图4-74）。

4. 指间关节拔伸法　以一手握住患者腕部，另一手捏住患指末节，两手同时施力，相反方向拔伸（图4-75）。

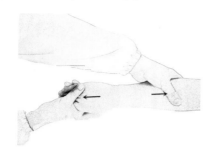

图4-74　腕关节拔伸法

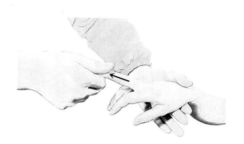

图4-75　指间关节拔伸法

5. 腰椎拔伸法　患者俯卧，双手用力抓住床头。术者立于其足端，以两手分别握其两踝部，向下逐渐用力牵引，在牵引过程中，身体上半部应顺势后仰，以加强牵拉的力量（图4-76）。

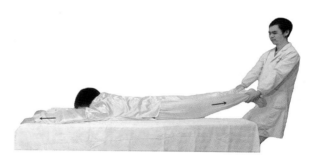

图4-76　腰椎拔伸法

6. 髋关节拔伸法　受术者仰卧，患侧下肢伸直；术者站在其一侧，双手握住患侧小腿下端。术者双手用力先使其屈髋屈膝，然后用瞬间爆发力，向下快速拉直髋膝关节，可重复3~5次。本法术者也可用双手向下，沿下肢纵轴方向持续用力牵拉，牵引力由小到大，待髋关节受力后，继续保持5~10秒钟的持续牵引力，如此反复3~5次（图4-77）。

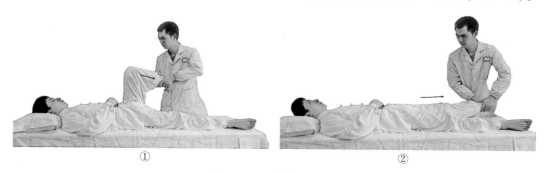

①　　　　　　　　　　　②

图4-77　髋关节拔伸法

7. 骶髂关节拔伸法 患者仰卧位，患侧膝关节略屈，会阴部垫一软枕。术者立于足端，以一手扶按其膝部，另一手臂穿过其腘窝后，握住扶膝一手的前臂下段，并用腋夹住其小腿下段，再以一足跟部抵住其会阴部软枕处，然后手足协同用力，将其下肢向下方逐渐拔伸，身体亦同时随之后仰，逐渐拔伸其骶髂关节（图4-78）。

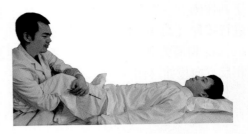

图 4-78 骶髂关节拔伸法

8. 膝关节拔伸法 受术者仰卧，膝关节伸直，一助手用双手握住其大腿下端，术者站在其足侧，用双手握住其患膝小腿下端。术者双手沿下肢纵轴线，向下牵拉小腿，力量由小渐大，待膝关节受力后再继续保持 5~10 秒钟的持续牵引力，如此反复 3~5 次。本法也可用屈伸快速拔伸髋关节的动作结构操作，使膝关节受到瞬间快速的牵引力（图4-79）。

9. 踝关节拔伸法 患者仰卧位。术者以一手握住其患肢的小腿下段，另一手握足掌前部，两手协同施力，向相反方向牵拉拔伸。在牵拉拔伸过程中，可配合进行踝关节的屈伸摇转活动（图4-80）。

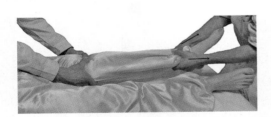

图 4-79 膝关节拔伸法

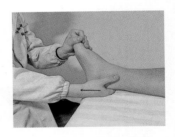

图 4-80 踝关节拔伸法

（二）操作要求

1. 拔伸动作要稳而缓，用力要均匀而持续。

2. 在拔伸的开始阶段，用力要由小到大，逐渐增加，拔伸一定程度后，则需要一个稳定的持续牵引力，不可用突发性的暴力进行拔伸，以免造成牵拉损伤。

3. 根据病情轻重缓急的不同和施术部位的不同，控制拔伸的力量和方向。

注意：在关节复位时不可在疼痛、痉挛较重的情况下拔伸，以免增加患者痛苦。

（三）临床应用

拔伸法适用于脊柱及四肢关节，具有理筋、整复、增宽关节间隙、解除神经挤压、松解粘连等作用。临床常用于颈椎病、腰椎间盘突出症、肌腱韧带离位、关节缩窄、小关节紊乱及半脱位等病证。

第二节 小儿推拿

一、小儿推拿手法

小儿推拿手法源于成人推拿，因此，与某些成人推拿手法在名称、操作、操作要求等方面并无严格的区分，如揉法、推法、摩法、捏脊法等，只是在手法运用时，其用力大小和刺激强度不一样。由于小儿的生理病理特点，决定了小儿推拿手法必须做到轻快柔和，平稳着实。本节将介绍常用的小儿推拿手法。

（一）推法

以拇指或食、中指的螺纹面着力，附着于患儿体表一定的部位或穴位上做单方向直线或旋转推动的手法，称为推法。根据操作方向不同，可分为直推法、旋推法、分推法、合推法四种具体的手法。

1. 动作要领

（1）直推法　以拇指桡侧面或指面，或食、中二指指面在穴位上做单方向直线推动（图4-81）

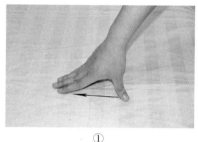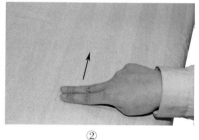

①　　　　　　　　　　　②

图4-81　直推法

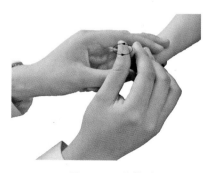

图4-82　旋推法

（2）旋推法　以拇指指面在穴位上做顺时针方向的旋转推动（图4-82）。

（3）分推法　用两手拇指桡侧面或指面，或食、中二指指面自穴位中间向两旁方向推动，或做"∧"形推动称分推法，也称分法（图4-83）。

（4）合推法　用两手拇指桡侧面或指面，或食、中二指指面从穴位两端向中间推动，也称合法（图4-84）。

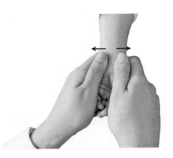

图 4-83　分推法

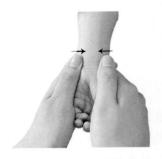

图 4-84　合推法

2. 操作要求　推法是小儿推拿常用手法，一般操作时都需要应用介质。推动时要有节律，频率大约每分钟 200~300 次；用力宜柔和均匀，频率不可忽快忽慢；在某些穴位上推动的方向与补泻有关，应根据不同穴位和部位而定。

3. 临床应用

（1）直推法、分推法常在线状穴、面状穴等处操作；合推法常在大横纹处操作；旋推法常在手指螺纹面等处的穴位操作。

（2）直推法具有调阴阳、和脏腑、理脾胃的作用；旋推法具有活血行气、调阴阳的作用；分推法具有调阴阳、和脾胃、宣肺解表的作用；合推法具有化痰散结的作用。

（二）揉法

以拇指面或中指面，或大鱼际，吸定于一定穴位或部位上，做顺时针或逆时针方向旋转揉动的手法，称揉法。根据着力部位的不同可分为指揉法、鱼际揉法与掌根揉法。

1. 动作要领

（1）**指揉法**　以拇指或中指指端着力，吸定于一定部位与穴位上，做轻柔和缓的环旋揉动，使该处的皮下组织一起揉动（图 4-85）。

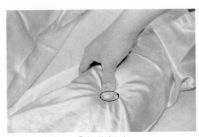

①拇指揉法

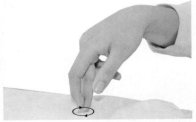

②中指揉法

图 4-85　指揉法

（2）**鱼际揉法**　以大鱼际着力于一定施术部位上，前臂发力，通过腕关节带动着力部位在治疗部位上做轻柔和缓的环旋揉动，使该处的皮下组织一起揉动（图 4-86）。

（3）**掌根揉法**　以掌根着力，吸定于治疗部位上，前臂发力，带动腕部及着力部位连同前臂，做轻柔和缓、小幅度环旋揉动，使该处的皮下组织一起揉动（图 4-87）。

2. 操作要求　揉法是小儿推拿常用手法，操作时压力宜轻柔而均匀，手指紧紧吸附在穴位上，用力着实深透，使该处的皮下组织随手指的揉动一起做回旋揉动，不要在皮肤上摩擦，频率每分钟大约 200~300 次。

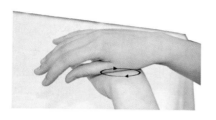

图 4-86　鱼际揉法

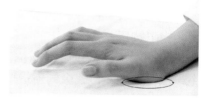

图 4-87　掌根揉法

3. 临床应用

（1）指揉法常在点状穴处操作；鱼际揉和掌根揉常在面状穴处操作。

（2）本法具有调和气血、理气消积、消肿止痛、祛风散热的作用。

（三）摩法

以手掌面或食、中、无名指指面附着于一定穴位或部位上，以腕关节连同前臂做顺时针或逆时针方向环形移动摩擦的手法，称摩法。分为指摩法、掌摩法两种。

1. 动作要领

（1）指摩法　食指、中指、无名指与小指并拢，掌指关节自然伸直，以指面着力，附着于患儿体表的一定穴位或部位上，前臂发力，通过腕关节做顺时针或逆时针方向环形摩动（图 4-88）。

（2）掌摩法　指掌自然伸直，以掌面着力，附着于患儿体表的一定部位上，前臂发力，通过腕关节做顺时针或逆时针方向环形摩动（图 4-89）。

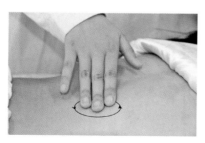

图 4-88　指摩法

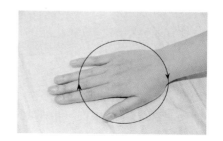

图 4-89　掌摩法

2. 操作要求　本法是小儿推拿常用手法。操作时压力大小适中，速度均匀协调，频率大约每分钟120~160 次。

3. 临床应用

（1）摩法多在头面、脘腹部面状穴处操作。

（2）具有温中健脾、消积导滞、理气活血、消肿退热的作用。

（四）按法

以拇指或手掌在一定穴位或部位上逐渐向下用力按压的手法，称按法。

1. 动作要领

（1）拇指按法　以拇指螺纹面或指端着力，吸定于患儿一定穴位或部位上，垂直用力，向下按压，持续一定的时间，按而留之（图4-90）。

（2）中指按法　以中指指端或螺纹面着力，吸定于患儿一定穴位上，垂直用力，向下按压（图4-91），余同拇指按法。

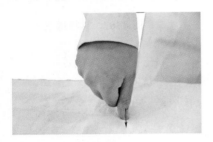

图4-90　拇指按法

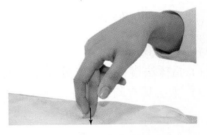

图4-91　中指按法

（3）掌按法　以手掌面着力，吸定于患儿需要治疗的部位上，垂直用力，向下按压（图4-92），余同拇指按法。

2. 操作要求　按压的方向要垂直向下用力，按压的力量要由轻到重，逐渐用力，按而留之。临床应用时拇、中指按法常和揉法配合应用。

3. 临床应用

（1）按法常于点状穴及面状穴处操作。

（2）具有通经活络、散寒止痛的作用。

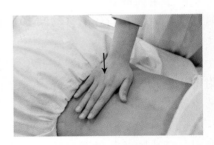

图4-92　掌按法

（五）掐法

以拇指甲掐按一定的穴位或部位的手法，称掐法。

1. 动作要领　拇指伸直，指腹紧贴在食指中节桡侧缘，以拇指甲着力吸定于患儿需要治疗的部位或穴位上，逐渐用力进行切掐，如掐五指节法（图4-93）。

2. 操作要求　掐法是刺激性较强的手法。掐按时要求逐渐用力，达深透为止，注意不要掐破皮肤，掐后宜轻揉局部，以缓解不适。临床上常与揉法配合应用，称掐揉法。

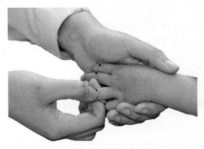

图4-93　掐法

3. 临床应用

（1）掐法常在头面部、手足部点状穴位操作。

（2）具有定惊醒神、通关开窍的作用。

（六）捏法

以单手或双手的拇指与食、中两指或拇指与四指的指面对称性着力，夹持住患儿的肌肤或肢体相对用力挤压并一紧一松逐渐移动的手法，称为捏法。

1. 动作要领

（1）*两指捏法* 食指屈曲，用食指中节桡侧抵住皮肤，拇指前按，两指同时用力提拿皮肤，双手交替捻动向前（图4-94）。

（2）*三指捏法* 用拇指桡侧缘抵住皮肤，食、中指前按，三指同时用力提拿皮肤，双手交替捻动向前（图4-95）。

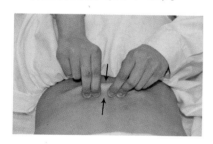

图4-94 两指捏法

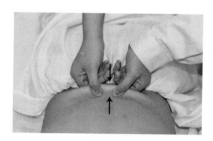

图4-95 三指捏法

2. 操作要求 操作时捏起皮肤多少及提拿用力大小应适当。若捏得太紧，不容易向前捻动推进；若捏得太少则不容易提起皮肤。捻动向前时，不可歪斜，需做直线移动。

3. 临床应用

（1）捏法多用于背部操作。

（2）具有舒筋通络、行气活血的作用。

（七）运法

以拇指面或中指面在一定的穴位或部位上做弧形或环形移动的手法，称运法。

1. 动作要领 以一手托握住患儿手臂，另一手以拇指或食指、中指的螺纹面着力，轻附在患儿治疗的部位或穴位上，做由此穴向彼穴的弧形运动（图4-96），或在穴周做周而复始的环形运动（图4-97）。

2. 操作要求 运法宜轻不宜重，宜缓不宜急，要在体表环绕摩擦移动，不带动皮下肌肉组织，频率一般宜每分钟80~120次。

3. 临床应用

（1）运法常在点状穴、面状穴、线状穴及小儿头面部和手部腧穴处操作。

（2）具有理气活血、舒筋活络的作用。

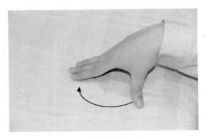

图 4-96　运法

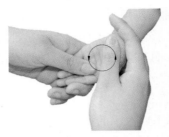

图 4-97　运内八卦

(八) 捣法

以中指端或食指、中指屈曲的指间关节部着力，有节律地叩击穴位的手法，称为捣法。

1. 动作要领　患儿坐位，以一手握住患儿食指、中指、无名指与小指，使手掌向上，以另一手中指的指端或食指、中指屈曲后的第 1 指间关节突起部着力，前臂主动运动，通过腕关节的屈伸运动，带动着力部位做有节律的叩击（图 4-98）。

2. 操作要求　捣击时取穴要准确，发力要稳，有弹性，一般叩击 5~20 次左右。

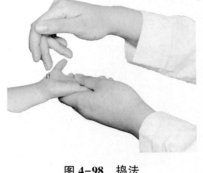

图 4-98　捣法

3. 临床应用

（1）捣法多用于点状穴处操作，尤其是小天心穴。

（2）具有安神定志的作用。

(九) 拿法

以拇指与食指、中指相对夹捏住一定部位或穴位处的肌筋，逐渐用力内收，并做一紧一松的拿捏动作的手法，称为拿法。有"捏而提起谓之拿"的说法。

1. 动作要领　以单手或双手的拇指与食指、中指的螺纹面相对着力，稍用力内收，夹捏住一定部位或穴位处的肌筋，并做一紧一松、持续不断的提捏动作（图 4-99、图 4-100）。

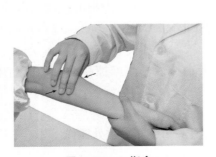

图 4-99　三指拿

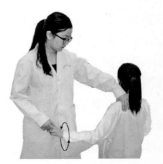

图 4-100　拿肩井法

2. 操作要求　用力宜由轻而重，缓慢增加，拿捏松紧适度，动作柔和而灵活。操作时不可突然用力或使用暴力。

3. 临床应用

（1）拿法适用于颈项部、肩部、腹部、四肢部。

（2）具有行气活血，疏经通络、祛风散寒等作用。

（十）擦法

以手在患儿体表做直线往返摩擦运动的手法，称为擦法。分为掌擦法、大鱼际擦法、指擦法等。

1. 动作要领　以拇指或食指、中指、无名指的指面，或手掌面、大鱼际、小鱼际部分着力，附着于一定部位或特定穴，通过上臂前后摆动，带动肘关节的屈伸运动和着力部分在患儿体表做直线往返摩擦运动，使之产生一定的热量（图 4-101、图 4-102）。

2. 操作要求　着力部分要紧贴体表，用力均匀，动作连续不断。操作时要涂抹介质，不可擦破皮肤。

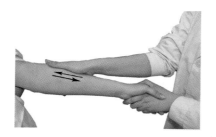

图 4-101　大鱼际擦法

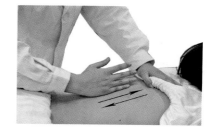

图 4-102　小鱼际擦法

3. 临床应用

（1）掌擦法多用于肩背部、胸胁部；大鱼际擦法多用于四肢部；指擦法多用于头面、四肢穴位等。

（2）具有祛风散寒、消肿散结、行气活血、健脾和胃等作用。

（十一）搓法

以双手掌侧对称性夹住患儿肢体的一定部位，相对用力快速搓揉的手法，称为搓法。

1. 动作要领　以双手的指掌面着力，相对用力夹住患儿肢体做方向相反的快速搓揉（图 4-103）。

2. 操作要求　用力宜对称均匀，柔和适中。搓动要快，移动要慢。

3. 临床应用

（1）搓法主要用于胁肋部，也可用于四肢部。

（2）具有调和气血、舒筋通络等作用。

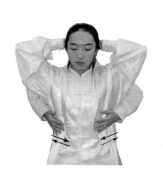

图 4-103　搓法

二、小儿推拿特定穴

小儿推拿除了运用十四经穴、经外奇穴外，有很多穴位是小儿推拿所特有的，称为小儿推拿特定穴（图4-104、图4-105、图4-106）。小儿推拿特定穴不同于经络学说中的经穴与奇穴，具有以下特点：不仅具有孔穴点状，还有线状和面状；大多数穴位分布在头面和上肢（特别是双手），胸腹腰背及下肢则较少。

小儿推拿特定穴有其特殊的位置与作用，决定了有其特殊的动作要领；操作次数仅供6个月~1岁小儿推拿参考，具体操作时应根据小儿年龄大小、身体强弱、病情轻重灵活增减。

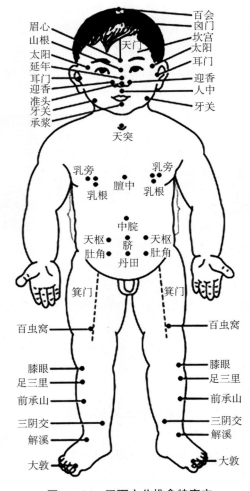

图4-104　正面小儿推拿特定穴

（一）头面部常用穴

1. 天门
位置　两眉中间至前发际呈一直线。

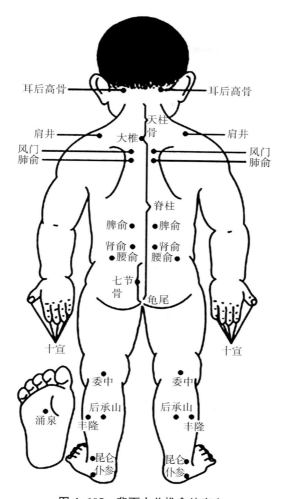

图 4-105　背面小儿推拿特定穴

应用　常用于发热、感冒、头痛、惊风的治疗。

操作　两拇指面或桡侧面自下向上交替直推，称为推天门。操作 30~50 次。

2. 坎宫

位置　自眉头沿眉向眉梢呈一直线。

应用　常用于发热、头痛、头晕、感冒、惊风、目赤痛的治疗。

操作　以两手拇指面或桡侧面自眉头向眉梢方向分推，称为推坎宫。操作 30~50 次。

3. 太阳

位置　眉梢后凹陷处。

应用　常用于发热、头痛、感冒、目赤痛的治疗。

操作　以两手拇指面或中指面按揉该穴，称为揉太阳；以两手拇指桡侧面自太阳穴向耳方向直推，称为推太阳。操作 30~50 次。

4. 山根

位置　鼻根处。

应用　常用于昏迷、惊风、抽搐的治疗；本穴常用于诊断，如山根青筋暴露为脾胃虚寒或惊风。

操作　以拇指甲掐 3~5 次。

5. 耳后高骨

位置　耳后高骨微下凹陷处。

应用　常用于感冒、头痛、惊风、抽搐、烦躁不安的治疗。

操作　以两手拇指面或中指面按揉该穴，称为按揉耳后高骨。操作 30~50 次。

（二）胸腹腰背部常用穴

1. 乳旁

位置　乳头外侧旁 2 分处。

应用　常用于胸闷、咳嗽、痰鸣、恶心、呕吐的治疗。

操作　以中指或食指揉该穴，称为揉乳旁。操作 100~300 次。

2. 腹

位置　腹部。

应用　常用于腹胀、腹痛、恶心、呕吐、食欲不振、腹泻、便秘的治疗。

操作　以手掌面或手指面顺时针或逆时针方向摩 5 分钟。

3. 腹阴阳

位置　自中脘斜向两胁下肉软处呈一直线。

应用　常用于乳食停滞、恶心、呕吐、食欲不振、腹胀的治疗。

操作　以两手拇指面或桡侧面自中脘向两胁下肉软处分推，称为分推腹阴阳，操作 100~300 次。

4. 脐

位置　肚脐正中。

应用　常用于腹泻、腹胀、腹痛、恶心、呕吐、便秘、肠鸣的治疗。

操作　以拇指面揉肚脐 100~300 次。

5. 丹田

位置　小腹部。

应用　常用于小腹胀痛、疝气、小便短赤、小便闭、遗尿的治疗。

操作　以拇指面揉 100~300 次。

6. 肚角

位置　腹部两侧之肚筋。

应用　常用于腹痛、腹胀、痢疾的治疗，尤其是寒痛、伤食痛效佳。

操作　以两手拇指面与食中指指面提拿该穴 3~5 次，称为拿肚角。

7. 天柱骨

位置　自枕骨下，沿后发际正中，至大椎穴呈一直线。

应用　常用于感冒、恶心、呕吐、项强、咽痛的治疗。

操作 以拇指面或食、中指指面自枕骨下向下推至大椎穴。操作 300~500 次。

8. 七节骨

位置 自第 4 腰椎至尾椎骨端呈一直线。

应用 常用于腹泻、便秘、脱肛、痢疾的治疗。

操作 以拇指面或食、中指指面自第 4 腰椎推至尾椎骨端，或从自尾椎骨端推至第 4 腰椎，分别称为推下七节骨、推上七节骨。操作 100~300 次。

9. 龟尾

位置 尾椎骨端下方凹陷处。

应用 常用于腹泻、便秘、脱肛、痢疾的治疗。

操作 以拇指端或中指端揉尾椎骨端下方凹陷处 100~300 次。

10. 脊柱

位置 从尾椎骨端至大椎穴呈一直线。

应用 常用于疳积、伤食、腹泻、便秘、腹胀、腹痛、恶心、呕吐、脱肛、痢疾、遗尿、夜啼、惊风、发热的治疗。捏脊法是小儿保健常用手法。

操作 以捏法从尾椎骨端捏至大椎穴 3~5 遍，称为捏脊。

（三）上肢部常用穴

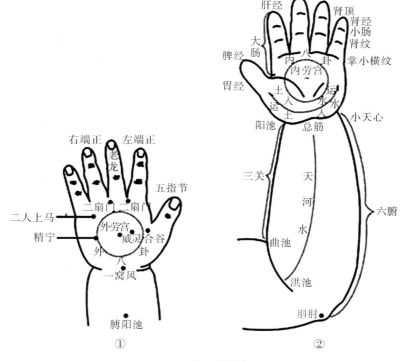

图 4-106 上肢小儿推拿特定穴

1. 脾经

位置　拇指末节螺纹面。

应用　常用于食欲不振、恶心、呕吐、腹泻、便秘、痢疾、咳嗽、黄疸的治疗。

操作　以拇指面旋推该穴或沿拇指桡侧面自指尖向指根方向直推为补法，沿拇指桡侧面自指根向指尖方向直推为清法。操作300~500次。

2. 肝经

位置　食指末节螺纹面。

应用　常用于惊风、目赤、头痛、头晕、抽搐、烦躁不安、五心烦热、口苦咽干的治疗。

操作　以拇指面旋推该穴或自指尖向指根方向直推为补法，自指根向指尖方向直推为清法。操作300~500次。

本穴宜用清法，少用补法。若肝虚应补时则以肾经代之，补肾即补肝。

3. 心经

位置　中指末节螺纹面。

应用　常用于五心烦热、口舌生疮、小便短赤、惊惕不安、高热神昏的治疗。

操作　以拇指面旋推该穴或自指尖向指根方向直推为补法，自指根向指尖方向直推为清法。操作300~500次。

4. 肺经

位置　无名指末节螺纹面。

应用　常用于感冒、发热、胸闷、咳嗽、痰鸣、气喘、自汗、脱肛的治疗。

操作　以拇指面旋推该穴或自指尖向指根方向直推为补法，自指根向指尖方向直推为清法。操作300~500次。

5. 肾经

位置　小指末节螺纹面。

应用　常用于先天不足、久病体虚、五更泄泻、咳嗽喘息、遗尿、疝气的治疗。

操作　以拇指面旋推该穴或自指根向指尖方向直推为补法，自指尖向指根方向直推为清法。操作300~500次。

本穴多用补法，需用清法时多用清小肠代之。

6. 大肠

位置　食指桡侧缘，自指尖至指根呈一直线。

应用　常用于腹泻、便秘、腹胀、腹痛、恶心、呕吐、脱肛、痢疾、肛门红肿的治疗。

操作　以拇指面或桡侧面自指尖向指根方向推为补，反之为清。操作300~500次。

7. 小肠

位置　小指尺侧缘，自指尖至指根呈一直线。

应用　常用于小便短赤、水泻、尿闭、口舌生疮的治疗。

操作　以拇指面或桡侧面自指尖向指根方向推为补，反之为清。操作300~500次。

8. 十王

位置　两手十指尖端。

应用　常用于神昏、惊风、抽搐的治疗。

操作　以拇指指甲依次掐两手十指指尖。

9. 四横纹

位置　食、中、无名、小指第一指间关节横纹处。

应用　常用于疳积、伤食、腹胀、腹痛、气血不和、咳喘、口唇破裂的治疗。

操作　以拇指甲掐该穴 3~5 遍，然后，以拇指面揉该穴，操作 300~500 次，或以拇指面推该穴，操作 300~500 次。

10. 掌小横纹

位置　小指根下，掌纹尺侧头。

应用　常用于喘咳、口舌生疮的治疗，为治疗肺炎、百日咳的要穴。

操作　以拇指端或中指端按揉该穴，操作 100~300 次。

11. 肾顶

位置　小指顶端。

应用　常用于自汗、盗汗的治疗。

操作　以中指端或食指端按揉小指末端处 100~300 次。

12. 天门入虎口

位置　拇指尺侧缘，自指尖至虎口呈一直线。

应用　常用于痢疾、腹痛的治疗。

操作　以拇指面或桡侧面，自指尖推至虎口。操作 100~300 次。

13. 内劳宫

位置　在手掌心，屈指时中指与无名指中间凹陷处。

应用　常用于发热、烦躁不安、五心烦热、小便短赤、口疮、夜啼、目赤痛的治疗。

操作　以拇指端或中指端揉该穴 100~300 次。

14. 小天心

位置　大小鱼际交界处凹陷中。

应用　常用于惊风、抽搐、烦躁不安、五心烦热、小便短赤、夜啼、目赤痛的治疗，为治疗眼病的主穴。

操作　以拇指端或中指端揉该穴 100~300 次。或以中指端或屈曲的指间关节捣该穴 10~20 次。

15. 内八卦

位置　以手掌心为圆心，从圆心到中指根的 2/3 为半径画圆，八卦穴即在此圆上。

应用　常用于食欲不振、乳食停滞、腹泻、腹胀、嗳气、胸闷、咳嗽的治疗。

操作　以拇指面或中指面，顺时针或逆时针方向，做运法 100~300 次。

16. 板门

位置　手掌大鱼际平面。

应用　常用于食欲不振、乳食停滞、恶心、呕吐、腹泻、腹胀、嗳气的治疗。

操作　以拇指端或中指端揉该穴 300~500 次。或以拇指面或桡侧面推手掌大鱼际平面 100~300 次。自指根推向腕横纹，称为板门推向横纹；反之，称为横纹推向板门。

17. 胃经

位置　大鱼际桡侧缘自指根向腕横纹呈一直线。

应用　常用于恶心、呕吐、腹胀、嗳气、烦渴善饥、吐血的治疗。

操作　以拇指面或桡侧面推该穴 300~500 次。自指根向腕横纹方向推为补，反之为清。

18. 运土入水

位置　自拇指尖端，经手掌边缘、小指掌面稍偏尺侧，至小指尖呈一弧线。

应用　常用于痢疾、便秘、小便短赤、恶心、呕吐、腹胀的治疗。

操作　以拇指面或拇指桡侧面，自拇指尖端，运至小指尖。操作 100~300 次。

19. 运水入土

位置　自小指尖经小指掌面稍偏尺侧，手掌边缘，至拇指尖端呈一弧线。

应用　常用于食欲不振、痢疾、腹胀的治疗。

操作　以拇指面或拇指桡侧面，自小指尖运至拇指尖端。操作 100~300 次。

20. 大横纹

位置　仰掌，掌后横纹。

应用　常用于寒热往来、惊风、抽搐、烦躁不安、五心烦热、小便短赤、夜啼、食欲不振、腹痛、腹胀的治疗。

操作　以两手拇指面或桡侧面自中间向两侧分推 100~300 次。

21. 总筋

位置　手腕掌侧横纹的中点。

应用　常用于惊风、抽搐、烦躁不安、五心烦热、夜啼、牙痛、口舌生疮的治疗。

操作　以拇指或中指端按揉该穴 100~300 次，治疗惊风多用掐法。

22. 端正

位置　中指指甲根两侧 1 分处。

应用　常用于腹泻、恶心、呕吐、痢疾、惊风、抽搐的治疗。

操作　以拇指指甲掐揉该穴 30~50 次。

23. 老龙

位置　中指背指甲根中点上 1 分处。

应用　常用于高热神昏、惊风抽搐的急救。

操作　以拇指指甲掐该穴 3~5 次。

24. 五指节

位置　掌背五指第 1 指间关节处。

应用　常用于惊风、惊惕不安、咳嗽风痰、夜啼的治疗。

操作　以拇指指甲依次掐掌背五指第 1 指间关节处 30~50 次。

25. 二扇门

位置　手背中指本节两旁凹陷处。

应用　常用于感冒、身热无汗、惊风抽搐的治疗，揉二扇门为发汗有效手法。

操作　以拇指或食指偏峰揉手背中指本节两旁凹陷处 300~500 次。

26. 外劳宫

位置　手背中央，第 3、4 掌骨间，与内劳宫相对处。

应用　常用于腹痛、腹胀、肠鸣、泄泻、恶心、脱肛、遗尿、疝气的治疗。

操作　以拇指端或中指端揉该穴。操作 100~300 次。

27. 威灵

位置　手背外劳宫旁，第 2、3 掌骨间。

应用　常用于惊风、抽搐、昏迷不醒的急救。

操作　以拇指指甲掐该穴 3~5 次，继而揉 10~20 次。

28. 精宁

位置　手背外劳宫旁，第 4~5 掌骨间。

应用　常用于疳积、痰喘、干呕的治疗。与威灵穴合用能加强开窍醒神的作用。

操作　以拇指指甲掐该穴 3~5 次，或以中指端或食指端揉 100~300 次。

29. 二人上马

位置　手背，第 4、5 掌指关节后凹陷中。

应用　常用于小便短赤、痰喘、腹痛、泄泻、脱肛、遗尿、疝气、体虚、伤食的治疗。

操作　以拇指端或中指端揉 100~500 次。

30. 一窝风

位置　手背腕横纹正中凹陷处。

应用　常用于感冒、腹痛、关节屈伸不利的治疗。

操作　以拇指端或中指端揉手背腕横纹正中凹陷处 100~300 次。

31. 膊阳池

位置　手背腕横纹正中上 3 寸处。

应用　常用于便秘、小便短赤、感冒头痛的治疗，便秘、头痛效佳。

操作　以拇指端或中指端揉手背腕横纹正中后 3 寸处 100~300 次。

32. 三关

位置　前臂桡侧，自腕横纹至肘横纹呈一直线。

应用　常用于腹痛、泄泻、畏寒、病后虚弱、风寒感冒、四肢无力、风寒感冒、发热无汗、疹出不透的治疗。本穴性温热，主治一切虚寒病证。

操作　以拇指桡侧面或食、中指指面，自腕横纹推至肘横纹 100~300 次。

33. 天河水

位置　前臂掌面正中，自腕横纹至肘横纹呈一直线。

应用　常用于热性病证，如感冒发热、内热、潮热、烦躁不安、五心烦热、小便短赤、口疮、夜啼、口渴、惊风的治疗。

操作　以拇指桡侧面或食中指指面，自腕横纹推至肘横纹 100～300 次。

34. 六腑

位置　前臂尺侧，从肘尖至腕横纹呈一直线。

应用　常用于热性病证，如高热神昏、烦躁不安、惊风、鹅口疮、咽喉肿痛、面肿、热痢、大便干结的治疗。

操作　以食、中指指面，从肘推至腕 100～300 次。

（四）下肢部常用穴

1. 箕门

位置　大腿内侧面，从膝上缘至腹股沟呈一直线。

应用　常用于水泻、小便短赤、尿闭的治疗。

操作　以食中指指面，从膝上缘推至腹股沟。操作 100～300 次。

2. 百虫窝

位置　膝内上缘，血海上 2 寸处。

应用　常用于神昏、惊风、抽搐、下肢瘫痪的治疗。

操作　以拇指端或中指端按揉该穴。操作 100～300 次。

3. 足三里

位置　髌韧带外侧凹陷下 3 寸处。

应用　常用于食欲不振、恶心、呕吐、腹泻、腹痛、腹胀的治疗。为小儿保健穴之一。

操作　以双手拇指端按揉该穴 100～300 次。

4. 涌泉

位置　屈趾，足掌心前凹陷中。

应用　常用于发热、五心烦热、呕吐、腹泻的治疗。

操作　以拇指端或中指端揉该穴 100～300 次。

第三节　推拿介质与热敷

利用介质和热敷是推拿临床常用的两种辅助方法，很多手法的操作常借助介质来完成，如摩擦类手法等，而且手法与介质、热敷结合运用，可明显提高临床疗效。

一、介　质

推拿时，为了减少对皮肤的摩擦损伤，或者为了借助某些药物的辅助治疗作用，在推拿治疗部位的皮肤上，涂上一定的润滑剂或药物制剂，这种润滑剂或药物制剂统称为介质，也称为递质。应用各种药物制成的药膏作为推拿时的介质，也称为膏摩。如《圣济总论·卷四》指出："若疗伤寒以白膏摩体，手当千遍，药力乃行，则摩之用药，又不可不知也。"张景岳在《景岳全书》中也提出以麻油作为介质，指出"治发热便见腰痛者，以热麻油按痛处揉之可止"。应用介质既可以减少对皮肤的损伤，又可以通过药物制剂的吸收，加强手法作用，提高治疗效果。目前，推拿临床中运用的介质有很多，详述如下。

（一）介质的种类与作用

1. 滑石粉　即医用滑石粉。有润滑皮肤、干燥除湿的作用。适用于各种病证，是临床上最常用的介质之一。

2. 葱姜汁　由葱白和生姜捣烂取汁使用，也可将葱白和生姜切片，浸泡于95%酒精中使用。有祛风解表、温经散寒的作用，常用于冬春季节，多用于治疗风寒感冒及小儿虚寒病证。

3. 冬青膏　由冬青油、薄荷脑、凡士林与少许麝香配制而成。有温经散寒、活血化瘀、消肿止痛的作用，常用于治疗风湿痹痛及软组织损伤。

4. 薄荷水　取适量鲜或者干薄荷叶，用开水浸泡一定的时间，放凉去渣待用。有清热解表、清利头目的作用，常用于治疗小儿风热感冒。

5. 木香水　取少量木香，用开水浸泡一定的时间，放凉去渣后使用。有行气、活血、止痛的作用，常用于急性扭挫伤及肝气郁结所致的胁肋疼痛等症。

6. 凉水、井水　有清凉肌肤与退热的作用，一般用于外感发热。

7. 红花油　由冬青油、红花、薄荷脑配制而成。有舒筋活络、消肿止痛的作用，常用于急性或慢性软组织损伤。

8. 液状石蜡　可加强手法透热的作用而提高疗效，常用于擦法和刮痧，适用于肌肉劳损。

9. 白酒　有散寒除湿、通经活血的作用，也可降温，一般用于急性扭挫伤和外感发热。

10. 外用药酒　取当归30g，乳香20g，没药20g，血竭10g，马钱子10g，川芎10g，生地10g，桂枝30g，川草乌各20g，冰片1g，浸泡于1.5kg高浓度白酒中，1周后即可使用。有行气活血、消肿止痛的作用，适用于各种慢性软组织损伤、寒湿性关节炎等病证。

（二）介质的选择

1. 辨证选择　根据中医理论进行辨证分型，不同的证型选择不同的介质。从总体来说可分为两大类，即辨寒热。寒证，选用有温经散寒作用的介质，如葱姜水、冬青膏等；热证，选用有清凉退热作用的介质，如凉水、薄荷水等。

2. 辨病选择　根据病情的不同，选择不同的介质。软组织损伤，如关节扭伤、腱鞘炎等可选用有活血化瘀、消肿止痛、舒筋活络作用的介质，如红花油、冬青膏等；小儿肌性斜颈可选用润滑性能较强的滑石粉等；发热可选用清热性能较强的白酒、凉水等。

3. 根据年龄选择 一般而言，成年人不论粉剂、水剂、酒剂、油剂均可应用；老年人常用的介质有酒剂与油剂；小儿常用的介质主要有滑石粉、葱姜汁、薄荷水、凉水等。

二、热 敷

运用热敷法治疗某些疾病，在我国已有两千多年的历史，《内经》中记载的"熨"法即为热敷法。古代应用热敷法的方法有很多，有药熨、汤熨、酒熨、葱熨、土熨等。热敷的主要作用是透热，根据不同的病情，配合多种药物，以加强温经通络、活血祛瘀、散寒止痛的作用。

热敷法可分为湿热敷和干热敷两种，在推拿临床中以湿热敷最常用。

（一）湿热敷

湿热敷一般在手法操作后应用，既能加强手法的治疗效果，也可减轻因手法刺激过度使机体局部所产生的不良反应。

1. 湿热方

（1）传统推拿热敷方

组成：红花 10g，桂枝 15g，乳香 10g，没药 10g，苏木 50g，香樟木 50g，宣木瓜 10g，老紫草 15g，伸筋草 15g，钻地风 10g，路路通 15g，千年健 15g。

主治：关节扭挫伤、寒湿痹证、关节酸痛等。

（2）简化推拿热敷方

组成：香樟木 50g，豨莶草 30g，桑枝 50g，虎杖根 50g。

主治：因扭挫伤而引起的疼痛肿胀，并治疗肢体酸楚等。

（3）海桐皮汤

组成：海桐皮 6g，透骨草 6g，乳香 6g，没药 6g，当归 6g，川椒 10g，川芎 10g，红花 3g，威灵仙 6g，白芷 6g，甘草 3g，防风 6g。

主治：因跌打损伤而引起的疼痛等。

（4）五加皮汤

组成：当归 10g，没药 10g，五加皮 10g，皮硝 10g，青皮 10g，川椒 10g，香附子 10g，丁香 3g，麝香 0.3g，老葱 3g，地骨皮 3g，丹皮 6g。

主治：伤后瘀血疼痛及劳损等。

（5）八仙逍遥汤

组成：防风 6g，荆芥 6g，川芎 10g，甘草 3g，黄柏 6g，苍术 10g，丹皮 10g，川椒 10g，苦参 15g。

主治：因跌仆损伤而引起的体表肿硬疼痛、风湿疼痛、肢体酸痛等。

2. 操作

（1）根据病情选用适当的方剂。

（2）将中草药置于布袋内，扎紧袋口，放入锅内，加适量清水，加热煮沸数分钟。

（3）趁热将毛巾在药液中浸透后拧干。根据治疗部位的需要，折成方形或长条形，外敷于患部。待毛巾不太热时，即用另一块毛巾换上。一般换2~4次即可。

3. 注意事项

（1）热敷时必须暴露患部，因此室内要保持温暖并无风，以免患者感受风寒。

（2）毛巾必须折叠平整，使热量均匀传递，不易烫伤皮肤。

（3）热敷时可隔着毛巾使用拍法，但切勿按揉，被热敷的部位不可再使用其他手法，否则容易破皮。

（4）热敷的温度应以患者能忍受为度，要避免发生烫伤，对皮肤感觉迟钝的患者尤需注意。

（二）干热敷

1. 理气止痛方

组成：食盐500g。

主治：胸腹饱闷疼痛、气滞胀痛。

操作：将食盐置于锅内，在炉火上炒热。然后取布袋1个，将炒热的盐放入布袋内。令患者仰卧，将包着食盐的布袋置于患者胸部，然后将此袋缓缓地自胸部向腹部移动，如此反复数次。

2. 祛积滞方

组成：枳壳30g，莱菔子30g，大皂角1条，食盐15g。

主治：食积痰滞结于胃脘。

操作：将上药共研为末，用白酒炒热，然后用布包好，乘热敷于胃脘处。

第四节　推拿意外的预防及处理

推拿疗法是一种安全有效而较少有副作用的治疗方法，但若手法的应用不当，或患者精神过于紧张，或体位不适，也会出现一些异常情况。

一、晕　厥

患者由于精神紧张或体质虚弱或过度劳累、饥饿，或术者手法过重过强，患者在接受推拿治疗过程中，突然出现头晕目胀、心慌、胸闷泛呕，严重者四肢厥冷、出冷汗，甚至晕倒等现象。

处理：应立即停止手法，使患者取头稍低位仰卧，轻者静卧片刻或服温开水或糖水后可恢复正常，重者可配合掐人中、十宣等急救穴位或采用现代急救措施治疗。

二、皮下出血

由于手法过重，或施术时间过长，或老年性毛细血管脆性增加，或患者有血小板减少症，在推拿部位可出现皮下出血。

处理：发现后局部应立即停止推拿，但一般不必处理，若局部青紫严重者，待出血停止后可用缓摩法或热敷以消肿散瘀。

三、烫 伤

是由于湿热敷不当，导致局部出现水疱而发生局部烫伤。

处理：立即停止湿热敷，轻者涂抹烫伤膏，重者用无菌注射器抽出水疱内的液体，不必剪去表皮，防止感染。

四、破 皮

患者在接受治疗的过程中，局部皮肤出现发红、疼痛、破裂的现象。

处理：立即停止手法治疗，做好皮肤的消毒和保护，防止感染。

第五节 推拿适应证、禁忌证与注意事项

一、推拿的适应证

推拿的应用范围极为广泛，其适应证可涉及骨伤、内、外、妇、儿、五官等科疾病。

1. 骨伤科疾病中的关节错缝、腰痛、胸胁迸伤、腰椎间盘突出症、颈椎病、落枕、肩周炎、类风湿关节炎、颞颌关节功能紊乱症、骨折后遗症与各种软组织病变等。

2. 内科疾病中的头痛、失眠、胃脘痛、胃下垂、便秘、腹泻、呃逆、肺气肿、癃闭、胆囊炎、哮喘、高血压病、心绞痛与糖尿病等。

3. 外科疾病中的乳痈初期、褥疮和手术后肠粘连等。

4. 妇科疾病中的痛经、闭经、月经不调、盆腔炎与产后耻骨联合分离症等。

5. 儿科疾病中的发热、腹泻、呕吐、便秘、痢疾、疳积、咳嗽、百日咳、遗尿、尿闭、夜啼、惊风、肌性斜颈与小儿麻痹证等。

6. 耳鼻喉科疾病中的近视眼、鼻炎、声门闭合不全、耳鸣耳聋、咽喉痛等。

二、推拿的禁忌证

有下列情况者不宜进行推拿治疗。

1. 患有化脓性感染、脊髓炎、骨关节结核、恶性肿瘤、传染病的患者。

2. 皮肤破损，如烧伤、烫伤等，局部不宜进行推拿。

3. 急性损伤 24 小时之内，防止出血水肿加剧。

4. 骨折、脱位的早期。

5. 原因不明的急性脊柱损伤或伴有脊髓症状患者。

6. 老年人尤其是冠心病、高血压患者，慎用或不用重刺激手法。

7. 严重骨质增生、骨质疏松慎用或不用关节运动类、按压类手法。

8. 过劳、过饥、过饱、醉酒的患者。

9. 月经期妇女及孕妇小腹、腰骶部不宜进行推拿，其他部位慎用拍、击等重刺激手法，痛经患者除外。孕妇某些特殊穴位也禁止推拿，如合谷、三阴交等。

三、推拿的注意事项

1. 医者手指甲应修剪圆滑，手上不宜佩戴装饰品，以免擦伤皮肤和影响治疗。

2. 在推拿治疗过程中，要认真操作，态度和蔼，并随时注意患者对手法治疗的反应，若有不适，应及时进行调整，以防发生意外。

3. 在治疗时，除直接接触患者皮肤操作的手法如擦法、捏法等以外，其余手法在施术时，一般用治疗巾覆盖被治疗的肢体或局部，以便于治疗。

4. 年老体弱、久病体虚或饥饿、剧烈运动后，手法不宜过重。

下篇 治疗篇

第五章 针灸推拿治疗总论

第一节 针灸治疗总论

针灸治疗疾病，是以中医基础理论为指导，运用针灸的方法，根据患者的具体情况进行辨证论治。疾病的发生、发展和临床证候表现虽然错综复杂，但究其原因，则不外乎人体阴阳失去相对平衡，主要反映在人体脏腑经络功能的失调。针灸治疗，就是根据阴阳、脏腑、经络学说，运用四诊诊察疾病以获取病情资料进行辨证，以明确疾病的病因病机、病位、病性和病情的标本缓急，在此基础上进行相应的配穴处方，依方施术，以通其经络，调其血气，使阴阳归于相对平衡，从而达到治愈疾病的目的。

一、针灸治疗作用

古代医家在长期的医疗实践中，总结出针灸具有调和阴阳、疏通经络、扶正祛邪的作用。针灸治疗作用的现代研究不仅从多方面证实了针灸具有这些治疗作用，而且深化了人们对针灸治疗作用机理的认识。

（一）调和阴阳

调和阴阳是指运用针灸等方法，通过经络、腧穴和针灸手法的作用，使阴阳之偏盛偏衰得以纠正。阴阳学说是中医基本理论的重要内容，对认识人体、认识疾病、辨证论治等均具有重要指导作用。若因六淫七情等因素导致人体阴阳的偏盛偏衰，失去相对平衡，就会使脏腑经络功能活动失常，从而引起疾病的发生，"阴胜则阳病，阳胜则阴病。"针对人体疾病的这一主要病理变化，运用针灸方法调节阴阳的偏盛偏衰，可使机体转归于"阴平阳秘"的状态，恢复脏腑经络的正常功能，从而达到治愈疾病的目的。正如《灵枢·根结》所载："用针之要，在于知调阴与阳。调阴与阳，精气乃光，合形与气，使神内藏。"阐述了针灸治病的关键在于调节阴阳的偏盛偏衰，使机体阴阳调和，精气充足，形气相合，神气内存。

针灸调和阴阳的作用，主要是通过腧穴配伍和针刺手法完成的。例如：胃火炽盛引起的牙痛，属阳热偏盛，治宜清泻胃火，取足阳明胃经穴内庭，针用泻法。寒邪伤胃引起的胃痛，属阴邪偏盛，治宜温中散寒，取足阳明胃经穴足三里、胃的募穴中脘，针用泻法，并灸。肾阴不足，肝阳上亢引起的眩晕，属阴虚阳亢证，治宜育阴潜阳，补足少阴经穴太溪，泻足厥阴经穴行间，以协调阴阳。

此外，由于阴阳之间可相互化生，相互影响，故治阴应顾及阳，治阳应顾及阴，所以又有"从阴引阳，从阳引阴"等方法，这些方法的核心仍是调和阴阳。

（二）疏通经络

疏通经络是指运用针灸等方法，通过腧穴和针灸手法的作用，使经络疏通、气血畅达，达到治疗疾病的目的。经络"内属于腑脏，外络于肢节"，经络功能正常，气血运行通畅，则"内溉脏腑，外濡腠理"，各脏腑器官得以濡养，脏腑体表得以沟通，人体的机能活动相对平衡，从而维护人体健康不病。若经络功能失常，气血运行受阻，则会影响人体正常功能活动，进而出现病理变化，引起疾病的发生。针灸通过刺激某些经脉上的腧穴，可以使经络功能失常得以纠正，从而解除由此产生的病理反应，治愈疾病。这就是针灸疏通经络作用所产生的治疗效应。

中医认为，许多疾病的发生、发展和变化都和经络气血运行状态有着不可分割的联系，针灸对经络气血的疏通、调和作用决定了针灸治疗的广泛性和通用性。例如：痛证的基本病理机制是经络的气血不通，针灸正是利用其疏通经络的作用，达到"通则不痛"的治疗效果。

（三）扶正祛邪

扶正，就是扶助正气，提高机体抗病能力；祛邪，就是祛除病邪，消除致病因素的影响。疾病的发生、发展及其转归的过程，实质上是正邪相争的过程。正盛邪祛则病情缓解，正虚邪盛则病情加重。因此，扶正祛邪是保证疾病趋向良好转归的基本法则。

针灸治病，就在于能够发挥其扶正祛邪的作用。临床运用针灸手法中的补法，选配一定的腧穴，可以起到扶正的作用；运用针灸手法中的泻法，选配一定的腧穴，可以起到祛邪的作用。具体运用时还要根据邪正消长、转化情况，区别病证的标本缓急，分辨针下得气是邪气还是正气，随机应用扶正祛邪的法则。

二、针灸治疗原则

针灸治疗原则是针灸治疗疾病时所依据的准则。它对于针灸选穴处方，以及操作方法的运用等都具有重要的指导意义。

古代医家对针灸治疗原则已有明确的论述，如《灵枢·九针十二原》云："凡用针者，虚则实之，满则泄之，菀陈则除之，邪胜则虚之。"《灵枢·经脉》载："盛则泻之，虚则补之，热则疾之，寒则留之，陷下则灸之，不盛不虚，以经取之。"根据中医治疗学的基本思想和针灸治疗疾病的具体实践，可将针灸治疗原则归纳为标本缓急、补虚泻实、清热温寒、三因制宜等。

（一）标本缓急

标与本是一对相对概念，具有本末、主次、先后、因果等多种含义，常用来说明疾病的本质与现象，以及疾病过程中矛盾的主次、先后关系。标本缓急是说疾病有标本缓急的不同，治疗有先后主次之分。标本的相对性常随疾病过程中的具体情况而划分：从邪正关系来看，正气是本，邪气是标；从疾病发生来看，病因是本，症状是标；从病变部位来看，内脏是本，体表为标；从发病的先后来看，先病是本，后病是标。因此，在临床上要从复杂多变的病证中分辨其标本缓急，来确定治疗上的先后主次。根据《内经》"治病必求其本"，"谨察间甚，以意调之，间则并行，甚则独用"的治疗思想和临床实践的经验总结，标本缓急的运用原则有以下几个方面：

1. 治病求本 治病求本，就是在治疗疾病时，必须寻求疾病的本质，而后针对疾病的本质进行治疗。临床症状只是疾病反映于外的现象，通过辨证，由表及里，由现象到本质进行分析，找出疾病发生的原因、病变的部位、病变的机制，归纳为某一证型，然后，针对这一具体证型立法处方，以达到治病求本的目的。治病求本是中医治疗疾病的根本原则，对于其他治疗原则也具有重要的指导作用。如头痛，可由多种原因引起，如外感、血虚、血瘀、痰阻、气郁、肝阳上亢等，选取局部腧穴治疗，虽可起到缓解疼痛的作用，但容易复发。必须针对引起头痛的原因，辨证选用相应经脉的腧穴予以治疗，才能收到较好的效果。

2. 急则治标 急则治标，是说在标病紧急，甚或危及生命时，或后发之标病影响先发之本病治疗时，应先治标病的一种治疗原则。主要是针对某种病情较急迫，如不急治，则可转为危重的情况而制订的。在特殊情况下，病情表现为标病急于本病，论治时则应随机应变，先治标病，后治本病。如治疗某些疾病引起的二便不通，则当先通其便，然后治其本病，即张景岳所说："盖二便不通，乃危急之候，虽为标病，必先治之，此所谓急则治其标也。"又如高热，不论何种原因应先选取大椎、合谷、曲池等穴进行针刺以泻热。

3. 缓则治本 缓则治本，是说在标病（症）不急时，针对病证本质进行治疗的一种治疗原则。当某些疾病发展过程中出现了由于该病所引发的其他病变，但又不属于危急症状时，仍应以治疗本病为主。因为治愈了本病，由其所引发的病变也会随之消失。如肺痨患者由于阴虚燥热，常见有午后发热、咳嗽等，治疗时不应把重点放在退热上，而应着重于滋阴润肺以治其本，解决了阴虚肺燥，发热、咳嗽等症则随之消失。

4. 标本兼治　标本兼治，是在标病与本病并重时的一种治疗原则。标病与本病或俱急，或俱缓，若单治标或单治本都不能适应病证的治疗要求，需兼顾标本进行治疗。例如：肝病引起的脾胃不和，可在治肝的同时兼调脾胃；正虚邪实的鼓胀病，单纯扶正或单纯祛邪都对病情不利，唯有标本同治，攻补兼施，才有可能获得比较理想的疗效。

（二）补虚泻实

补虚泻实即扶正祛邪。疾病的演变过程，从邪正关系来说，是正气与邪气双方互相斗争的过程，邪正斗争的胜负决定着疾病的转归和预后，通过扶正祛邪，改变邪正双方的力量对比，使其有利于疾病向痊愈方向转化。

补虚就是扶助正气，泻实就是祛除病邪。《素问·通评虚实论》说："邪气盛则实，精气夺则虚。"可见，虚指正气不足，实指邪气有余。虚者宜补，实者宜泻。《灵枢·经脉》说："盛则泻之，虚则补之……陷下则灸之，不盛不虚以经取之。"《灵枢·九针十二原》说："虚则实之，满则泄之，菀陈则除之，邪盛则虚之。"都是针对虚证、实证的治疗原则，也是针灸治疗的基本原则。

1. 补虚　"虚则补之""虚则实之"，是指虚证用补法。适用于以正气虚为主要矛盾，而邪气也不盛的虚性病证，如气虚、阳虚、血虚、阴虚者。针灸补虚，常取偏补性能的关元、气海、命门、膏肓、足三里、太溪等腧穴和有关脏腑经脉的背俞穴、募穴、原穴等，并结合针灸手法之补法的施用，达到补的目的。"陷下则灸之"，属于虚则补之的范畴，是指气虚下陷而引起的病证，灸治为主以补气举陷。

2. 泻实　"盛则泻之""满则泄之""邪盛则虚之"，都是泻损邪气的意思，可统称为"实则泻之"，是指实证用泻法。适用于以邪实为主要矛盾，而正气未衰的实性病证，如表邪亢盛、痰涎壅塞、食物中毒、食积胀满等。针灸泻实，常取偏泻性能的大椎、合谷、行间、委中、水沟、十宣、十二井等穴，只针不灸，施用泻法或点刺出血，以达到泻实的目的。"菀陈则除之"，属于实者泻之的范畴，泛指络脉瘀阻而引起的病证，刺血为主以清除瘀血。

3. 补泻兼施　疾病的临床证候常表现为虚实夹杂，治疗上应根据虚实的主次关系，决定补泻的先后与轻重缓急，扶正与祛邪合并使用或先后使用。补泻兼施，即扶正与祛邪兼用。扶正兼祛邪，适用于正虚为主的虚实夹杂证；祛邪兼扶正，适用于以邪盛为主的虚实夹杂证。要注意扶正与祛邪之间的作用关系，做到扶正不留邪、祛邪不伤正。如肝实脾虚证，临床常见胁肋胀痛、嗳腐吞酸的肝实症状，又同时兼见腹痛、食欲不振、便溏等脾虚症状，治疗时应泻足厥阴肝经和足少阳胆经，补足太阴脾经和足阳明胃经。

（三）清热温寒

本治疗原则是针对热性病证和寒性病证制订的。热性病证用清法，即以寒治热，寒性病证用温法，即以热治寒，均属于正治法。

1. 清热　清热即清法，是用针灸法疏风清热、清热解毒、泻热开窍的一种治法，用于热证的治疗。热指邪热亢盛，或为气血壅盛，或为外感风热引起的表热证，或为五脏六腑有热的里热证，或为气血壅盛于经络局部的局部热证。《灵枢·经脉》载："热则疾之。"《灵枢·九针十二原》云："刺诸热者，如以手探汤。"指出热性病证的治疗原则是针刺用浅刺疾出或点刺出血，手法宜轻而快，不留针。如表热证，常取大椎、曲池、合谷等穴，并疾出其针，以宣散热邪。五脏热者，选择相应腧穴而刺之，以泻其热；热在经络局部者，用毫针散刺，或三棱针点刺，或皮肤针叩刺局部出血，以疏散其热。

2. 温寒　温寒即温法，是用针灸温通经络、温养阳气、回阳救逆的一种方法，用于寒证的治疗。寒是指疾病的性质属寒，或为外感寒邪引起的表寒证，或为寒湿痹阻经脉所致的寒痹证，或为阳气不足引起的脏寒证。《灵枢·经脉》载："寒则留之。"《灵枢·九针十二原》云："刺寒清者，如人不欲行。"指出寒性病证的治疗原则是深刺而久留针，以达温经散寒的目的。若寒邪在表，留于经络者，艾灸施治最为相宜。若寒邪在里，凝滞脏腑，则针刺应深而久留，或配合施行烧山火针刺手法，或加用艾灸，以扶阳祛寒，温通经脉。

（四）三因制宜

三因制宜，指因时、因地、因人制宜，即根据季节（包括时辰）、地理环境和治疗对象的不同情况而制订适宜的治疗方法。

1. 因时制宜　因时制宜是根据不同的季节和时辰特点，制订适宜的治疗方法。四时气候的变化，对人体的生理功能、病理变化均可产生一定影响。春夏之季，阳气升发，人体气血趋向体表，病邪伤人多在体表；秋冬之季，阴气渐盛，人体气血潜藏于内，病邪伤人多在深部。治疗上，春夏宜浅刺，秋冬宜深刺。人体气血流注呈现出与时辰变化相应的规律，针灸治疗注重取穴与时辰的关系，强调择时选穴，如子午流注针法、灵龟八法、飞腾八法均是择时选穴治疗疾病的方法，也是因时制宜治疗原则的具体运用。此外，在针灸临床上还应根据疾病发病规律注意针刺的时机问题，如治疗疟疾宜在发作前 2~3 小时进行针刺，痛经宜在月经来潮前开始治疗，一般能收到较好的效果。

2. 因地制宜　因地制宜是根据不同的地理环境特点，制订适宜的治疗方法。由于不同的地理环境、不同的气候条件和不同的生活习惯，人体的生理活动和病理特点也有区别，治疗方法亦有差异。《素问·异法方宜论》："北方者……其地高陵居，风寒冰冽，其民乐野处而乳食，脏寒生满病，其治宜灸焫。南方者……其地下，水土弱，雾露之所聚也，其民嗜酸而食腐，故其民皆致理而赤色，其病挛痹，其治宜微针。"说明针灸治疗方法的选用与地理环境、生活习惯和疾病性质等有密切关系。

3. 因人制宜　因人制宜是根据患者的性别、年龄、体质等不同特点，制订适宜的治疗方法。男女性别不同，各有其生理特点，尤其是妇女有月经、怀孕、生产等情况，治疗时应予注意。年龄不同，生理机能及病理特点亦不同，治疗时应予以区别。《灵枢·逆顺肥瘦》："年质壮大，血气充盈，肤革坚固，因加以邪，刺此者，深而留之。"患者的个体差异是决定针灸治疗方法的重要因素。

三、针灸配穴处方

针灸配穴处方是以中医基本理论为依据，在辨证论治的原则指导下，选取适当的腧穴和刺灸方法组合而成。针灸治病主要是通过针刺、艾灸等刺激腧穴来完成的。根据病情，在辨证立法的基础上，制订正确的针灸处方是能否取得疗效的关键。因此，选取适当的腧穴，采用正确的针灸方法，是针灸配穴处方的主要内容。

（一）选穴原则

针灸临床选穴以脏腑经络学说为指导，其基本原则是循经选穴。在循经选穴的基础上，常用的选穴方法有近部选穴、远部选穴、对症选穴。

1. 近部选穴 近部选穴是指在病证的局部或邻近部位选取穴位的方法，又称"局部选穴"，是根据腧穴能治疗所在部位的局部和邻近部位病证的规律提出的，即"腧穴所在，主治所在"。多用于治疗病位较局限和体表部位反应较为明显的病证，如鼻塞选迎香，口㖞选颊车、地仓，胃痛选中脘、梁门，肩痛选肩髎、肩髃，眼病选睛明、瞳子髎，耳病选耳门、听宫等。

2. 远部选穴 远部选穴是指在距离病变部位较远的部位选取穴位，又称"远道选穴"。这一选穴原则是根据腧穴具有远治作用的特点提出来的，体现了"经脉所过，主治所及"的规律。人体的许多腧穴，尤其是四肢肘、膝关节以下的经穴，不仅能治疗局部病证，而且还可以治疗本经循行所及的远隔部位的病证。其临床应用时有本经选穴和异经选穴。

（1）**本经选穴** 是指经脉循行的部位（包括脏腑、组织器官和体表诸部位）发生疾病，就在其经脉上选取腧穴进行治疗。如肺病选太渊、尺泽，脾病选三阴交、太白，胃病选足三里、内庭，心病选内关、大陵，肾病选太溪、阴谷，肝病选太冲、曲泉，腰痛选委中、昆仑等。

（2）**异经选穴** 是指某经或其所属的脏腑器官发生病变，选取其相表里经脉或其他相关经脉上的腧穴进行治疗。其中包括表里经选穴、同名经选穴、相关经选穴等。如胃痛取与胃相表里的脾经穴公孙，与胃有关经脉的腧穴如肝经太冲、心包经的内关等；胸胁疼痛选支沟、阳陵泉，属同名经选穴。

3. 对症选穴 对症选穴，亦称随症选穴，是指针对某些全身症状或疾病的病因病机而选取腧穴的方法，是根据中医理论和腧穴主治功能而提出来的。临床上有许多疾病往往难以明确其病变部位，如发热、失眠、多梦、自汗、盗汗、虚脱、抽搐、昏迷等，可以按照对症选穴的原则选取适当腧穴。如发热选大椎、曲池、合谷，昏迷选人中、十宣，虚脱选关元、神阙，自汗选足三里、关元，盗汗选阴郄、复溜，便秘选支沟、天枢，气病选膻中，血病选血海等。

（二）配穴方法

配穴方法是在选穴的基础上，根据不同病证治疗的需要，选择具有协同作用的两个或两个以上的腧穴同时配合应用的方法。主要包括本经配穴法、表里经配穴法、上下配穴法、前后配穴法和左右配穴法等。配穴是选穴原则的具体应用，配穴是否得当，直接影响治疗效果。配穴时要处理好主与次的关系，坚持少而精的原则，突出主要腧穴的作用，适当配伍次要腧穴。

1. 本经配穴法 是以经络循行分布特点为配穴依据的方法。即某一脏腑、经脉发生病变时，即选取某一脏腑、经脉的腧穴配成处方。此法多用于治疗单一的脏腑、经脉病证。如肺病咳嗽选中府、尺泽、太渊等。《灵枢·厥病》载："厥头痛，项先痛，腰脊为应，先取天柱，后取足太阳"等，即属本法的应用。

2. 表里经配穴法 是以脏腑经络的阴阳表里关系为配穴依据的方法。即某一脏腑、经脉有病时，选其表里经腧穴组成处方。此法多用于治疗相表里的脏腑、经络病证。《灵枢·五邪》载："邪在肾，则病骨痛，阴痹取之涌泉、昆仑。"这是表里经配合应用。特定穴应用中的原络配穴法，是本法在临床上的具体运用。

3. 前后配穴法 前指胸腹，后指腰背，是前后腧穴配合使用的配穴方法。此法多用于治疗脏腑病证。如胃脘痛，前选中脘、建里，后选胃俞、脊中；心胸疾病前取巨阙，后取心俞；肺虚咳嗽前取中府，后取肺俞等。《灵枢·官针》所指的"偶刺法"及特定穴应用中的俞募配穴法等均属于本法在临床上的具体运用。

4. 左右配穴法 是根据经脉循行交叉的道理，左病可以右取，右病可以左取，还可以左右同时并取的方法。左右配穴法源于《内经》中的"巨刺""缪刺"，多用于治疗头面、四肢、脏腑的病证。如面瘫取对侧合谷，偏头痛取对侧阳陵泉、侠溪，心悸取双侧内关，胃痛取双侧足三里等。

5. 上下配穴法 是指上部腧穴与下部腧穴同时配伍组方治疗疾病的方法。上，指上肢和腰部以上的腧穴；下，指下肢和腰部以下的腧穴。此法临证应用较广，可治疗头面、四肢、躯干、脏腑病证。如偏头痛，上肢取外关，下肢取丘墟；头项强痛上取天柱，下取昆仑；胸胁痛上取支沟，下取阳陵泉；偏瘫上取肩髃、曲池、合谷，下取环跳、足三里、解溪；胃痛上取内关，下取足三里。《百症赋》载："强间、丰隆之际，头痛难禁……观其雀目肝气，睛明、行间而细推。"《天元太乙歌》："心痛手颤少海间，欲要除根针阴市。"此外，特定穴中的八脉交会穴的配合应用，是本法在临床上的具体运用。

6. 远近配穴法 是以病变部位为依据，在病变的近部和远部同时选穴配伍成方的方法。此法临床应用较广，可治疗头面、四肢、躯干、脏腑病证。如胃病取中脘、足三里，鼻塞取迎香、合谷，头晕取百会、太冲，腰痛取肾俞、大肠俞、委中等。

（三）组成变化

针灸的配穴处方固然有一定的原则，但在临床应用时，虽用同一个腧穴处方，由于针灸补泻、施术的先后、针刺的深浅、留针的长短等不同作用，所产生的效果也就有所不同。在运用针灸处方时，不能固执成方，必须通过配穴处方组成变化来适应病情的需要。组成变化大致有以下几个方面。

1. 针刺手法的变化　针刺的深浅与处方的作用有极为密切的关系，如临床上常用同一处方，由于针刺的深浅不同，所起的疗效就有显著的差别。《灵枢·官针》就明确指出，"疾浅针深，内伤良肉，皮肤为痛；疾深针浅，病气不泻，反为大脓"。因此据方施治时，一方面要考虑不同腧穴部位针刺深浅不同，而另一方面还必须因病、因时、因人的不同而灵活施术。针刺方向除了与穴位所在部位有关外，还与病情有关。《内经》中的合谷刺、关刺等各种刺法的变化对处方作用的影响值得重视。针刺补泻，作用有别。补与泻是针灸施治的基本法则，其操作方法和作用完全不同。《灵枢·终始》说："凡刺之道，气调而止，补阴泻阳，音气益彰，耳目聪明，反此者血气不行。"由于补泻操作不同，在同一个腧穴处方中，可以起完全相反的作用。如临床上补合谷，泻三阴交，有行气活血、通经化瘀之效，用以治血滞经闭；反之若泻合谷，补三阴交，则有理气养血固经之效，治疗月经过多或崩漏之疾。所以《灵枢·邪气脏腑病形》说："补泻反则病益笃。"

2. 施术先后的变化　针灸处方有主次之分，施术有先后之别。《灵枢·五色》曰："病生于内者，先治其阴，后治其阳，反者益甚，其病生于阳者，先治其外，后治其内，反者益甚。"《灵枢·周痹》也说："痛从上下者，先刺其下以遏之，后刺其上以脱之；痛从下上者，先刺其上以遏之，后刺其下以脱之。"临床施术时一般先上后下，先阳后阴，先背后腹，先头面躯干后四肢。但在特殊情况下，就应考虑施术的先后。

3. 刺灸方法的变化　针与灸虽然同属于外治法，但其作用并不尽同，在临床应用上也有所区别，"针所不为，灸之所宜"。临床应用时应根据具体病情，酌情施术，考虑用针、用灸或针灸并用，或多灸少针，或多针少灸，或刺络拔罐，或点刺出血等，才能取得应有的效果。

4. 腧穴加减的变化　一个处方中的腧穴增减不仅关系到治疗效果，而且会改变处方的主治作用。一般来说，处方中的主穴不变，随着病情的变化而加减腧穴。如临床上取合谷为主，配曲池为理上焦的要方，若与三阴交相配，则可行气活血，调理月经，若与复溜相配，则可发汗、止汗，若与太冲相配，则可镇静、镇痛，治疗痹证、中风口㖞。

四、特定穴的应用

特定穴是十四经穴中具有特殊治疗作用，又冠以特定称号的一类腧穴。包括五输穴、原穴、络穴、背俞穴、募穴、八会穴、八脉交会穴、郄穴、下合穴、交会穴等。由于这些腧穴的分布和作用的不同，故其临证具有特殊的应用方法。

（一）五输穴的应用

五输穴是十二经脉分布于肘膝关节以下的井、荥、输、经、合五类腧穴的简称。这些腧穴的分布特点是从四肢末端依次按井、荥、输、经、合的次序向肘膝部位排列，每经 5 穴，十二经共有 60 穴。五输穴与五行配属，在五行属性上阴经与阳经各不相同，详见表 5-1、表 5-2。

表 5-1 阴经五输穴表

经脉名称	井（木）	荥（火）	输（土）	经（金）	合（水）
手太阴肺经	少商	鱼际	太渊	经渠	尺泽
手厥阴心包经	中冲	劳宫	大陵	间使	曲泽
手少阴心经	少冲	少府	神门	灵道	少海
足太阴脾经	隐白	大都	太白	商丘	阴陵泉
足少阴肾经	涌泉	然谷	太溪	复溜	阴谷
足厥阴肝经	大敦	行间	太冲	中封	曲泉

表 5-2 阳经五输穴表

经脉名称	井（金）	荥（水）	输（木）	经（火）	合（土）
手阳明大肠经	商阳	二间	三间	阳溪	曲池
手少阳三焦经	关冲	液门	中渚	支沟	天井
手太阳小肠经	少泽	前谷	后溪	阳谷	小海
足阳明胃经	厉兑	内庭	陷谷	解溪	足三里
足少阳胆经	足窍阴	侠溪	足临泣	阳辅	阳陵泉
足太阳膀胱经	至阴	足通谷	束骨	昆仑	委中

五输穴是十二经脉之气出入之所，具有治疗十二经脉、五脏六腑病变的作用。临床上一是按五输穴主病而应用，《灵枢·邪气脏腑病形》载："荥输治外经，合治内腑。"《难经·六十八难》更说："井主心下满，荥主身热，输主体重节痛，经主喘咳寒热，合主逆气而泄。"二是配属五行而用，十二经五输穴都具有五行属性，根据五行之间存在"生我""我生"的母子关系，结合脏腑的五行关系，《难经》提出了"虚则补其母，实则泻其子"的选取五输穴治疗疾病的方法，具体可分为本经补母泻子法和异经补母泻子法。如肝经属阴木，肝实证泻行间，行间为荥火穴，实则泻其子；肝虚证补曲泉，曲泉为合水穴，虚则补其母。胃经属阳土，胃实证泻厉兑，厉兑为井金穴，实则泻其子；胃虚证补解溪，解溪为经火穴，虚则补其母。这是本经补母泻子法。又如肝实证还可泻心经（阴火经）荥穴少府，肝虚证补肾经（阴水经）合穴阴谷。胃实证还可泻大肠经（阳金经）井穴商阳，胃虚证补小肠经（阳火经）经穴阳谷。这是异经补母泻子法。

　　此外，古代医家总结出以五输穴配合阴阳五行为基础，运用天干地支配合脏腑，按时取穴的方法，即子午流注针法。子午流注针法作为一种特殊的择时选穴治疗疾病的方法，具有重要的理论和应用价值。

（二）俞、募穴的应用

　　俞穴是脏腑之气输注于背腰部的腧穴，故又称为"背俞穴"；募穴是脏腑之气汇集在胸腹部的腧穴，故又称为"腹募穴"。每一脏腑均有各自的俞穴和募穴（表5-3）。由于俞、募穴与各自所属脏腑有密切的关系，常用于诊断、治疗相应的脏腑及组织器官的病证。

表5-3　十二脏腑俞募表

脏腑	肺	心包	心	肝	脾	肾	胃	胆	膀胱	大肠	三焦	小肠
俞穴	肺俞	厥阴俞	心俞	肝俞	脾俞	肾俞	胃俞	胆俞	膀胱俞	大肠俞	三焦俞	小肠俞
募穴	中府	膻中	巨阙	期门	章门	京门	中脘	日月	中极	天枢	石门	关元

　　脏腑发生病变时，常在俞、募穴上出现阳性反应点，如压痛、敏感等。因此诊察按压俞、募穴，可结合其他症状判断脏腑疾患。俞募二穴可相互诊察疾病，即审募而察俞、察俞而诊募。

　　背俞穴不仅治疗相应的脏腑病证，还能治疗与脏腑相关的五官九窍、皮肉筋骨等病证。如肝俞既能治疗肝病，又能治疗与肝脏有关的目疾、筋脉挛急等证；肾俞既能治疗肾病，又可治疗与肾有关的耳鸣、耳聋、阳痿及骨病等。募穴也可主治相应的脏腑病证，如心募巨阙治心病，胆募日月治胆病等。《难经·六十七难》曰："阴病引阳，阳病引阴。"脏属阴，腑属阳；腹为阴，背为阳。故一般五脏有病，常取背俞穴治之；六腑病变，多用募穴疗之。即《素问·阴阳应象大论》所说："从阴引阳，从阳引阴。"如肺病咳喘常选肺俞，心病怔忡常选心俞，胃病多选中脘，大肠病多选天枢等。

　　在临床上，俞募穴可以单独使用，也可相互配合应用。俞募相配同时选用的俞募配穴法属前后配穴法的范畴，是临床常用之法。

（三）原、络穴的应用

　　原穴是脏腑的原气输注、经过和留止的部位。十二经各有一个原穴，多分布于腕踝关节附近。络穴是络脉由经脉别出部位的腧穴，也是表里两经联络之处。十二经脉各有一个络穴，皆位于肘、膝关节以下。此外，还有任脉络穴鸠尾，督脉络穴长强，脾之大络大包穴。十二经脉原、络穴详见表5-4。

表 5-4　十二经脉原穴、络穴表

经脉	原穴	络穴
手太阴肺经	太渊	列缺
手厥阴心包经	大陵	内关
手少阴心经	神门	通里
足太阴脾经	太白	公孙
足少阴肾经	太溪	大钟
足厥阴肝经	太冲	蠡沟
手阳明大肠经	合谷	偏历
手少阳三焦经	阳池	外关
手太阳小肠经	腕骨	支正
足阳明胃经	冲阳	丰隆
足少阳胆经	丘墟	光明
足太阳膀胱经	京骨	飞扬

原穴与所属脏腑有密切的关系，常用于诊断、治疗相应的脏腑病及经脉病证。五脏发生病变时，就会在相应的原穴上出现异常反应（压痛、敏感、电阻改变、温度改变等），诊察原穴的反应变化，结合其他临床体征，即可推断脏腑的病情。正如《灵枢·九针十二原》所说："五脏有疾也，应出十二原。十二原各有所出，明知其原，睹其应，而知五脏之害矣。"

原气通过三焦布散于原穴，故针灸原穴能通达三焦原气，调整脏腑经络的功能。所以当脏腑经络发生病变时，可选其相应的原穴，发挥其扶助正气、抗御外邪的作用，常用于治疗脏腑虚弱、经气运行无力等病证。

络穴是络脉所属的穴位，共 15 个，也是经脉别出联系表里两经的部位。故十二络穴既可主治络脉病证，又能疏调表里两经的经气，对表病及里或里病达表之表里两经病证具有独特疗效。

原穴和络穴既可单独应用，也可相互配合应用。原穴、络穴配合应用时，称为原络配穴法，又称主客原络配穴法，属表里配穴法的范畴。其法以原发疾病经脉的原穴为主，以相表里经脉的络穴为客。二穴一主一客，相互配合，疏通内外，贯通上下，对相表里脏腑经脉的病证均有较好的疗效。如太渊配偏历，主治咳嗽、气喘、上肢浮肿；合谷配列缺，主治外感咳嗽、偏正头痛等。

（四）郄穴的应用

郄穴是经脉之气深聚部位的腧穴。十二经脉各有一个郄穴，阴维脉、阳维脉、阴跷脉、阳跷脉也各有一个郄穴，共计 16 个。临床上郄穴常用于治疗本经循行部位及所属脏腑的急性病证。根据古代文献记载，阴经郄穴多治血证，阳经郄穴多治急性痛证。如治疗肺病咯血，可选肺经郄穴孔最；治疗急性胃脘疼痛，可选胃经郄穴梁丘等。郄穴除单独使用外，常与八会穴配合使用，称为"郄会配穴"。如孔最配血会膈俞治疗肺病咯血效果尤佳，梁丘配腑会中脘治疗急性胃脘痛疗效更显著等。各经郄穴详见表5-5。

表5-5　郄穴表

阴经	郄穴	阳经	郄穴
手太阴肺经	孔最	手阳明大肠经	温溜
手厥阴心包经	郄门	手少阳三焦经	会宗
手少阴心经	阴郄	手太阳小肠经	养老
足太阴脾经	地机	足阳明胃经	梁丘
足少阴肾经	水泉	足少阳胆经	外丘
足厥阴肝经	中都	足太阳膀胱经	金门
阴维脉	筑宾	阳维脉	阳交
阴跷脉	交信	阳跷脉	跗阳

（五）八脉交会穴的应用

八脉交会穴是十二正经与奇经八脉脉气相通的8个腧穴，又称"交经八穴"，均分布于人体腕踝关节附近。临床应用时，不仅主治本经病证，还可单独治疗奇经病证。如脊柱强痛、角弓反张等督脉病证，可取通于督脉的后溪穴；胸腹气逆而拘急的冲脉病证，可取通于冲脉的公孙穴。按一定的原则两穴配伍，可以治疗两脉相合部位病证。如公孙通冲脉，内关通阴维脉，两穴配伍可治疗冲脉与阴维脉相合部位（心、胸、胃部）的病证；后溪通督脉，申脉通阳跷脉，两穴配伍可治疗督脉与阳跷脉相合部位（目内眦、颈项、耳、肩部）的病证，属于上下配穴法范畴。八脉交会穴见表5-6。

表5-6　八脉交会穴表

公孙通冲脉	合于心、胸、胃
内关通阴维脉	
后溪通督脉	合于目内眦、颈项、耳、肩
申脉通阳跷脉	
足临泣通带脉	合于目锐眦、耳后、颊、颈、肩
外关通阳维脉	
列缺通任脉	合于肺系、咽喉、胸膈
照海通阴跷脉	

（六）八会穴的应用

八会穴是指人体脏、腑、气、血、筋、脉、骨、髓八者精气聚会的8个腧穴。因八会穴与其所属的脏腑组织器官有密切的关系，故其可治疗相应的脏腑组织器官的病证。如章门主治五脏病，以肝脾病为主；中脘主治六腑病，以胃肠病为主；膻中主治气病，以调气理气为主；膈俞主治血病，以止血活血为主；阳陵泉主治筋病，以痿痹挛瘫为主；大杼主治骨病，以骨节强痛为主；悬钟主治髓病，以瘫呆萎麻为主；太渊主治脉病，以调畅血脉为主。《难经·四十五难》说："热病在内者，取其会之气穴也。"说明八会穴还可以治疗某些热性病。八会穴详见表5-7。

表5-7　八会穴表

脏会	腑会	气会	血会	筋会	脉会	骨会	髓会
章门	中脘	膻中	膈俞	阳陵泉	太渊	大杼	悬钟

（七）下合穴的应用

下合穴是指六腑之气下合于足三阳经的6个腧穴，故又称"六腑下合穴"。胃、胆、膀胱三腑的下合穴与本经五输穴中的合穴同名同位，大肠、小肠、三焦三腑的下合穴与本经五输穴中的合穴不同名不同部位。《灵枢·邪气脏腑病形》载"合治内腑"，概括了下合穴的主治功能。临床上，对于六腑病证均可选用各自相应的下合穴进行治疗。如足三里主治胃脘痛、腹胀、饮食不化；阳陵泉主治胁痛、呕吐、黄疸；上巨虚主治腹痛、肠鸣、泄泻、痢疾；下巨虚主治腹痛、便溏、疝气；委阳主治腹胀、水肿、带下；委中主治小便异常等。六腑下合穴详见表5-8。

表5-8　六腑下合穴表

六腑	小肠	三焦	大肠	膀胱	胆	胃
下合穴	下巨虚	委阳	上巨虚	委中	阳陵泉	足三里

（八）交会穴的应用

交会穴是指两经或两条以上经脉相交会的腧穴。根据"经脉所通，主治所及"的原理，交会穴可治本经和交会经脉的病证。如足三阴经脉之交会穴三阴交穴，不仅可治足太阴脾经病，而且能疗足少阴肾、足厥阴肝经病等。任脉与足三阴经交会穴关元，不仅可治任脉病，而且能疗足三阴经病等。

第二节　推拿治疗总论

一、推拿治疗原则

推拿治疗原则是推拿治疗疾病总的法则，是在中医学整体观念和辨证论治基本思想指导下制订的，它对推拿临床具有普遍指导意义。疾病的证候表现多种多样，病理变化极为复杂，病变过程有轻重缓急，不同的时间、地理环境与个体对病情的变化也会产生不同的影响。因此必须善于从复杂的疾病现象中抓住病变的本质，即治病求本；根据邪正斗争所产生的虚实变化扶正祛邪；按照阴阳失调的病理变化调理阴阳；按照脏腑失调的病机调整脏腑功能；按照发病的不同时间、地点和不同患者因时、因地、因人制宜。因而推拿治疗原则主要包括治病求本、扶正祛邪、调整阴阳、调理脏腑功能以及因时、因地、因人制宜。

（一）治病求本

治病求本，是指治病要寻找辨别疾病的本质、主要矛盾，针对根本原因进行治疗，是中医推拿辨证论治的基本原则之一。

"本"与"标"是一个相对概念，用以说明病变过程中各种矛盾的主次关系。如从正邪双方来说，正气是本，邪气是标；从病因与症状来说，病因是本，症状是标；从疾病先后来说，旧病、原发病是本，新病、继发病是标。

任何疾病的发生、发展、变化，一般是通过若干症状显示出来的，但这些症状只是疾病的现象，并不都是疾病的本质，有的甚至是假象。只有充分地了解疾病的各个方面，包括症状表现在内的全部情况，在中医学基本理论指导下，进行综合分析，才能透过现象看到本质，找出病之根本原因所在，从而确定恰当的治疗方法。比如腰腿痛症，可由椎骨病变、风寒湿邪、损伤性病变等多种原因引起，治疗时不能简单地采取对症止痛的方法，而应根据其症状表现不同，通过综合分析，找出病因，分别采用针对性治疗措施，才能取得满意的疗效。这就是"治病必求于本"的意义所在。

在疾病的复杂变化中，常有标本主次的不同，因而在治疗上就有缓急先后的区别，在有些情况下，标病甚急，如不及时治疗可危急患者生命或影响疾病的治疗，则应根据"急则治标，缓则治本"的原则，先治标病，后治本病。若标病与本病俱急则应标本同治。可见，在临床上标本先后既有原则性，又有灵活性，然而其最终目的是抓住疾病的主要矛盾治病求本。

（二）扶正祛邪

从邪正关系上讲，疾病是正气与邪气矛盾双方互相斗争的过程。邪正斗争的胜负决定着疾病的进退，即邪气盛则病进，正气盛则病退。因而指导治疗疾病的一个重要原则就是要扶助正气，祛除邪气，改变邪正双方力量的对比，使疾病向痊愈方向转化。

正气是指机体的抗病邪能力，其不足谓之虚；邪气是指病邪，即致病因素，其有余谓之实。治疗正气不足即当扶正，而治疗邪气有余则应祛邪，扶正祛邪的方法分别是"虚则补之，实则泻之"（《素问·三部九候论》），所以补虚与泻实乃是扶正祛邪法则的具体应用。

扶正与祛邪虽然方法不同，但二者相辅相成。扶正使正气旺盛，以助机体抗病祛邪；祛邪以祛除病邪侵害，有利正气恢复旺盛。然而，在运用扶正祛邪法则时，要根据正邪双方消长盛衰的情况，决定扶正与祛邪的主次或先后。正虚邪气不盛者属虚，当补虚以扶正，正气充则邪不可干；邪盛而正气未衰者属实，应泻实以驱邪，邪气去则正气自复。同时，还应仔细权衡邪正矛盾力量的强弱对比，施以扶正和祛邪的或先或后。对正虚邪实的患者则应扶正与祛邪兼顾。

（三）调整阴阳

中医学认为，疾病的发生，从根本上说是机体的阴阳相对平衡遭到破坏，出现偏盛偏衰的结果。因此，调整阴阳，恢复机体阴阳的相对平衡，是中医临床治疗的根本法则。

调整阴阳，即调整阴阳的偏盛或偏衰。阴阳的偏盛，即指阴或阳的一方过盛有余的病证，治疗当采用"盛则泻之""损其有余"的方法，如阳热亢盛的实热证当损其有余之阳热；阴寒内盛的寒实证应损其有余之阴寒，分别采用"治热以寒""治寒以热"之法，恢复其阴阳相对平衡。阴阳的偏衰，即指阴或阳的一方虚损不足的病证，治疗当采用"虚则补之""补其不足"的方法，如阴虚不能制约阳的虚热证应补其不足之阴；阳虚不能制约阴的虚寒证应补其不足之阳，分别采用"壮水之主，以制阳光"和"益火之源，以消阴翳"之法，恢复其阴阳相对平衡。若属阴阳两虚，则应阴阳双补。

中医学将阴阳作为辨证的总纲，疾病的各种病机变化也均可以阴阳失调加以概括，凡表里出入、上下升降、寒热进退、邪正虚实的失调以及营卫不和、气血不和等，无不属于阴阳失调的具体表现。因此从广义理解，诸如解表攻里、越上引下、升清降浊、寒热温清、虚实补泻，以及调和营卫、调理气血等治疗方法，皆属于调整阴阳的范围。

（四）调理脏腑气血功能

人体是一个有机的整体，通过经络的沟通与联络，各脏腑及其组织器官之间在生理上相互联系、相互协调，在病理上相互影响。因此，当某一脏腑发生病变时，会影响其他脏腑的功能；同样其他脏腑的病变，也会影响某一脏腑的功能。所以在治疗脏腑病证时，不能单纯考虑某一脏腑，而应根据各脏腑间的关系进行调理，使之功能协调有序，从而达到机体的健康状态。

气血是脏腑功能活动的产物，也是各脏腑及其组织器官功能活动的主要物质基础。气与血各有其功能，二者又相互为用：在生理上气能生血、行血、摄血，"气为血帅"；而血能为气的功能活动提供物质基础，血能载气，"血为气母"。如果气血的这种相互为用、相互促进的关系失常时，即会出现各种气血失调的病证。调整这种气血关系失调的原则为"有余泻之，不足补之"，从而使气血关系恢复正常协调。

（五）因时、因地、因人制宜

由于疾病的发生、发展与转归，受多方面因素影响，如时令气候、地理环境等，尤其是患者个人的体质因素，对疾病的影响更大。因此，在治疗疾病时，必须把这些因素考虑进去，具体情况具体分析，区别对待，才能制订适宜的治疗方法。因时制宜是根据不同季节气候特点以及时辰来考虑推拿治疗的原则；因地制宜是根据不同地区的地理特点来考虑推拿治疗的原则；因人制宜是根据患者年龄、性别、体质、生活习惯等不同特点来考虑推拿治疗的原则。

　　因时、因地、因人制宜的治疗原则，充分体现了中医治病的整体观念和辨证论治在实际应用上的原则性和灵活性。因时、因地制宜强调了自然环境对人体的影响；因人制宜是指治病时不能孤立地看病证，必须看到人的整体和不同人的特点。只有全面地看问题，具体情况具体分析，善于因时、因地、因人制宜，才能取得较好的推拿治疗效果。

二、推拿治疗的基本治法

　　推拿是用手法作用于患者体表的特定部位或穴位来治疗疾病的一种疗法，属于中医外治法的范畴。手法的治疗作用取决于手法作用的性质和量、被刺激部位或穴位的特异性。换言之，对某一疾病用一定性质和量的手法，作用于某一部位或穴位，就起到某一特定的治疗作用。如果以同一性质和量的手法，刺激不同的部位或穴位，所起的作用则不同；不同性质和量的手法，刺激相同的部位或穴位，所起的作用也不一样。因此，不能单纯地用手法的性质和量来区分推拿的治疗作用；同样，也不能单纯地用被刺激部位或穴位的特异性来区分推拿的治疗作用。对推拿治疗作用的研究必须把手法和被作用部位（或穴位）两者结合起来。

　　根据手法的性质和作用量，结合治疗部位，推拿治疗有温、补、通、泻、汗、和、散、清八法。

（一）温法

　　温法是适用于虚寒证的一种疗法，它使用摆动、摩擦、挤压等手法，用较缓慢而柔和的节律操作，在每一治疗部位或穴位，手法连续作用时间要稍长，患者有较深沉的温热等刺激感，有温经散寒、补益阳气的作用，适用于阴寒虚冷的病证。"寒者温之"，即采用缓慢柔和而又深沉的手法在固定穴位或部位上进行操作，使能量深入于分肉或脏腑组织，以达温热祛寒之目的。《素问·举痛论》曰："寒气客于背俞之脉……故相引而痛，按之则热气至，热气至则痛止矣。"这说明了人体因受寒而引起的疼痛，用按法来祛寒止痛。在推拿临床应用中，如按、摩、揉中脘、气海、关元，擦肾俞、命门有温补肾阳，健脾和胃，扶助正气，散寒止痛等作用。例如对五更泄泻者，可按、摩中脘、关元以温中散寒，一指禅推、擦肾俞、命门以温肾壮阳，从而达到温补命门、健运脾胃的目的。

（二）通法

　　通者，疏通之意。通法有祛除病邪壅滞之作用。《素问·血气形态》有"形数惊恐，经络不通，病生于不仁，治之以按摩醪药"的记载。指出了按摩能治疗经络不通所引起的病证。临床治疗时常用挤压类和摩擦类手法，手法要刚柔兼施。如用推、拿、搓法于四肢，则能通调经络；拿肩井则有通气机、行气血之作用；点、按背部俞穴可通畅脏腑之气血，《厘正按摩要术》认为"按能通血脉"，"按也最能通气"，故凡经络不通之病，宜用通法。

（三）补法

补者，即滋补，补气血津液之不足，脏腑机能之衰弱。《素问·调经论》云："按摩勿释，着针勿斥，移气于不足，神气乃得复"。说明了因气不足而致病者可用按摩的方法补气，使精神得复。补法应用范围广泛，如气血两亏、脾胃虚弱、肾阴不足等，均可用补法，通常以摆动类、摩擦类手法为主，但手法要轻而柔，不宜过重刺激。现将临床常用之补脾胃、补腰肾的方法分述如下：

1. 补脾胃　脾胃为后天之本，补脾胃就是增强脾胃的生理功能。推拿治疗时常用一指禅推法、摩法、揉法在腹部做顺时针方向治疗，重点在中脘、天枢、气海、关元穴。再用按法、擦法在背部膀胱经治疗，重点在胃俞、脾俞，这样可调整脾胃功能，起到健脾和胃、补中益气的作用。

2. 补腰肾　腰为肾之府，肾亏则阴阳失调，精气失固而虚，治疗时可在命门、肾俞、志室用一指禅推法或擦法，再用摩法、揉法、按法施术于腹部的关元、气海，从而起培补元气以壮命门之火的作用。

（四）泻法

泻，即泻下之意。泻法一般用于下焦实证。由于结滞实热，引起下腹胀满或胀痛、食积火盛、二便不通等，皆可用本法施治。然推拿之泻，不同于药物峻猛，故体质虚弱、津液不足而大便秘结者，亦能应用，这也是推拿泻法之所长。临床一般可用摆动、摩擦、挤压类手法，手法的力量要稍重，手法频率由慢而逐渐加快。虽然本法刺激稍强，但因推拿是取手法对内脏功能的调节作用，而达到泻实的目的，故一般无副作用。如食积便秘，可用一指禅推、摩神阙、天枢两穴，再揉长强，以通腑泻实。阴虚火盛、津液不足之大便秘结者，用摩法以顺时针方向在腹部治疗，则可起通便而不伤阴的作用。

（五）汗法

汗法是发汗、发散的意思，使病邪从表而解。《素问·阴阳应象大论》云："其在皮者，汗而发之。"《素问·生气通天论》又云："体若燔炭，汗出而散。"

汗法适用于风寒外感和风热外感。在施行推拿手法时，对风寒外感，用先轻后重的拿法加强刺激，因重则解表，使周身汗出，达到祛风散寒的目的。风热外感，则用轻拿法，宜柔和轻快，使腠理疏松。施术时，患者感觉周身舒适，肌表微汗潮润，贼邪自散，病体则霍然而愈。汗法多用挤压类和摆动类手法中的拿法、按法、一指禅推法等，如一指禅推、拿颈项部之风池、风府能疏散风邪；按、拿手部之合谷、外关，可驱一切表邪；大椎为诸阳之会，用一指禅推、按、揉等法治之，有发散热邪、通三阳经气之作用；一指禅推、按、揉风门、肺俞皆可祛风邪，宣肺气。拿、按肩井穴，则可开通气血。凡外感风寒、风热之邪，用拿法、按法、一指禅推法，对祛风散寒、解肌发表，有卓著之效。

（六）和法

和，即和解，含有调和之意，凡病在半表半里，在不宜汗、不宜吐、不宜下的情况下，可应用和解之法。推拿运用此法，手法应平稳而柔和，频率稍缓，常运用摆动类、振动类及摩擦类手法。可调脉气，和经血，运用于气血不和、经络不畅所引起的肝胃气痛、月经不调、脾胃不和、周身胀痛等症。通过手法和经络穴位等的作用，达到气血调和、表里疏通、阴阳平衡的目的，恢复人体正常的生理状态。周于藩说："揉以和之，可以和气血，活筋络。"说明可用和法调和以扶正气，驱除客邪。在临床应用中和法又可分和气血、和脾胃、疏肝气等。和气血的方法有四肢及背部的擦、一指禅推、按、揉、搓等或用轻柔的拿法施术于肩井等。和脾胃、疏肝气则用一指禅推、摩、揉、搓诸手法在两胁部的章门、期门，腹部的上脘、中脘，背部的肝俞、胃俞、脾俞施术。

（七）散法

散，即消散、疏散之意。推拿的散法有其独到之处，其主要作用是"摩而散之，消而化之"，能使结聚疏通，不论有形或无形的积滞，散法都可使用。《素问·至真要大论》云，"坚者削之""结者散之"。因此对脏腑之结聚、气血之瘀滞、痰食之积滞，应用散法可使气血得以疏通、结聚得以消散。如饮食过度，脾不运化所致的胸腹胀满、痞闷，可用散法治之。《素问·举痛论》曰："寒气客于肠胃之间，膜原之下，小络急引故痛，按之则血气散，故按之痛止。"推拿所用的散法，一般以摆动及摩擦类手法为主，手法要求轻快柔和。如外科痈肿用缠法治疗，气郁胀满，则施以轻柔的一指禅推、摩等法，有形的凝滞积聚，可用一指禅推、摩、揉、搓等手法，频率由缓慢而转快，可起到消结散瘀的作用。

（八）清法

清法是运用刚中有柔的手法，在所取的穴位、部位上进行操作，达到清热除烦的目的。"热者清之"是治疗一般热性病的主要法则。但热病的症状极其复杂，治疗时应鉴别病在里还是在表，病在里者还需辨别是属气分热还是血分热，是实热还是虚火，然后方可根据不同情况，采取相应的手法。病在表者当治以清热解表，病在里且属气分大热者当清其气分之邪热，在血分者当治以清热凉血，实则清泻实热，虚则滋阴清火。气分实热者轻推督脉（自大椎至尾椎），以清泻气分实热；气血虚热者轻擦腰部，以养阴清火；血分实热者，重推督脉（自大椎至尾椎），以清热凉血；表实热者，自下而上轻推背部膀胱经，表虚热者自上而下轻推背部膀胱经，以清热解表。

第六章　针灸推拿治疗各论

第一节　骨伤科疾病

颈椎病

颈椎病，是临床常见病、多发病。它是由于颈椎间盘退行性变引起颈椎骨关节、软骨及其周围韧带、肌肉与筋膜等慢性损伤及继发关节增生、椎间隙变窄等，刺激或压迫了神经根、脊髓、椎动脉、交感神经及周围组织，引起一系列复杂的症候群。临床症状主要是颈肩臂疼痛麻木，颈项僵直、活动受限以及眩晕、瘫痪等。对本病的治疗，目前多采用各种非手术疗法，而在非手术疗法中，针灸推拿疗法又容易被患者接受，也最为有效。

【病因病机】

引起颈椎病的原因很多，可分为内因和外因两个方面：

1. 内因　颈椎间盘退变是其内因。由于椎体、后关节、钩椎关节等部位的骨质增生，椎间孔变窄，椎管前后径变窄，颈椎曲度的改变，造成颈神经根、椎动脉、交感神经、脊髓等结构受到压迫或刺激，从而引发各型颈椎病。

2. 外因　各种颈部的急、慢性损伤是其常见外因。颈项部受寒，肌肉痉挛，影响局部的血液循环，诱发各型颈椎病或加重临床症状。

中医学认为本病属痹证范畴，是由于长期低头工作，使颈部劳损，或外伤，或由于肝肾亏虚、气血不足、筋脉失养，又感受风寒湿邪或脉络受损、瘀血阻滞所致。

【临床表现】

颈椎病临床表现比较复杂，一般以颈、肩、背痛，颈部活动受限为基本症状。临床上按受压组织的不同分为颈型、神经根型、椎动脉型、交感神经型、脊髓型和混合型等六型。

【诊断要点】

1. 颈型　以颈部酸痛、酸胀不适感为主，牵涉到肩背部，颈部活动受限，活动时疼痛加剧，休息缓解。常因长时间低头工作而加重，可反复发作。

2. 神经根型　颈、肩、背或颈、肩、臂疼痛，颈项活动受限，出现枕部或上肢放射痛，可伴有手指麻木，上肢发沉、无力等症状。在相应椎旁有条索状肿物，椎旁有压痛等。

3. 椎动脉型　头痛、头晕、颈项转侧时眩晕加重，并可伴有恶心、呕吐、耳鸣、耳聋、视物不清、记忆力减退、精神萎靡，甚则猝倒等症状。

4. 交感型　偏头痛或枕部痛，伴头昏头沉，视物模糊，胸闷，心慌，肢体发凉，或手足发热，四肢酸胀，多汗，流泪，或血压偏低等症状。

5. 脊髓型　以脊髓束症状为主，早期双侧或单侧下肢沉重，步态不稳，行走困难，一侧或双侧上肢发麻，肌力减弱，持物不稳，持物容易坠落等。后期可出现四肢瘫、三肢瘫、单肢瘫、交叉瘫或偏瘫，甚则卧床不起。

6. 混合型　同时存在两种或两种以上类型的各种症状。

【治疗】

（一）针灸法

选穴：大椎、天柱、后溪、颈椎夹脊。

加减：上肢麻木酸痛偏桡侧加曲池、合谷，偏尺侧加外关、中渚；肩背酸痛加肩井、曲垣、肩髃、肩外俞；头痛头晕加风池、百会；以肌萎缩为主，加曲池、手三里、脾俞、八邪、八风；胸痹加支沟、阳陵泉、郄门、内关、神门；痿证者补肾益精，加关元、气海、肾俞、三阴交、太溪。

操作：针刺，每次选3~5穴，交替使用。如针夹脊穴，应根据症状，确定受累神经根的节段，而选用相应穴。针刺以提插捻转，中度刺激手法为主。年老体弱者用补法，有外伤血瘀剧痛者用泻法，每次留针15~20分钟，对针刺敏感者可用快行针不留针。每日1次，10次为1疗程，疗程间隔3~5天。

（二）推拿法

选穴：风池、风府、天柱、缺盆、肩井、肩中俞、肩外俞、天宗、天鼎、曲池、手三里、合谷、颈部压痛点。

手法：按、揉、拿、拔伸、摇、扳、一指禅推等。

操作：患者正坐位，颈部放松。医者拿揉颈项部及两侧；按揉风池、风府、天柱、缺盆、肩井、肩中俞、肩外俞、天宗、天鼎、曲池、手三里、合谷诸穴。然后，医者立于患者患侧，用拿捏法放松颈肩部、上背部及上肢部；再拿揉颈项部；以𢲵法于两侧颈肩部，重点在椎旁压痛点处施术，同时配合颈椎关节前屈、后伸、左右旋转或侧屈等被动运动，幅度由小逐渐加大，时间约8分钟。随后做颈项部拔伸法，该法常用的操作有两种：一是医者立于患者背后，将两前臂尺侧置于患者两肩部向下用力，两手拇指抵住风池穴部位，其余四指及手掌托住患者下颌部向上用力，前臂与手同时反方向用力，在颈椎牵引过程中，做头颈的屈伸与左右旋转的被动活动。二是在患者正坐位姿势下，医者立于患侧，一肘关节托住患者下颌部，手扶住健侧颞枕部，用力向上拔伸，另一手拇指着力于患椎旁，随颈部的活动在压痛点上按揉。待颈项放松后，施以颈部扳法。再拿揉颈项部及肩部、叩击肩背部、侧击肩背部。

【注意事项】

1. 脊髓型颈椎病，严禁用颈部扳法，推拿效果不佳者，不宜继续推拿治疗。
2. 注意保暖，垫枕高低适中。
3. 避免颈部过劳，必要时，可配合颈托。
4. 施用颈部扳法时，扳动的范围和方向要控制在生理活动许可之内，不可强求响声，切忌粗暴用力。

落　　枕

落枕又称为"失枕"，是常见的颈部伤筋，由于睡眠姿势不良或睡眠时当风受凉而引起，以颈项疼痛、僵硬、活动明显受限为主要症状。常发生在一侧，亦可累及两侧。轻者1周内不治可自愈，重者可迁延至数周。推拿疗法对本病有较好的效果。若经常反复落枕常是颈椎病的先兆。

【病因病机】

落枕多因睡眠时枕头过高、过低或过硬，或睡姿不良，使颈部一侧肌群长时间受到牵拉，处于过度紧张状态而发生静力性损伤。少数患者因颈部突然扭转或肩扛重物，致使肌肉扭伤或发生痉挛。

中医学认为"风寒湿三气杂至，合而为痹"，平素缺乏肌肉锻炼，身体衰弱，气血不足，循行不畅，舒缩活动失调，复遭受风寒侵袭，致经络不舒，肌肉气血凝滞而痹阻不通，僵凝疼痛而致病。损伤常累及一侧软组织为主，多发生于胸锁乳突肌、斜方肌或肩胛提肌等。

【临床表现】

颈项部一侧或两侧疼痛，活动明显受限，局部僵硬，头歪向患侧，严重者可放散至头部及肩背部。

【诊断要点】

有明显的发病原因，多因睡卧时枕头高低不适，或感受风寒，或坐卧时姿势不良等，致使颈项部肌肉组织扭伤或痉挛而引起；局部压痛明显。

【治疗】

（一）针灸法

选穴：后溪、绝骨、悬钟、阿是穴、落枕穴。

加减：疼痛较重配列缺；活动受限较甚配大椎；病及督脉、太阳经可加风府、天柱、肩外俞；病及少阳经者可加风池、肩井；向肩胛区放射痛加天宗、秉风等。

操作：毫针刺，每日 1 次，每次留针 20~30 分钟，6 次为一疗程。

（二）推拿法

选穴：肩井、天宗、风池、风府、合谷。

手法：按、揉、拿、㨰、拔伸、摇、扳、擦等。

操作：患者取坐位，先用㨰法、轻揉法在患侧颈项部及肩部往返操作，配合轻缓的颈前屈、后伸及左右旋转活动。再按拿颈项及肩部或弹拨紧张的肌肉。然后嘱患者放松颈项部，用摇法使颈项轻缓旋转，摇动数次后，做颈项部拔伸法，随后在颈部前屈位时，迅速向患侧加大旋转幅度扳动，手法要稳而快速。旋转幅度要在患者能忍受的限度内。最后拿风池、肩井、天宗、风府、合谷等穴及颈椎旁肌肉，在患部用擦法结束。

【注意事项】

1. 注意保暖，防止受凉。
2. 垫枕高低适中，可配合颈部功能锻炼。

肩周炎

肩周炎全称肩关节周围炎，俗称"冻结肩"或"漏肩风""肩凝症"。以肩部疼痛、肩关节活动受限为主要临床症状。好发年龄在 50 岁左右，故又称为"五十肩"。常为单侧发病，偶有双侧同病者。女性发病率略高于男性，如果不能有效治疗，日久会严重影响肩关节的功能活动。

【病因病机】

肩关节是人体全身各关节中活动方向最多和活动范围最大的关节，肩部的肌腱、韧带等软组织经常受到肩关节大范围活动的牵拉和摩擦挤压，容易慢性劳损，形成慢性无菌性炎症而成为原发性肩周炎。此外，肩关节的各种拉伤、扭伤、挫伤等外伤可使肩部肌肉、韧带部分断裂，组织间出血而产生瘢痕、粘连等，最后出现肩关节运动功能障碍。肩部受凉是本病的一个诱发因素，受凉可使肩关节周围血流缓慢，肌肉紧张、痉挛，长期的肌肉痉挛导致代谢产物蓄积、营养障碍而产生无菌性炎症，最终形成肌肉、肌腱、韧带的挛缩、炎性粘连、肩部疼痛、活动受限等。

中医学认为本病因年老体衰，气血亏虚，筋失所养，久之则经脉拘急而不用。或久居湿地，夜寐露肩当风，外感风寒湿邪，寒凝血滞，经脉拘急而疼痛，寒湿之邪客于筋肉则屈伸不利、痿而不用。

【临床表现】

1. 肩部疼痛 初期，单侧肩部酸楚疼痛，夜间为重，之后逐渐加重，为阵发性或持续性，常因天气变化或劳累而诱发；昼轻夜重，患者常常夜不能眠或半夜痛醒；疼痛可向颈部及肘部放射。

2. 肩关节活动受限　肩关节周围软组织可发生粘连，引起肌力降低，使肩关节各方向的主动和被动活动受限，梳头、穿衣等动作难以完成，甚至洗脸也有困难。

【诊断要点】

1. 肩部疼痛逐渐加重，昼轻夜重，影响睡眠，疼痛可牵涉颈部、肩胛部、三角肌、上臂和前臂背侧。

2. 肩关节活动范围受限，特别是肩外展、旋前、旋后均可受阻，疼痛日久逐渐加重，发展为冻结肩，肩部完全不能做自主运动。

3. 肩峰下可有明显压痛，重者可有冈上肌、冈下肌、三角肌萎缩和血管痉挛。

4. X 线检查无明显改变，病程久者可见骨质疏松。肩关节造影可见关节囊明显缩小，腋窝囊腔皱褶部消失。关节镜检查可见关节腔变小，关节骨膜与肱骨头之间有粘连，下方的关节囊皱褶部分因囊壁粘连而消失。

【治疗】

（一）针灸法

选穴：肩髃、肩髎、肩内陵、肩贞、曲池、合谷、条口。

加减：疼痛较重配天宗；局部肿胀甚者配手三里。

操作：各穴均用平补平泻法，留针 30 分钟，留针时可加温针灸，或艾条灸，或用电针，或加 TDP 照射。多采用透穴，如肩髃透极泉，亦可斜刺，即向肩内陵、肩髃、臂臑等方向分别透刺，进针 2~3 寸，使酸胀向肩部放射。总之以使肩关节产生酸、麻、胀及麻电感为宜。每日 1 次，7 次为一疗程。

（二）推拿法

选穴：肩井、天宗、肩贞、肩髃、肩内陵、曲池、手三里、合谷。

手法：拿、按、揉、拨、摇、扳、搓、抖、擦等。

操作：患者取坐位，医者立于患侧。按揉肩井、肩关节周围；按天宗，再拿揉肩部及肩关节周围与上肢前、后侧，往返数次；拨肩贞、肩髃、肩内陵诸穴并按揉之；摇肩关节；在前屈、后伸、内收、外展的各个方向上施用肩关节扳法；按揉曲池、手三里、合谷等穴；暴露患肩，施擦法于肩部，以局部透热为度；搓肩部及上肢；理五指；抖上肢结束手法。

【注意事项】

1. 初期治疗以活络止痛为先，手法宜轻柔；后期治疗以松解粘连为主，手法可适当加重。

2. 注意保暖，避免受凉。

3. 可配合各种肩关节功能锻炼，可做蝎子爬墙、体后拉肩、手拉滑轮、吊单杠以及肩关节内收、前屈、外展、上举及后伸等各个方向的活动；对粘连较重着，可适当增加肩关节扳法。

胸胁迸伤

胸胁迸伤又称为"岔气"。是由外伤所引起的胸部气机壅滞，出现以呼吸气痛、胸闷不舒等为主要症状的一种临床常见病。推拿治疗本病有显著效果。

【病因病机】

胸胁部迸伤，多因外伤或屏气用力提拉托举、搬运重物、扛抬负重时，姿势不良，用力不当，旋转扭挫，筋肉过度牵拉而产生损伤，导致胸壁固有肌肉的断裂伤、痉挛或肋椎关节半脱位，滑膜嵌顿，从而使气机阻滞，经络受阻，不通则痛。迸伤多以伤气为主，严重者可由气及血，产生气血两伤。可使胸壁固有肌肉（肋间内肌、肋间外肌、肋间筋膜等）受到牵拉或挤压，而产生撕裂伤或痉挛，进而刺激肋间神经，引起疼痛。

中医学认为，多因举重、扛抬、跳跃等用力不当，使气机骤然壅聚胸内而发病。

【临床表现】

一般均有明显外伤史，伤后出现胸胁疼痛，胸闷不舒，咳嗽、呼吸或喷嚏时疼痛加重，并牵扯背部作痛；疼痛范围较广，区域模糊，痛无定处。

【诊断要点】

有外伤史，背部或肋间有压痛点，在相应的肋间隙可见肿胀现象，胸廓挤压试验阳性，X 线检查无异常发现。

【治疗】

（一）针灸法

选穴：支沟、阳陵泉、足三里、合谷。
加减：疼痛较重配曲池；局部肿胀甚者配绝骨。
操作：毫针刺，每日 1 次，每次留针 20~30 分钟，6 次为一疗程。

（二）推拿法

选穴：章门、期门、背俞穴等。
手法：点、按、揉、推、拿、扳等。
操作：患者仰卧位。医者用拇指按揉章门、期门或相应肋间隙部位；用两手食、中指点按胸骨；用两手拇指面分推胸部。然后令患者俯卧位，按揉背部膀胱经相应的背俞穴；用手掌面自大杼推向腰部；叠掌按压或用前臂尺侧按压棘突旁，听到"咔嚓"声，则表明紊乱的肋椎关节已被矫正。患者坐位，两手五指交叉置于项枕部，医者立于其背后，两手分别握住患者两肘部，用一膝盖抵住患者背部，在此姿势下嘱患者自行俯仰，配合做深呼吸运动，同时医者用两手将患者两肘向后扳动，膝部向前抵顶，使患者脱位小关节得以复位。

【注意事项】

1. 老年患者或胸痛久治无效者，应注意其他骨关节病变。
2. 手法宜柔和，切忌用蛮力、暴力。
3. 治疗期间注意休息，避免负重。

腰肌劳损

腰肌劳损是指腰骶部肌肉、韧带与筋膜等软组织的慢性损伤，产生无菌性炎症，引起腰背部一侧或两侧的弥漫性疼痛的一种病证。本病好发于从事体力劳动的青壮年及腰背肌力量薄弱者。在慢性腰痛中，本病占有很大的比例。

【病因病机】

慢性腰肌劳损是一种积累性损伤，主要由于腰部肌肉疲劳过度，如长时间的弯腰工作，或由于习惯性姿势不良，或由于长时间处于某一固定体位，致使肌肉、筋膜及韧带持续牵拉、痉挛，使肌肉内的压力增加，血供和代谢受阻，这样肌纤维在收缩时消耗的能源得不到补充，产生大量乳酸，加之代谢产物得不到及时清除，积聚过多，引起水肿、粘连。如此反复，日久可导致组织变性，形成慢性劳损。或由于急性损伤之后未得到及时正确的治疗，或治疗不彻底，或反复多次损伤，致使受伤的腰肌筋膜不能完全修复，局部存在慢性无菌性炎症，微循环障碍，乳酸等代谢产物堆积，刺激神经末梢而引起症状，受损的肌纤维变性或瘢痕化，也可刺激或压迫神经末梢而引起慢性腰痛。

中医认为，久病体虚或素体虚弱者，复感风寒湿邪侵袭，可妨碍局部气血运行，促使和加速腰背肌肉、筋膜和韧带紧张痉挛而变性，从而引起腰痛。

【临床表现】

长期腰痛，反复发作，时重时轻，并出现腰部僵硬，活动欠利。腰痛多在劳累后加重，休息后减轻，并与气候变化有关；兼受风湿者，腰部喜暖怕凉。有时腰痛可牵涉到臀部。

【诊断要点】

1. 长期反复发作的腰背部疼痛，呈钝性痛或酸痛不适，时轻时重，缠绵不愈。
2. 休息时轻，劳累后加重，经常改变体位时轻，风寒潮湿、阴雨天气加重。
3. 腰背部压痛范围较广泛，疼痛部位为易劳损的肌腱、韧带附着点。

4. 腰背部活动一般无障碍。

5. X 线检查除少数可发现腰骶椎先天性畸形或骨质增生外，多无异常发现。

【治疗】

（一）针灸法

选穴：肾俞、大肠俞、委中、太溪、秩边、阿是穴。

加减：疼痛较重配绝骨；牵涉臀部者，配环跳。

操作：毫针刺，每日 1 次，每次留针 20~30 分钟，6 次为一疗程。

（二）推拿法

选穴：肾俞、大肠俞、秩边、腰阳关、环跳、居髎、阿是穴等。

手法：㨰、揉、拍、击、按压、扳、擦法等。

操作：患者俯卧位。医者沿腰部两侧膀胱经用㨰法和掌揉法施术，往返 4~5 遍；然后用拇指压法和肘压法在督脉和膀胱经上施术，并重点按揉肾俞、大肠俞、秩边等穴；再以冬青膏为介质，用掌侧擦法直擦腰脊部，横擦腰骶部，以透热为度；按揉环跳、居髎、阿是穴等；拍击腰背部两侧骶棘肌，或用桑枝棒纵向拍击腰骶部，腰部用力较轻，骶部可稍重，以皮肤微红为度；嘱患者侧卧，用腰斜扳法结束。

【注意事项】

1. 注意保暖，避免受凉，劳动时腰部可用腰围固定。
2. 宜睡硬板床。
3. 可配合腰部功能锻炼，防止粘连。
4. 对腰部的急性损伤要积极治疗，彻底治愈，以免转入慢性。

腰椎间盘突出症

腰椎间盘突出症是指腰椎间盘的变性、破坏，髓核从损伤的纤维环处膨出、突出，其突出的部分和变性的纤维环引起脊髓、马尾神经、腰神经根的压迫刺激症状，或者是因髓核的变性，软骨板也相继变性，以致髓核突向椎体内。本病是引起腰腿痛的主要原因之一，临床主症为腰痛及下肢放射痛。多发于 30~50 岁的青壮年，男性多于女性。临床以腰 4、5 或腰 5、骶 1 间椎间盘突出多见，偶见腰 3、4 间椎间盘突出。

【病因病机】

腰椎间盘突出症主要的内因是腰椎间盘的退行性变。椎间盘由软骨板、髓核、纤维环构成。由于退变，软骨板钙化、髓核失水并纤维化、纤维环变性，椎间盘的结构硬度增加、弹性降低；同时，椎间隙变窄，周围韧带松弛，稳定性降低。在腰部的各种损伤中，如出现软骨板和纤维环的破裂，髓核很容易经纤维环破裂处突出。

急、慢性损伤和受寒是腰椎间盘突出的主要外因。急、慢性损伤特别是劳损，会使腰椎间盘的退变提前或更严重，同时损伤过程中，外力作用于椎间盘，造成纤维环破裂或造成软骨板破裂、纤维环失去附着点，髓核经破裂处突出。受寒会使腰部肌肉痉挛、血管收缩，局部血液循环减弱，椎间盘内的压力增加，可造成相应结构的损害，导致髓核突出。

在内、外因的作用下，髓核突出，对脊神经根、马尾神经、硬脊膜等结构形成压迫或刺激，从而引发相应症状。

中医认为本病的内因是肝肾不足、精血亏虚，筋骨失于荣养；在此基础上，复又劳损闪挫或感受寒湿，气滞血瘀，筋脉拘急，发为腰腿痛。

【临床表现】

腰痛伴坐骨神经痛是腰椎间盘突出症的主要症状。腰痛多局限于腰骶部，腿痛一般从臀部开始，沿坐骨神经分布区域放射，典型者，可沿大腿后侧、腘窝、小腿后外侧至足跟部、足底及足背外侧达趾。当咳嗽、喷嚏或大便时，可使症状加重。病程较长者，患肢可出现麻木，甚则肌肉萎缩。

【诊断要点】

1. 病史　有腰部外伤，慢性劳损或受寒湿病史。

2. 症状

（1）腰痛（常为突发）伴下肢放射痛，咳嗽加重，采取某种体位症状可缓解或加剧。

（2）首次发作多可缓解，有不定时的间歇期。间歇期症状明显缓解或完全消失。

（3）肢体麻木、冷感。

（4）间歇性跛行。

（5）马尾神经症状。

3. 体征

（1）腰椎压痛向下肢放射。

（2）腰部姿势改变：脊柱侧弯后凸畸形，腰部活动受限（尤其是背伸）。

（3）屈颈试验、仰卧挺腰试验阳性，直腿抬高试验、直腿抬高加强试验阳性。

（4）感觉、肌力、腱反射改变。受压神经支配区感觉过敏、减退甚至麻木，以减退为主。腰 3、4 椎间盘突出，压迫腰 4 神经根出现膝反射减弱；腰 5、骶 1 椎间盘突出，压迫骶 1 神经根，出现踝反射减弱，趾及足跖屈力减弱，常不能单用患侧足尖着地站立。

4. X 线检查　脊柱侧弯，腰椎生理前凸消失，病变椎间盘间隙变窄，相邻边缘有骨赘增生。CT 检查可显示椎间盘突出的部位及程度。

【治疗】

(一) 针灸法

选穴：肾俞、大肠俞、腰阳关、关元俞、腰夹脊、秩边、承扶、委中、阳陵泉、承山、绝骨、昆仑。

加减：疼痛较重配绝骨；瘀血肿胀甚者配承山。

操作：每次选用 5~6 穴，毫针刺；每日 1 次，每次留针 20~30 分钟，6 次为一疗程。

(二) 推拿法

选穴：肾俞、环跳、腰阳关、环跳、委中、昆仑等。

手法：揉、滚、按压、扳、拿、摇等。

操作：

(1) 患者俯卧位。医者在患者腰背部用按法或指、掌揉按腰部为重点；再用拇指或肘后部由上而下酌情点压命门、腰阳关、脾俞、胃俞、环跳、殷门、承扶、委中、昆仑、太溪穴；然后双手重叠用力，沿患者督脉由大椎向下以掌按压至骶尾部，反复数次；接着可用腰部后伸扳法。

(2) 侧卧，用腰部斜扳法，左右各 1 次，先扳患侧，再扳健侧。

(3) 仰卧，可做屈膝屈髋和直腿抬高动作数次；最后施以仰卧位摇腰法。

【注意事项】

1. 注意保暖，避免受凉。
2. 宜睡硬板床。
3. 症状缓解后，可配合腰部功能锻炼。
4. 加强腰腹肌力训练。

扭挫伤

扭挫伤属伤科的"伤筋"范畴。筋的范围是非常广泛的，主要是指肌腱、韧带、筋膜，同时还包括部分皮下组织、肌肉、关节囊等软组织，故伤筋又称为软组织损伤。在此仅介绍临床常见的四肢关节及腰部扭挫伤。

一、肩关节扭挫伤

肩关节是人体活动范围最大的关节，也是日常生活中负重较大的关节之一，因此受伤的机会较多。临床常见的除骨折外，扭挫伤也是比较常见的疾病。当肩关节过度扭转，或突然外展，或重物打击，或跌仆等外力作用时，易引起本病的发生。

【病因病机】

本病一般青壮年患者居多，常因跌仆、过度牵拉或投重物时用力，或姿势不正确而导致。直接暴力如外力撞击，多来自肩关节前、外侧方，可形成三角肌损伤，暴力继续传导可导致肩锁韧带损伤而并发肩锁关节半脱位。当跌仆时手掌支撑着地，暴力可沿肩关节前、外侧传导并冲击肩锁关节，造成肩锁关节损伤，或因跌仆着地时外旋肌强烈收缩，而导致肱骨大结节撕脱骨折，其轻者可发生肩部肌肉扭伤。因此本病均为闭合性损伤，伤后因肌肉及韧带损伤可发生出血及炎性渗出等，可导致肩关节部肿胀、疼痛及肩关节活动受限。

【临床表现】

肩关节周围疼痛，功能活动障碍，严重者可出现皮下瘀血、皮色青紫等。当斜方肌受伤时，局部压痛肿胀明显，提肩胛时痛剧；肱二头肌及其肌腱损伤时，可发生肱二头肌腱鞘炎，肱二头肌肌腱脱位和肱二头肌腱长头破裂等；当合并有关节脱位或骨折者，可有弹性固定及骨折特有体征出现。X线摄片有助于诊断脱位或骨折。

【诊断要点】

有明显的外伤史，局部出现肿胀、疼痛，被动活动肩关节疼痛加重。压痛点多在肩关节前侧或外侧，肩关节无明显畸形。

【治疗】

（一）针灸法

选穴：肩髃、肩贞、肩髎、曲池、合谷。
加减：疼痛较重配巨骨、外关；瘀血肿胀甚者配天宗、外关。
操作：毫针刺，每日1次，每次留针20~30分钟，6次为一疗程。

（二）推拿法

选穴：臂臑、阿是穴、肩髃、肩贞、肩髎、天宗。
手法：拿、按、揉、捏、捻、搓、抖、摇等法。
操作：患者取坐位，医者立于患侧。以较轻手法拿揉肩关节周围及臂臑、阿是穴；按揉肩髃、肩贞、肩髎、天宗诸穴；拿捏肩部及上臂，配合摇肩法及被动活动肩关节；擦肩关节周围；搓肩部；最后捻五指，抖上肢。

【注意事项】

1. 初期手法宜轻柔，后期手法可适当加重，并加擦法。
2. 注意保暖，避免过早地做肩关节旋转活动。

3. 配合中药外敷或熏洗效果更好。

二、肘关节扭挫伤

肘关节属屈戌关节，屈伸在 0°~140°；前臂的旋转活动主要依靠上、下尺桡关节共同完成。由于肘关节是四肢关节中活动较多的关节，所以造成损伤的机会也比较多。当跌仆时手掌撑地，或过度牵拉，或直接受外力的打击等，就会引起本病的发生。

【病因病机】

多因跌挫、扭转等外力引起，如跌仆滑倒、手掌撑地时，肘关节处于过度外展、伸直或半屈位，均可致肘关节囊、韧带和肌腱的撕裂损伤，引起局部瘀血肿胀，肘关节活动障碍。临床上以肘内侧为多，主要是肘关节尺侧副韧带的撕裂伤最为常见。

【临床表现】

肘关节肿胀、疼痛、功能障碍，常处于半屈半伸位，严重者可见局部皮色青紫、前臂肿胀等。尺侧副韧带损伤，被动使肘关节外展时，内侧疼痛明显；如桡侧副韧带损伤，被动使肘关节内收时，外侧疼痛明显。肘关节伸屈运动受限。

【诊断要点】

有明显外伤史，肘关节肿胀，被动活动肘关节可引起疼痛加重。压痛点多在肘关节内后方和侧副韧带附着处。

【治疗】

（一）针灸法

选穴：曲池、小海、天井、外关、阿是穴。
加减：疼痛较重配手三里；瘀血肿胀甚者配合谷。
操作：毫针刺，每日 1 次，每次留针 20~30 分钟，6 次为一疗程。

（二）推拿法

选穴：曲池、手三里、尺泽、小海、天井、曲泽。
手法：按、揉、拿、捏、推、抹、摇、拔伸等。
操作：患者坐位，医者立于患侧。按揉曲池、手三里、尺泽、小海、天井、曲泽等穴位；拿揉肘部阿是穴及肘关节周围；用拔伸、屈伸等手法进行肘关节被动活动；摇肘关节；推抹上肢；捻五指。

【注意事项】

1. 治疗期间，禁止粗暴的牵拉及被动屈伸活动。

2. 肿痛减轻后，可逐步练习肘关节的屈伸功能；对粘连较重着，可适当增加肘关节扳法。

三、腕关节扭挫伤

腕关节是一个活动频繁、结构复杂的关节，所以临床上腕关节损伤较为多见。当腕关节过度扭转，跌仆时手掌撑地，或腕关节过度屈伸、内收、外展时，易引起本病的发生。

【病因病机】

一般多有外伤史，由直接暴力或间接暴力所致。如在生产劳动、体育运动或日常生活中，不慎跌仆，手掌猛力撑地，或因持物时突然旋转及伸屈腕关节，亦可因暴力直接打击而致伤，亦有因腕关节超负荷量或长期反复用力积累而引起。以上损伤均可造成腕关节周围的韧带、肌腱的撕裂伤。

【临床表现】

腕部肿胀、疼痛或酸痛无力，功能活动障碍。

腕关节用力掌屈，背侧疼痛，为背侧韧带或伸指肌腱损伤；反之则为掌侧韧带或屈指肌腱损伤。腕关节桡侧茎突部疼痛，为桡侧副韧带损伤；反之则为尺侧副韧带损伤。如果各个方向活动均发生疼痛，且活动明显受限，则多为韧带和肌腱等的复合损伤。

【诊断要点】

有明显的外伤史，肿胀及疼痛在腕背部偏尺侧明显；若下桡尺关节韧带损伤，可见尺骨小头突起，按压尺骨小头有松动感。必要时 X 线摄片，以排除骨折、脱位。

【治疗】

（一）针灸法

选穴：阳池、阳溪、阳谷、外关、合谷。

加减：疼痛较重配曲池；瘀血肿胀甚者配中渚。

操作：毫针刺，每日 1 次，每次留针 20~30 分钟，6 次为一疗程。

（二）推拿法

选穴：阳池、阳溪、阳谷、太渊、合谷、列缺、阿是穴。

手法：以拿、按、揉、摇、拔伸等手法为主。

操作：患者坐位，医者立于患侧。拿揉前臂；按揉阳池、阳溪、阳谷、太渊、合谷、列缺诸穴；按揉腕关节周围及阿是穴；摇腕关节；拔伸腕关节，同时做腕关节的屈、伸或收、展的被动活动；施小鱼际擦法于损伤周围，透热为度。

【注意事项】

1. 腕关节扭挫伤的推拿治疗，因损伤部位和损伤时间的不同，在手法的具体运用时亦有不同。急性损伤，手法宜轻柔，被动运动幅度宜小；急性损伤后期和慢性劳损，手法要相应加重，被动运动幅度可逐渐加大。

2. 避免腕关节过早的旋转活动。

3. 注意局部保暖，避免寒凉刺激。

4. 可配合中药外敷与熏洗。

5. 治疗期间可用护腕保护。

四、髋关节扭挫伤

髋关节周围的肌肉和韧带比较坚实，所以关节比较稳定，因而损伤的发生率较低，但由于髋关节活动频繁、负重较大，故髋关节的扭挫伤在临床上也有发生，特别好发于 5~10 岁的儿童。当髋关节过度屈伸、内收、外展时，易引起本病的发生。

【病因病机】

青壮年多因剧烈运动时，或高处坠下时而扭挫髋部周围的肌肉、韧带，使之造成组织的断裂、撕裂，局部水肿，产生瘀血阻滞、脉络受损，使髋部正常的生理功能失调。

【临床表现】

局部疼痛、肿胀，功能障碍。患肢多出现保护性姿势，如跛行、拖拉步态等。

【诊断要点】

有外伤史，患侧股骨大转子后上方或腹股沟部有明显压痛，髋关节外侧或后外侧发生肿胀，被动活动髋关节可使疼痛加剧，可出现假性患肢变长，但 X 线检查无异常发现。

【治疗】

（一）针灸法

选穴：环跳、秩边、居髎、阳陵泉、绝骨。

加减：疼痛较重配足三里；瘀血肿胀甚者配三阴交。

操作：毫针刺，每日 1 次，每次留针 30 分，6 次为一疗程。

（二）推拿法

选穴：居髎、环跳、髀关、阿是穴、阳陵泉、上巨虚、下巨虚。

手法：以按、揉、拿、捏、推、抹等手法为主。

操作：按揉居髎、环跳、髀关、阿是穴等穴；拿捏患肢；推抹患肢；拿揉阳陵泉、上巨虚、下巨虚等穴；然后，一手拇指按于髋关节前面，其余四指固定粗隆部，另一手握住踝上，做屈髋、屈膝并稍用力下按，再将患肢伸直；最后，按揉髋关节周围。

【注意事项】

1. 不需严格固定，患者应卧床休息 5~7 天。
2. 患肢不可过早负重及做跳跃等剧烈活动。
3. 可配合中药外敷或熏洗。

五、膝关节扭挫伤

膝关节是人体最大的屈戍关节，关节面浅而广，关节面的稳定主要依靠内、外许多强大的韧带、肌肉、肌腱和关节囊来维持。由于膝关节负重较大，活动频繁，故膝关节扭挫伤在临床上较为常见。当膝关节过度内收、外展扭转，或突然扭转，或重物打击，或跌仆等外力作用时，易引起本病的发生。

【病因病机】

多因膝关节突然受到外力撞击，或在活动中过度外展、内收、旋转而造成损伤。

【临床表现】

局部肿胀疼痛，膝关节屈伸功能障碍。

【诊断要点】

1. 有明显外伤史。
2. 膝关节内侧或外侧疼痛、压痛，局部肿胀、瘀斑。
3. 膝关节屈伸活动受限。

【治疗】

（一）针灸法

选穴：膝阳关、梁丘、血海、膝眼、委中、阴陵泉、阳陵泉、阿是穴。
加减：疼痛较重配足三里；瘀血肿胀甚者配丰隆。
操作：毫针刺，每日 1 次，每次留针 20~30 分钟，6 次为一疗程。

（二）推拿法

选穴：血海、梁丘、足三里、上巨虚、伏兔、委中、承山、阿是穴。
手法：按、揉、拿、捏、推、抹、屈伸等。

操作：先拿捏按揉血海、梁丘、足三里、上巨虚等穴；然后按揉伏兔、阿是穴；拿揉大腿部；屈伸膝关节；推抹膝关节两侧；拿揉委中、承山；最后，按揉膝关节周围。

【注意事项】

1. 注意保暖，避免受凉。
2. 治疗中禁止做粗暴的牵拉及被动屈伸活动。

六、踝关节扭挫伤

踝关节是由胫、腓骨下端和距骨组成的屈成关节，其周围有韧带加强，由于外侧副韧带较内侧副韧带薄弱，加上踝关节的内翻活动范围大于外翻活动，所以，在踝关节扭伤时，外侧副韧带的损伤较内侧副韧带为多。踝关节扭伤极为常见，可发生于任何年龄，但以青壮年较多，本病占全身关节扭伤的80%以上。当行走、跑跳、上下楼梯等活动中，突然失稳，引起本病的发生。

【病因病机】

踝关节扭伤常由于在不平的路面行走、跑步、跳跃或下楼梯、下坡时，踝关节跖屈位突然向外或向内翻转，外侧或内侧副韧带受到强大的张力作用所致。呈内翻姿势时，常引起外踝的前下方距腓韧带和跟腓韧带的撕裂；外翻扭伤时，由于三角韧带比较坚强，较少发生撕裂，但可引起下胫腓韧带撕裂。由于解剖学上的因素，临床以内翻损伤较为常见，踝关节扭伤较重者，常可合并踝部的骨折脱位。

【临床表现】

踝部肿胀疼痛、功能障碍，不能站立或行走，严重者局部可出现瘀斑，皮下青紫。

【诊断要点】

1. 有急性扭伤病史，踝关节受伤后局部肿胀疼痛，步行困难。
2. 内踝损伤时，在外踝前下方肿胀，压痛明显，足内翻时疼痛加剧；若外踝损伤时，在内踝前下方肿胀，压痛明显，足外翻时疼痛加重。伤后1~2日后局部可出现青紫或血肿。
3. 如韧带断裂，则可有内、外翻畸形。
4. X线检查对本病诊断虽无直接意义，但有助于排除骨折、脱位等。

【治疗】

(一) 针灸法

选穴：阿是穴、丘墟、商丘、解溪、悬钟、太溪、昆仑。

加减：疼痛较重配上巨虚；瘀血肿胀甚者配阳陵泉。

操作：毫针刺，先刺阿是穴，用强刺激，得气后用泻法。外侧损伤用悬钟、丘墟、解溪、昆仑；内侧损伤用太溪、商丘。每日 1 次，每次留针 20~30 分钟，6 次为一疗程。

（二）推拿法

选穴：足三里、绝骨、解溪、昆仑、丘墟、商丘、阴陵泉。

手法：按、揉、拿、捏、推、抹、拔伸、摇、擦等手法。

操作：患者仰卧位，医者立于患肢前侧。按揉小腿前外侧至踝上；按揉足三里、绝骨、解溪诸穴；拿揉昆仑、丘墟、商丘、阴陵泉等穴；然后医者一手托住足跟，拇指按住外踝前侧，另一手握住足背，拔伸踝关节 2 分钟后做踝关节跖屈与内翻，再做踝关节背伸与外翻，同时，按住踝关节前外方的拇指随之沿外踝推抹至足跟部；然后两手对按内、外踝部；拔伸踝关节；按揉踝关节周围；最后患部用擦法，以透热为度，以促进肿胀吸收。

【注意事项】

1. 注意保暖，尽量减少踝关节活动。
2. 配合中药外敷或熏洗效果更好。
3. 治疗中禁止做粗暴的被动屈伸活动。
4. 损伤急性期，手法以轻柔为主，以免加重局部的损伤性出血，宜冷敷。手法治疗后，可用绷带包扎患部，进行软固定，并嘱患者抬高患肢，避免站立和行走。
5. 对韧带完全断裂合并有撕脱性骨折或暂时性脱位的患者，均不宜推拿，宜按踝部骨折或脱位处理。

七、腰部扭挫伤

腰部承担着人体近 1/2 的体重，它在身体各部运动时起着枢纽的作用，成为日常生活和劳动中活动最多的部位，故在持重或运动中，其本身或周围组织较易发生扭挫伤。

【病因病机】

腰部扭挫伤，多因突然遭受间接暴力所致。在日常活动中，由于腰部活动时姿势不正确，用力不当或用力过度，或猛烈搬扛重物时姿势不当，所搬物体重心离躯干中轴过远，使肌肉负荷过度或肌肉收缩不协调，或毫无思想准备突然进行某项动作，如站立、弯腰甚至咳嗽、喷嚏等致使腰肌无准备地骤然收缩，或跌仆闪挫，使腰部过度后伸或前屈，肌肉、韧带受到剧烈扭转、牵拉等，均可使腰部肌肉、筋膜、韧带、关节囊或滑膜等软组织急性损伤，从而造成局部瘀血肿胀、疼痛、活动受限。

中医学对本病有较深刻的认识，认为腰部遭受间接暴力后，腰部损伤，血脉破损，造成腰部气血涩滞，经络不通，肌肉拘急而发为疼痛。

【临床表现】

腰部疼痛，局部肿胀，活动受限，尤以前屈时明显。咳嗽、喷嚏、用力排便时可使疼痛加重，患者多不能站立与行走。严重者可出现卧床难起，辗转困难。

【诊断要点】

1. 外伤史，多见于青壮年男性。

2. 腰痛：以剧烈、持续、局限性腰痛为特点，重者完全不能活动，翻身、起床、咳嗽、深呼吸加重。

3. 压痛和放射痛，多为局限性压痛，压痛点固定（即损伤部位），部分可放射至下肢。

4. 腰肌痉挛：多在竖脊肌、臀大肌等处，站立、弯腰加重。

5. 脊柱侧弯：不对称的肌痉挛可引起脊柱侧弯畸形，多向患侧倾斜。

6. X线检查可发现脊柱变直或保护性侧弯。

【治疗】

（一）针灸法

选穴：肾俞、大肠俞、腰阳关、委中、阿是穴。

加减：疼痛较重配昆仑；局部肿胀甚者配承山。

操作：毫针刺，每日1次，每次留针20~30分钟，6次为一疗程。

（二）推拿法

选穴：肩井、天宗、大椎、腰阳关、大杼、肾俞、大肠俞、环跳、阿是穴、委中。

手法：按、揉、推、抹、拿、摇、扳等。

操作：患者俯卧位，拿肩井、按天宗并分别揉之；自大椎至腰阳关用掌根推法；用掌推法自大杼推至腰骶部；按揉诸背俞穴，分抹背部膀胱经腧穴；按揉肾俞、大肠俞；摇腰部；按揉环跳、阿是穴；再令患者仰卧，拿委中；做两下肢屈髋屈膝的被动活动；患者侧卧位，施以腰部斜扳法，左右各1次。

【注意事项】

1. 治疗期间，患者在损伤早期要减少腰部活动，宜卧硬板床休息1~3天，以利损伤组织修复。

2. 治疗时应根据患者的情况，选择适当的手法，以免加重损伤。

3. 注意腰部保暖，防止受凉。

实　　训

填写下列表格，并按表格内容实践操作：

病名	诊断（或辨证）	针灸治疗	推拿治疗	其他疗法
颈椎病				
漏肩风				
腰肌劳损				
腰椎间盘突出症				
腰部扭挫伤				

第二节　内科疾病

头　痛

头痛属于临床常见的自觉症状，可出现于内、外、神经、五官等科的多种急慢性疾患中。引起头痛较常见的疾病主要有脑炎、脑膜炎、高血压、急性脑血管病、脑瘤、青光眼、额窦炎等。本病中医学除有头痛的记载外，还有"头风""脑风"等病名。

根据头痛的部位，前额痛多为眼、鼻、咽喉病引起；一侧痛多见于偏头痛、三叉神经痛、耳病；头痛部位不固定或颠顶痛多属于神经功能性；枕部痛多属于颈椎病、高血压及脑部肿瘤；全头痛多见于脑动脉硬化、感染、中毒等。

根据病程的长短，凡头痛持续3~5个月者，需引起注意，而病程超过3年以上者，大多为良性。

【病因病机】

头为诸阳之会，凡外感诸邪，或内伤杂病均能引起头部的气血不利，经脉不通，清阳不升而发生头痛。外感头痛多由起居不慎，坐卧当风，感受风寒，使清阳受阻，寒凝气血，脉络瘀滞而发头痛。内伤头痛常与肝、脾、肾三脏关系密切。因于肝者，情志内伤，肝气不舒，郁而化火，上扰清空，或火盛伤阴，肾水不足，水不涵木，肝失濡养，肝阳上亢扰于上而致；因于脾者，劳倦过度，或病后体虚，脾胃虚弱，化源不足，营血亏少，不能上荣于脑，或饮食不节，嗜酒肥甘，脾失健运，痰湿内生，上蒙清窍，阻遏清阳而致；因于肾者，多因先天禀赋不足，肾精久亏，脑髓空虚而致。

【临床表现】

1. **风寒头痛**　头痛遇风寒而诱发，多偏于一侧，呈胀痛，鼻塞流涕，苔白，脉弦紧。

2. **肝阳头痛**　头胀痛或头角抽痛，多偏于一侧，眩晕，心烦易怒，目赤口苦，舌质红，脉弦。常因精神紧张而发病。

3. **痰浊头痛**　头额昏痛如裹，胸脘痞闷，纳呆呕恶，便溏，舌苔白腻，脉滑。

4. **血虚头痛**　头昏而痛，痛势绵绵，神疲乏力，面色少华，心悸失眠，舌质淡，脉细弱。

5. 瘀血头痛 头痛如刺，经久不愈，痛处固定不移，视物模糊，记忆减退，舌微紫，脉涩或细。

【治疗】

（一）针灸法

1. 毫针刺法

（1）风寒头痛

选穴：风池、头维、通天、合谷。

加减：前头痛加上星、阳白；头顶痛加百会、前顶；后头痛加天柱、后顶；侧头痛加率谷、太阳。

操作：毫针刺，每日1次，留针10~20分钟，6次为一疗程。

（2）肝阳头痛

选穴：百会、风池、悬颅、太冲、太溪、侠溪。

加减：目赤加关冲放血；面觉烘热加内庭。

操作：毫针刺，每日1次，留针10~20分钟，6次为一疗程。

（3）痰浊头痛

选穴：中脘、足三里、丰隆、百会、印堂。

加减：呕吐加内关；便溏加天枢。

操作：毫针刺，每日1次，留针10~20分钟，6次为一疗程。

（4）血虚头痛

选穴：百会、上星、心俞、脾俞、足三里、三阴交、血海。

加减：心悸配内关；纳差配中脘。

操作：毫针刺，每日1次，留针5~10分钟，6次为一疗程。

（5）瘀血头痛

选穴：合谷、三阴交、血海、膈俞、阿是穴。

加减：眉棱骨痛加攒竹；侧头痛加太阳；后头痛加后顶；头顶痛加四神聪。

操作：毫针刺，每日1次，留针10~20分钟，6次为一疗程。一般3~5个疗程。

2. 皮肤针法 用皮肤针重叩太阳、印堂及阿是穴，放血。本法适用于风袭经络，肝阳亢逆引起的头痛。

（二）推拿法

1. 基本治疗

（1）颈项部

选穴：风府、风池、天柱、完骨及项部督脉、两侧膀胱经及胆经。

手法：按法、揉法、拿法、一指禅推法。

操作：患者坐位，医者用一指禅推法沿项部两侧督脉、膀胱经及胆经往返操作各

3~4 分钟，然后按揉风府、风池、天柱、完骨等穴；再拿两侧风池，沿项部两侧膀胱经自上而下操作 4~5 遍。

（2）头面部

选穴：百会、印堂、太阳、头维等穴及前额部。

手法：按法、揉法、拿法、一指禅推法。

操作：患者坐位，医者用一指禅推法从印堂开始，向上沿前额发际至头维、太阳，往返 3~5 遍，配合按百会、太阳、印堂等穴；然后用五指拿法从头顶拿至风池，改用三指拿法，沿膀胱经拿至大椎两侧，往返 3~4 次。

2. 加减

（1）风寒头痛　按揉风门、肺俞；拿两侧肩井；擦背部两侧膀胱经，以透热为度。

（2）肝阳头痛　推桥弓，自上而下，每侧各 20 余次，两侧交替进行；用扫散法在头侧自前上方向后下方操作，交替进行，各数十次；按、揉两侧太冲，以酸胀为度；再擦两侧涌泉，以透热为度。

（3）痰浊头痛　一指禅推或拇指点按揉中脘、天枢、脾俞、胃俞、足三里、丰隆等穴，时间 6~8 分钟。

（4）血虚头痛　按揉两侧心俞、膈俞、足三里、三阴交，以微酸胀为度；摩腹 6~8 分钟，以中脘、气海、关元为重点。

（5）瘀血头痛　按揉太阳、攒竹及前额、头侧部位；擦前额和两侧太阳穴部位，以透热为度。

【注意事项】

1. 引起头痛的原因较为复杂，针灸、推拿对缓解头痛症状有较好的疗效，但治疗时必须审证求因，按治病必求其本的原则辨证论治。

2. 脑实质性病变，如肿瘤等引起的头痛，应及时治疗原发病。

眩　晕

眩，指眼花。晕，指头晕。眩晕是指患者自觉头晕眼花，视物旋转为主要表现的一类病证。轻者闭目即止，重者如坐车船，旋转不定，不能站立，或伴有恶心、呕吐、汗出，甚则昏倒等症状。

【病因病机】

本病病位在脑，由风、痰、虚而致清窍被扰，多由肝阳上亢、痰浊阻窍、气血不足、肾精亏虚、髓海失充而致。因素体阳盛，或情志不舒，气郁化火，肝阴暗耗，虚阳上扰清空而发；或恣食肥甘，损伤脾胃，健运失司，聚湿生痰，痰湿中阻，则清阳不升，浊阴不降而成；或劳伤过度，肾精亏耗，不能生髓，髓海不充而致；或久病体虚，或失血过多，或脾胃虚弱，致气血不足，脑失所养而发生眩晕。

【临床表现】

1. 肝风内动　头目昏眩，耳鸣，烦躁易怒，少寐多梦或肢麻震颤，常因情志变化或劳累而加剧，舌质红，苔黄，脉弦数。

2. 痰浊中阻　眩晕头重如裹，胸脘痞闷，恶心欲吐，食少多寐，神疲肢重，舌质淡，苔白腻，脉濡滑。

3. 气血亏虚　时时眩晕，卧则减轻，面色无华，气短懒言，神疲纳减，心悸少寐，劳累则甚，舌质淡，脉细无力。

4. 肝肾阴虚　头目眩晕，腰膝酸软，目涩耳鸣，咽干口燥，失眠健忘，遗精，舌红绛，脉细数。

【治疗】

（一）针灸法

1. 肝风内动

选穴：风池、肝俞、行间、侠溪。

加减：失眠多梦配神门、三阴交；耳鸣配翳风、听宫；头胀痛配太阳、率谷。

操作：毫针刺，每日 1 次，留针 10~20 分钟，6 次为一疗程。一般 2~4 个疗程。

2. 痰浊中阻

选穴：百会、中脘、足三里、脾俞、丰隆、阴陵泉、内关、头维。

加减：呕吐加内关；便溏加天枢。

操作：毫针刺，每日 1 次，留针 20~30 分钟，6 次为一疗程。一般 1~2 个疗程。

3. 气血亏虚

选穴：百会、肝俞、脾俞、气海、足三里、胃俞、血海。

加减：心悸失眠配神门；气短自汗配膻中、复溜。

操作：毫针刺，每日 1 次，留针 20~30 分钟，6 次为一疗程。一般进行 2~4 个疗程。

4. 肝肾阴虚

选穴：风池、肝俞、肾俞、太溪、照海、悬钟、百会。

加减：遗精配关元、三阴交；五心烦热配内关、三阴交；耳鸣配翳风。

操作：毫针刺，每日 1 次，留针 20~30 分钟，6 次为一疗程。一般进行 3~4 个疗程。

（二）推拿法

1. 基本治疗

选穴：百会、印堂、太阳、睛明、头维、风池、攒竹。

手法：推法、拿法、一指禅推法、抹法、揉法、扫散法、按法。

操作：患者取坐位。

（1）医者用揉法在额部治疗，从一侧太阳穴至另一侧太阳穴，往返3~5次；再以扫散法在头两侧，自前上方向后下方施术，每侧约20~30次；然后用抹法在前额及面部施术，配合按角孙、太阳、睛明，时间约3分钟。

（2）一指禅推法，从印堂直线到发际，往返3~5次；再从印堂沿眉弓至太阳，往返3~5次；然后从印堂到一侧睛明，绕眼眶施术，两侧交替进行，每侧3~5次。时间约4分钟。

（3）头部用五指拿法，至颈项部改用三指拿法，沿颈椎两侧拿至大椎两侧，重复3~5次，配合按百会、拿风池。

2. 加减

（1）肝风内动 自上而下用推法推桥弓，先推左侧，后推右侧，每侧约1分钟；按揉太冲3~5分钟。

（2）痰浊中阻 摩腹5~10分钟，配合按揉中脘、足三里、丰隆等穴。

（3）气血亏虚 按揉膈俞、脾俞、足三里、三阴交等穴。

（4）肝肾阴虚 直擦足底涌泉穴，以透热为度；按揉肾俞、太溪等穴。

【注意事项】

1. 生活要有规律，不能过度疲劳。
2. 在医生指导下进行适当的体育锻炼，忌食肥甘厚味，戒烟限酒。
3. 避免精神刺激。
4. 缓进型高血压引起的眩晕，适宜于针灸、推拿治疗；急进型高血压引起的眩晕，应中西医结合治疗。

失　眠

失眠又称不寐，是以经常不能获得正常睡眠为特征的病证，轻者难以入寐，或睡中易醒，醒后不能再寐，或时寐时醒，重者彻夜不眠。本病可单独出现，也可与头痛、健忘、眩晕、心悸等症同时出现。

【病因病机】

失眠病位多在心，由心神失养或心神不安所致。其发病与肝胆气郁、脾肾虚弱、胃失和降密切相关。或由思虑劳倦过度，伤及心脾，心伤则阴血暗耗，脾伤则化源不足，血虚不能养心神则不寐；或由禀赋不足、病后体虚、房劳过度，致肾阴亏损，不能上济于心，心肾不交，水不制火，心火独亢，心神不宁，阴虚火旺而不寐；或由饮食不节，脾胃受伤，宿食停滞，运化失职，痰热内生，壅遏于中，扰乱心神，以致不寐；或由情志所伤，肝失条达，气郁不舒，郁而化火，火炎于上，心神不宁以致不寐。

【临床表现】

1. 肝火扰心 心烦不能入寐，急躁易怒，头晕头痛，胁肋胀痛，目赤口苦，舌质红，苔薄黄，脉弦数。

2. 痰热内扰　不寐多梦，头重心烦，头晕目眩，口苦痰多，胸闷脘痞，不思饮食，舌质红，苔黄腻，脉滑数。

3. 心肾不交　心烦不寐，心悸多梦，头晕耳鸣，健忘，腰酸遗精，手足心热，口干津少，舌质红，少苔，脉细数。

4. 心脾两虚　多梦易醒，饮食无味，神疲肢倦，面色不华，头晕目眩，心悸健忘，舌质淡，苔薄，脉细弱。

5. 心胆虚怯　不寐多梦，善惊易醒，胆怯恐惧，心悸气短，舌质淡，脉弦细。

【治疗】

（一）针灸法

1. 毫针刺法

选穴：百会、神庭、神门、心俞、三阴交、安眠。

加减：肝火扰心加肝俞、胆俞、太冲、行间；痰热内扰加足三里、胃俞、丰隆、内庭；心肾不交加肾俞、太溪；心脾两虚加膈俞、脾俞、足三里、内关；心胆虚怯加胆俞、丘墟。

操作：毫针刺，每日1次，留针30~60分钟，一般于傍晚治疗效果最好，6~10次为一疗程。

2. 艾灸法　取百会穴，每晚临睡前，用艾条温和灸法，施灸10~15分钟。

3. 皮肤针法　皮肤针轻叩脊柱两旁、骶部及颞区，使局部皮肤潮红即可，每日或隔日1次。

（二）推拿法

1. 基本治疗

（1）头面及颈肩部

选穴：百会、印堂、神庭、睛明、攒竹、鱼腰、太阳、率谷、风池。

手法：抹法、按揉法、拿法、扫散法。

操作：患者坐位或仰卧位。医者用拇指按揉百会、印堂、太阳、攒竹、睛明、鱼腰、神庭、率谷，每穴1分钟；抹前额3~5遍；从前额发际处至风池穴处做五指拿法，反复3~5遍；行双手扫散法，约1分钟；指尖击前额部至头顶，反复3~5遍。

（2）腰背部

选穴：心俞、肝俞、脾俞、胃俞、肾俞、命门，及背部督脉、华佗夹脊等部位。

手法：按揉法、捏法、推法。

操作：患者俯卧位。医者用按揉法在患者背部、腰部操作，重点为心俞、肝俞、脾俞、胃俞、肾俞、命门等部位，时间约5分钟；捏脊3~5遍；自上而下掌推背部督脉3~5遍。

2. 加减

（1）肝火扰心 按揉太阳、头维、风池、肝俞、胆俞、太冲、行间，每穴约 1 分钟，手法宜重。

（2）痰热内扰 摩腹 5 分钟，加按揉神阙、天枢、中脘、足三里、丰隆、膈俞，每穴约 1 分钟。

（3）心肾不交 按揉神门、通里、太溪，每穴约 1 分钟；擦两侧涌泉穴，以透热为度。

（4）心脾两虚 按揉中脘、天枢、气海、足三里、三阴交、心俞、肝俞、脾俞，轻揉轻按，每穴约 1 分钟。

（5）心虚胆怯 按揉胆俞、丘墟，每穴约 1 分钟。

【注意事项】

1. 失眠常见于神经衰弱，但某些器质性病变亦可出现本证，须注意鉴别，若为器质性病变引起的失眠，应针对病因治疗。

2. 对神经衰弱者，应注意心理治疗，指导和鼓励患者坚持体育锻炼。

中 风

中风是以突然昏迷、不省人事、口角㖞斜、语言不利、半身不遂为主症的病证。本病多发于中年以上，因其发病骤然，变化多端，犹如风之善行而数变，若暴风之急速，故类比而名。常有头晕、肢麻、急躁、疲乏等先兆症状。

中风多见于西医学的脑血管病，可分为缺血性和出血性两大类。前者包括脑血栓形成、脑栓塞和短暂性脑缺血发作；后者包括脑出血和蛛网膜下腔出血。根据病灶部位和病情轻重不同，急性期过后，往往遗留不同程度的偏瘫、失语等症状。

【病因病机】

中风的主要病因是风、火、痰、瘀，心、肝、肾三脏阴阳失调是其发病的基础。因年老体衰，或劳累过度，致肝肾阴虚，水不涵木，肝阳暴涨，气血上逆；或体质肥胖，恣食厚味，痰浊内生，郁而生热，风阳夹痰，上蒙清窍；或五志过极，引动心火，风火相煽，气血上冲；气滞血运不畅，或气虚推动无力，日久血瘀于脑。若风、火、痰、瘀等病邪上扰，蒙蔽清窍，则发生中脏腑；若风、火、痰横窜经络，则发生中经络。

【临床表现】

1. 中经络 病情轻缓，症见半身不遂，麻木不仁，口眼㖞斜，舌强语涩，神志尚清，多愁善怒，舌苔黄腻，脉弦滑。

2. 中脏腑 症见突然昏仆，昏迷，并见半身不遂，舌强不语，口眼㖞斜等症。根据病因病机不同，可分为闭证和脱证。

（1）闭证 突然昏仆，神志迷糊，两手握固，牙关紧闭，面赤，气粗，喉中痰鸣，二便闭塞，脉滑数或弦滑。

（2）脱证　目合口张，手撒，遗尿，鼻鼾息微，四肢逆冷，脉象细弱。甚则汗出如油，两颧淡红，脉微欲绝或浮大无根。

【治疗】

（一）针灸法

1. 毫针刺法

（1）中经络

选穴：半身不遂可选肩髃、曲池、手三里、外关、合谷、环跳、阳陵泉、足三里、解溪、昆仑等；口角歪斜可选地仓、颊车、合谷、内庭、太冲等。

加减：半身不遂还可取患侧井穴，点刺出血，取接续经气之意；上肢可取肩髎、阳池、后溪等穴；下肢可取风市、梁丘、悬钟等穴。病程日久，上肢可配大椎、肩外俞，下肢可配腰阳关、白环俞等。如患侧经筋屈曲拘挛者，肘部配曲泽、腕部配大陵、膝部配曲泉、踝部配太溪，乃阳病取阴之意；如手指拘挛配八邪，足趾拘挛配八风。语言謇涩，配哑门、廉泉、通里。肌肤不仁，可用皮肤针叩刺患部。口角歪斜按病位可酌配牵正、水沟、四白、下关等穴。

操作：一般均针病侧，亦可先针健侧，后针病侧，即"补健侧，泻患侧"的治法，适用于病程较久者。

每日 1 次，留针 20~30 分钟，1~3 个月为一疗程，一般至少坚持治疗 1~2 个疗程以上。

（2）中脏腑

①闭证

选穴：人中、十二井、太冲、丰隆、劳宫、水沟。

加减：如神志渐醒，则减十二井、水沟，酌加百会、印堂、风市、三阴交。牙关紧闭配颊车、下关；两手握固配合谷；语言不利配通里、哑门、廉泉。

操作：进针后频捻转不留针。闭证解除后针对病因治疗。

②脱证

选穴：关元、神阙（隔盐灸）。

加减：虚汗不尽，加阴郄；小便不禁加水道、三阴交、足三里；虚阳浮越，可重灸命门、肾俞等。

操作：用大艾炷灸。

2. 穴位注射　选取上述四肢穴位 2~4 穴，用复方当归注射液 2~4mL，每穴注射 1mL，隔日 1 次，10 次为一疗程，疗程结束后，停 7~10 天，继续第二疗程。本法适用于半身不遂。

（二）推拿法

推拿治疗重点针对中经络和中风后遗症半身不遂。以早期治疗为主，一般在中风两周后，适宜用推拿治疗。

1. 背及下肢部

选穴：膈俞、肝俞、胆俞、肾俞、环跳、阳陵泉、委中、承山、风市、伏兔、解溪等。

手法：按法、揉法、擦法、搓法。

操作：

（1）患者取俯卧位。医者站在患者侧面，先施按法于背部脊柱两侧，自上而下 2 ~ 3 遍，再以腰椎两侧、环跳、委中、承山及跟腱部为重点部位，同时配合腰后伸和患侧髋后伸的被动活动，时间约 5 分钟。

（2）患者取健侧卧位（患侧在上）。医者站在患者侧面，自患侧臀部沿大腿外侧经膝部至小腿外侧用按揉法治疗，以髋关节和膝关节作为重点治疗部位，时间约 3 分钟。

（3）患者取仰卧位。医者站在患者侧面，用按揉法在患侧下肢，自髂前上棘向下沿大腿前面，向下至踝关节，同时配合各关节的被动屈伸活动；再用拿法施于患侧下肢；最后搓下肢，时间约 3 分钟。

2. 上肢部

选穴：肩髃、曲池、手三里、合谷。

手法：按法、揉法、拿法、摇法、搓法、捻法。

操作：先拿揉肩关节前后侧；继之按揉肩关节周围；然后按揉肩髃、曲池、手三里等上肢诸穴；摇肩关节，拿捏上肢；最后搓抖上肢，捻五指。

3. 头面部

选穴：印堂、太阳、睛明等。

手法：按法、抹法、扫散法、拿法。

操作：患者坐位。医者站在患者前面，用抹法自印堂至太阳往返 4 ~ 5 次，同时配合按揉睛明、太阳；再用扫散法在头侧自前上方向后下方施术，每侧 20 ~ 30 次。时间约 5 分钟（如有口眼㖞斜可参照面瘫治疗方法）。

【注意事项】

1. 中风初起，病情危重者，应尽快在原地抢救，避免搬运颠簸，以防病情恶化。

2. 凡老年形盛气虚，或肝阳亢盛，自觉头晕肢麻，偶有语涩者，可能是中风的先兆，应积极治疗，可针灸风市、足三里等穴。

3. 中脏腑经抢救后，往往出现后遗症，可参照中经络治疗。

4. 保持情绪安定，饮食清淡，起居有常。

5. 当病情好转，肢体能活动时，可根据各人的体质，进行适当锻炼，促进肢体功能的恢复，但不宜过度疲劳。

胃　痛

胃痛，又称"胃脘痛"。因疼痛在上腹心窝处及其附近部位，所以古代统称为"心痛"，但与"真心痛"有显著区别。

胃痛常见于急、慢性胃炎，胃或十二指肠溃疡及胃神经官能症等。急性胃炎起病较急，疼痛剧烈；慢性胃炎起病较慢，疼痛隐隐；胃溃疡疼痛多在餐后半小时至一小时出现，痛位多在剑突下或稍偏左处；十二指肠溃疡多在餐后三小时发作，痛位多在上腹部偏右处，进食后可获暂时缓解；胃神经官能症多在精神受刺激时发病，痛连膺胁，无固定痛点。

【病因病机】

胃痛的发生主要是胃失和降，气机郁滞，"不通则痛"；或胃失温煦、濡养，"不荣则痛"。外感寒邪，内犯于胃，或过食生冷，胃阳被遏，或饮食不节，脾运失调，或过食肥甘辛辣，湿热内郁，或忧思恼怒，气郁伤肝，横逆犯胃，气机阻滞均可致"不通则痛"。若素体不足，或劳倦过度，或饥饱失常，或久病脾胃受损，中焦虚寒，耗伤胃阴，胃失濡养，皆可致"不荣则痛"。

【临床表现】

1. 寒邪客胃　胃脘冷痛暴作，呕吐清水痰涎，畏寒喜暖，口淡不渴，或渴喜热饮，苔白，脉弦紧。

2. 胃热炽盛　胃脘灼痛，痛势急迫，嘈杂吐酸，心烦，口苦，舌红，苔黄，脉数。

3. 食积阻滞　胃脘胀痛，拒按，嗳气腐臭，不思饮食，食后痛甚，或吐未消化食物，吐食或矢气后痛减，苔厚腻，脉滑。

4. 肝气犯胃　胃脘胀闷，攻痛连胁，嗳气频繁，或呕逆酸苦，郁怒则甚，舌苔薄白，脉沉弦。

5. 脾胃虚寒　胃脘隐痛，泛吐清水，喜按喜暖，得热痛减，神疲肢软，手足不温，舌苔薄白，脉软弱。

【治疗】

（一）针灸法

1. 毫针刺法

选穴：中脘、内关、足三里、公孙。

加减：肝气犯胃者加期门、太冲；寒邪客胃者加胃俞、梁门；胃热炽盛者加内庭、行间；食积阻滞者加下脘、内庭；脾胃虚寒加灸气海、神阙。胃痛剧烈加梁丘；胁痛，嗳气吐酸加阳陵泉、丘墟。

操作：毫针刺，实证用泻法，虚证用补法，寒者可加灸。每日1次，留针20~30分钟。

2. 拔罐法　多用于虚寒性胃痛。可用大型或中型火罐，取上腹部和背部穴位，于针灸后拔火罐，每次10~15分钟。

3. 穴位注射　多用于慢性胃炎。选用红花当归川芎注射液，注射于中脘、内关、足三里、脾俞、胃俞及相应夹脊穴内，每次 2~3 穴，每日或隔日 1 次。

（二）推拿法

选穴：上脘、中脘、气海、天枢、足三里、脾俞、胃俞、大肠俞、肩井。

手法：摩法、抹法、按法、揉法、拿法、一指禅推法。

操作：

（1）胃脘部　患者仰卧位，医者坐于一侧。先抹腹部自剑突下至脐下，继而摩腹（胃脘部 5~10 分钟）；然后，沿任脉用一指禅推法于上脘、中脘、天枢、气海等穴往返推之；摩全腹；最后按揉足三里。

（2）背部　患者俯卧，医者立于一侧。先按揉膀胱经第 1 侧线上诸穴，重点在脾俞、胃俞、大肠俞；最后拿肩井并按之。

加减：食积阻滞者加按揉上巨虚、公孙；肝气犯胃者去气海，加按揉章门、期门、肝俞、胆俞；脾胃虚寒者加推关元，并按揉之。

【注意事项】

1. 针灸、推拿治疗胃痛，有明显的镇痛效果，尤其对急性胃痉挛止痛更佳。
2. 对慢性胃病，如能坚持治疗，则能促进炎症消散及溃疡的愈合。
3. 对胃、十二指肠溃疡出血期的患者，一般不宜手法治疗。
4. 患者生活要有规律，注意饮食调节，心情开朗，不过度疲劳。

呃　逆

呃逆是以气逆上冲，喉间呃呃连声，声短而频，不能自制的一种症状。呃逆有偶然和持续发作的不同，偶然发作的大部分可以不药自愈，如持续不断则须治疗方能渐平。本节所讨论的是属于持续不已的呃逆，若在其他急慢性疾病过程中出现，则每为病情转向危重的预兆。本证常见于慢性胃炎、胃下垂、胃神经官能症等病。

【病因病机】

呃逆的发生，总因胃气上逆，扰动膈间而致。多由过食生冷寒凉，寒气蕴蓄于胃，或外感寒邪，侵袭肺胃，或过食辛辣醇酒及温补之品，燥热内盛，胃肠积热，均可使气行不畅，上逆动膈而发生呃逆；或郁怒伤肝，气机不利，津液失布而痰浊内生，若肝气逆乘肺胃，导致胃气夹痰上逆，则可动膈而成呃逆；重病久病之后，或误用吐下之剂，或耗伤中气，或损及胃阴，均可致胃失和降而呃逆；甚则病深及肾，肾气失于摄纳，冲气上乘，夹胃气上逆动膈，亦可发生呃逆。

【临床表现】

1. 实证　胃寒者，呃逆声沉缓有力，喜热饮，脘部冷胀，手足欠温，饮食减少，大便溏薄，小便清长，舌苔白润，脉迟缓；胃热者，呃逆声响亮，连续有力，喜冷饮，口臭，烦渴，面赤，大便秘结，小便黄赤，舌苔黄，脉滑数；肝气犯胃者，呃逆常因情志波动而发作，伴有嗳气，胸闷，脘痞胁痛，舌苔薄白，脉弦。

2. 虚证　阳虚者，呃逆声音低弱，气不持续，形体羸瘦，面色少华，手足欠温，食少困倦，纳后腹胀，或泛吐痰涎，舌淡胖，脉细或濡；阴虚者，则虚火上逆，症见呃声断续而急促，口咽干燥，消瘦，舌绛少苔，脉细数。

【治疗】

（一）针灸法

选穴：中脘、内关、足三里、膈俞、天突、胃俞、脾俞。

加减：胃寒加灸梁门；胃热针泻内庭；肝气犯胃针泻期门、太冲；阳虚加灸气海；阴虚针补太溪。

操作：实证每日治疗 1 次，留针 20~30 分钟，运针 2~3 次，一般起针前呃逆可以停止。呃逆未愈者，可根据病情每日治疗 2 次，至愈为止。虚证每日或隔日治疗 1 次，留针 30 分钟，运针 2~3 次。6 次为一疗程。

（二）推拿法

1. 基本治疗

（1）胸腹部

选穴：膻中、中脘、天枢。

手法：摩法、按法、揉法。

操作：患者仰卧位，医者用摩法施于腹部，摩法操作及移动方向均为顺时针方向，以中脘穴为重点，时间约 8~10 分钟；按揉膻中穴 1 分钟；再按揉天枢穴，以酸胀为度，每侧 1 分钟。

（2）背部

选穴：膈俞、胃俞。

手法：按法、揉法、一指禅推法、搓法。

操作：患者俯卧位。医者用一指禅推法自上而下在膀胱经施术 3~4 遍，重点在膈俞、胃俞，时间约 8 分钟；再按揉膈俞、胃俞，以酸胀为度；最后搓背部及两胁。

2. 加减

（1）胃寒　摩腹时加气海穴，时间约 3 分钟；横擦背部两侧膀胱经，以透热为度。

（2）胃热　加摩大横、天枢、腹结以泄热；按揉大肠俞、八髎、足三里穴，以酸胀为度。

（3）肝气犯胃　按揉胸腹部的膻中、章门、期门，背部的肺俞、膈俞、肝俞、胃俞，均以酸胀为度；横擦上胸部，以透热为度；斜擦两胁，以微有热感为度；按揉内关、足三里、丰隆，以酸胀为度，每穴约半分钟。

（4）阳虚　擦热背部膀胱经与督脉；按揉足三里、内关穴各半分钟；再配合捏脊3～5遍。

（5）阴虚　按揉三阴交、太溪穴各半分钟。

【注意事项】

1. 针灸、推拿对于病程短的实证呃逆疗效较好，病程长的虚证疗效较差。

2. 如呃逆见于危重病过程中，往往是病势趋向恶化的先兆。

3. 少食生冷辛热等食品，保持情绪安宁。

4. 若偶因受寒或饮食不节，刺激胸膈而致呃逆，可饮温热开水，配合做深呼吸，呃逆一般可停止。

胃　缓

胃缓多因长期饮食失调，或因劳倦太过等，使中气亏虚，脾气下陷，肌肉消瘦不坚，固护升举无力，以致胃体下垂，胃小弯弧线的最低点低于髂嵴连线以下。以脘腹坠胀作痛，食后或站立为甚等为主要表现。

本病相当于现代医学所说的胃下垂、胃无力症等。

【病因病机】

中医认为，饮食失调，脾胃受伤，或七情所伤，肝胃不和，或长期劳倦太过，元气亏损等，日久均可导致中气下陷，固护升举无力，以致胃体下垂而成胃缓。先天禀赋不足，形体消瘦，分娩后腹壁松弛，均可使肌肉不坚，亦可形成胃缓。证以脾虚气陷为主，但若病情久延，气郁血瘀，寒饮停胃，阴虚内热，则形成虚实夹杂之证。

【临床表现】

形体消瘦，脘腹凹陷，小腹部突起，食后有腹部胀满及下坠感，常伴有胃痛，嗳气吞酸，便溏或便秘，面色少华，肢体不温，神疲乏力，气短心悸，夜寐不安易醒，舌淡苔薄，脉细弱。

【治疗】

（一）针灸法

1. 毫针刺法
选穴：上脘、天枢透中脘、下脘、气海、内关、足三里、脾俞、胃俞、太冲。
加减：胃寒明显者加灸关元、神阙；胁痛者加期门、太冲。
操作：每日或隔日治疗 1 次，留针 30 分钟，运针 2～3 次。6 次为一疗程。宜坚持治疗若干疗程。
2. 艾灸法　选百会穴，每日用艾条悬灸 10～15 分钟。

3. 穴位注射　选用黄芪注射液、人参注射液，注射于足三里、脾俞、胃俞穴内，每日或隔日 1 次。

（二）推拿法

1. 基本治疗

选穴：膻中、鸠尾、中脘、气海、关元、膈俞、肝俞、脾俞、胃俞。

手法：摩法、按法、揉法、托法、振法、一指禅推法、插法、擦法。

操作：

（1）腹部　患者仰卧位，医者坐于一侧。先轻抹任脉；再用一指禅推法沿任脉，自膻中、鸠尾、中脘、气海至关元往返推之；按揉膻中、中脘、关元诸穴；然后摩全腹 10 分钟左右；再用托法，由下而上反复托推下垂之胃体；最后，振关元或神阙。

（2）背部　患者俯卧位，医者立于一侧。轻揉脊柱两侧膀胱经，以胸 6～胸 12 两旁穴位为重点，时间约 6 分钟；再按揉膈俞、肝俞、脾俞、胃俞诸穴；然后，一手食、中、环、小指四指并拢伸直，以指尖部从肩胛骨脊柱缘内下方向外上方斜插入肩胛骨内（插入深度 6～10cm），持续 1 分钟左右，再换手插对侧肩胛骨；最后擦背部腧穴。

2. 加减

（1）脾气下陷　直擦背部督脉，横擦左侧背部，均以透热为度；按揉百会、足三里各 2 分钟。

（2）肝胃不和　按揉章门、期门、肝俞、太冲各 1～2 分钟；擦两胁肋，以微微透热为度。

【注意事项】

1. 生活起居要有规律，情志舒畅。
2. 宜少食多餐，忌食生冷、刺激性较大及不易消化的食物。
3. 平时可做适当的腹肌锻炼（如仰卧起坐势），但不可过度疲劳。
4. 严重胃下垂患者，可使用胃托。

泄　泻

泄泻又称腹泻，主要症状为大便次数增多，粪质稀薄如糜，甚至如浆水样。

本证分为急性和慢性两类，前者因感受外邪或饮食所伤，实证居多；后者因脾胃虚弱，或肝木侮土，或肾阳不足，虚证居多。

急性泄泻迁延失治，也可能转为慢性；慢性泄泻每因感染而急性发作，成为虚实夹杂证。

凡急、慢性肠炎，胃肠功能紊乱，过敏性、溃疡性结肠炎以及肠结核等所致的泄泻，均可参照本证论治。

【病因病机】

中医认为感受外邪，饮食不慎，情志失调，年老或素禀脾胃薄弱等，均可引起泄泻。泄泻迁延日久，脾胃气虚愈甚，寒湿内生，或湿郁化为湿热，使脾气受困；或肝脾失调，肝郁脾虚，疏泄、运化被遏；或气损及阳，脾肾阳虚，腐熟、运化水谷无力，清浊不分，水走肠间，发为久泄。病性多属虚实夹杂，脾胃气虚，或脾肾阳虚为本，寒湿、湿热、食积、气滞为标。

【临床表现】

1. 急性泄泻 发病急，大便次数多，小便减少。感受寒湿则粪便清稀，水谷相杂，肠鸣腹痛拒按，口不渴或渴喜热饮，身寒喜温，舌苔白腻，脉缓，甚则腹泻无度，四肢逆冷，脉沉细或沉伏；感受湿热则便泻稀黄夹有黏液，肛门灼热，小便短赤，身热，口渴喜冷饮，烦躁，舌苔厚腻黄燥，脉濡数。

2. 慢性泄泻 多由急性泄泻演变而来，便泻次数较少，病程较长。脾虚则大便溏薄，粪内夹有不消化食物，腹满肠鸣，面色萎黄，神疲乏力，舌苔白腻，脉象濡缓；肝郁脾虚者，发病常与精神因素有关，泄泻不爽，嗳气，腹痛连胁，脉弦；肾虚则泄泻在黎明之时，腹部隐隐胀痛，肠鸣辘辘，腹泻如注，完谷不化，腰膝酸软怕冷，面色消瘦黧黑，舌淡苔白，脉沉细。

【治疗】

（一）针灸法

1. 毫针刺法

（1）急性泄泻

选穴：天枢、合谷、阴陵泉、上巨虚、下巨虚、中脘。

操作：留针30分钟，期间运针1~2次，每日1次，6次为一疗程。

（2）慢性泄泻

选穴：脾俞、肝俞、肾俞、章门、中脘、天枢、足三里、三阴交。

操作：留针20~30分钟，每日1次，6次为一疗程。一般治疗3~4个疗程。

2. 拔罐法 多用于慢性虚寒性腹泻。可按腧穴部位，选择不同口径火罐施治。

3. 艾灸法 适用于寒性水泻。取适量细盐，放脐窝中，盐上置姜片或蒜片，上放艾炷，每次灸3~7壮，每日灸1~2次，6次为一疗程。

（二）推拿法

推拿临床以治疗慢性泄泻为主。

1. 基本治疗

（1）腹部

选穴：中脘、天枢、气海、关元。

手法：摩法、一指禅推法。

操作：患者仰卧位。先摩腹 10 分钟；然后用一指禅推法由中脘开始缓慢向下移至气海、关元，往返 5~6 遍。

（2）背部

选穴：脾俞、胃俞、肾俞、大肠俞、长强。

手法：按法、揉法、擦法。

操作：患者俯卧位。按揉脾俞、胃俞、大肠俞、长强，往返 3~4 遍；再在左侧背部用擦法治疗，以透热为度，时间约 10 分钟。

2. 加减

（1）脾胃虚弱　摩腹，重点在胃脘部；按揉气海、关元、足三里，每穴约 2 分钟。

（2）肝气乘脾　斜擦两胁，以两胁微热为度；按揉章门、期门、肝俞、胆俞、膈俞及太冲、行间。

（3）脾肾阳虚　用轻柔的按揉法在气海、关元操作，每穴约 2 分钟；横擦肾俞、命门等穴，直擦背部督脉，以透热为度。

【注意事项】

1. 针灸、推拿治疗急、慢性泄泻均有较好的疗效。治疗期间一般不需要辅助疗法，但泄泻频繁，失水严重者，应配合输液。

2. 注意饮食卫生，寒温适宜，避免生冷，禁食肥腻荤腥之物。

便　　秘

便秘是指大便秘结不通，排便时间延长，或欲大便而艰涩不畅的一种病证。本证多见于各种急慢性病中，便秘只是其中的一个症状。本节所论便秘，是单纯性便秘。

【病因病机】

便秘虽属大肠传导功能失常，但与脾胃及肾脏的关系甚为密切。燥热内结，津液不足，不能濡润肠道则为热秘；情志失和，肝气不舒，气机郁滞则为气秘；劳倦内伤，身体衰弱，气血不足，固摄无力则为虚秘；过食生冷，寒凝胃肠或脾肾阳虚，滋生内寒发为冷秘。

【临床表现】

1. 实证　便次减少，经常三五日或更长时间一次，燥结难下。热秘者，身热烦躁口臭，苔黄燥，脉滑实；气秘者，每见胁腹胀满或疼痛，嗳气频频，纳食减少，苔薄腻，脉弦。

2. 虚证 大便秘结，虽有便意，但努挣难下。如属虚秘者，见面色无华，头晕心悸，神疲气怯，舌质淡，脉虚细；冷秘者，腹中冷痛，畏寒喜热，大便艰涩，小便清长，舌质淡，苔白润，脉沉迟。

【治疗】

（一）针灸法

选穴：大肠俞、天枢、支沟、上巨虚。

加减：热秘加合谷、曲池；气秘加中脘、行间；虚秘加脾俞、胃俞；冷秘灸神阙、关元、气海。老年人气津两虚者加气海、命门、太溪。

操作：每日针1次，每次取3~4穴，留针20~30分钟，6次为一疗程。

（二）推拿法

1. 基本治疗

选穴：中脘、天枢、大横、气海、关元、肝俞、脾俞、胃俞、肾俞、大肠俞、八髎、长强、足三里、胸腹部、胁部、腰骶部。

手法：摩法、一指禅推法、按法、揉法。

操作：

（1）患者仰卧位。用轻快的一指禅推法在中脘、天枢、大横、关元施术，每穴2分钟；以中脘、关元为中心摩腹4~8分钟；按揉足三里2分钟。

（2）患者俯卧位。用一指禅推法自肝俞至大肠俞施术，往返操作5~6遍；横擦八髎，以透热为度；中指按揉长强2分钟。

2. 加减

（1）**热秘** 按揉大肠俞、足三里，以酸胀为度；横擦八髎，以透热为度。

（2）**气秘** 按揉胸胁部的中府、云门、膻中、章门、期门，背部的肺俞、肝俞、膈俞，均以酸胀为度；横擦上胸部，以透热为度；斜擦两胁，以微有热感为度。

（3）**虚秘** 按揉足三里、膈俞穴各1分钟；横擦上胸部、左侧背部及骶部八髎穴，均以透热为度。

（4）**冷秘** 直擦背部督脉，以透热为度；横擦肩背部及腰部肾俞、命门穴，骶部八髎穴，均以透热为度。

【注意事项】

1. 平时应多食蔬菜、水果，忌食辛辣刺激食品。
2. 多喝开水（可晨起饮服淡盐开水）。
3. 养成定时排便习惯。
4. 坚持体育锻炼，以促进胃肠蠕动。

胸　痹

胸痹是以胸膺满闷不舒，疼痛时作为主症的疾病，甚则心痛彻背，短气喘息不得卧。本病多见于中、老年人。

现代医学的冠状动脉硬化性心脏病、高血压性心脏病、心包炎、心脏自主神经功能紊乱等出现类似病证者可参照本病辨证论治。

【病因病机】

胸痹的主要病机为心脉痹阻，其病位以心为主，病性为本虚标实，虚实夹杂。实者为阴寒凝滞，气滞血瘀，痰浊闭阻心阳，阻滞心血的运行；虚者为心脾肝肾亏虚，心胸失养。临床上常表现为虚实兼夹，变化多端。一般发作期以标实为主，并以血瘀为突出，缓解期主要有心、脾、肾气血阴阳之亏虚，其中又以心气虚最为常见。胸痹病变过程中，可并发心动悸、心衰等病。病情危笃者，可猝然心胸大痛，发为厥（真）心痛。

【临床表现】

1. 虚寒证　胸痛彻背，心悸，胸闷短气，恶寒，肢冷，遇寒加剧，舌苔白滑或腻，脉沉迟。

2. 痰浊型　胸闷如窒而痛，或痛引背部，气短喘促，咳嗽，痰多色白黏腻，舌苔白腻，脉象濡缓。

3. 瘀血证　胸痛如刺，或绞痛阵发，痛彻肩背，胸闷气短，心悸，唇紫，舌质暗，脉细涩或结代。

【治疗】

（一）针灸法

1. 虚寒证

选穴：心俞、厥阴俞、内关、通里。

加减：恶寒加灸肺俞、风门；肢冷加灸气海或关元。

操作：每日1次，留针20~30分钟，6次为一疗程。一般2~4个疗程。

2. 痰浊证

选穴：膻中、巨阙、郄门、太渊、丰隆。

加减：背痛加肺俞、心俞；短气灸气海俞、肾俞。

操作：每日1次，留针20~30分钟，6次为一疗程。一般3~4个疗程。

3. 瘀血证

选穴：膻中、巨阙、膈俞、阴郄、心俞。

加减：唇舌紫绀可取少商、少冲、中冲点刺出血。

操作：每日1次，留针20~30分钟，6次为一疗程。一般4~5个疗程。

（二）推拿法

1. 基本治疗

（1）患者仰卧位。医者用手横摩胸部约3分钟；再用指腹从上向下推胸部10次；顺胁肋分推10次；掌揉胸部、心前区约3分钟；双拇指按胸部任脉循行路线约1分钟；多指按天池至云门之间约1分钟。

（2）患者俯卧位。双手推背部脊柱两侧约10次；双手掌或掌根揉肩胛骨内侧约3分钟；双拇指按厥阴俞、肺俞约2分钟。

（3）患者侧卧位。医者从肩关节至腕关节拿揉上肢，往返约10次；拇指点按内关、神门、心俞、中府，每穴约1分钟。

2. 加减

（1）虚寒证　点揉心俞、厥阴俞、通里、内关，每穴约1分钟。

（2）痰浊证　点揉肺俞、脾俞、胃俞、膻中、郄门、太渊、阴陵泉、丰隆，每穴约1分钟。

（3）瘀血证　点揉膻中、巨阙、膈俞、阴郄、太渊，每穴约1分钟。

【注意事项】

1. 如心痛剧烈，手足青至节，肢冷汗出，脉沉细者，多见于心绞痛、心肌梗死，宜采用综合治疗。

2. 胸膈及食管肿瘤早期亦可出现胸闷、胸痛，应加以鉴别。

面　瘫

面瘫，俗称口眼㖞斜，任何年龄均可发病，以20~40岁者多见。本病发病急速，为单纯性的一侧面颊筋肉弛缓。

本节所论面瘫即现代医学中周围性面神经麻痹，有别于中风引起的面瘫。

【病因病机】

多因劳累过度，机体正气不足，脉络失养，卫外不固，腠理松懈，风寒或风热乘虚入中面部经络，致气血痹阻，经筋功能失调，筋肉失于约束而致纵缓不收，出现口眼㖞斜。

【临床表现】

本病通常急性发作，突然一侧面部板滞、麻木、瘫痪，不能做蹙额、皱眉、露齿、鼓腮等动作，口角下垂歪向健侧；患侧额纹、鼻唇沟消失，眼睑闭合不全，露睛流泪。部分患者初起有耳后、耳下疼痛，还可出现患侧舌前2/3味觉减退或消失、听觉过敏等症。病程延久，可因瘫痪肌肉出现挛缩，口角歪向病侧，称为"倒错"现象。

风寒证多有面部受凉史，如迎风睡眠、乘车当窗、贪凉吹风过久等；风热证常继发于外感发热、中耳炎、牙龈肿痛之后，伴有耳内、乳突轻微作痛。

【治疗】

（一）针灸法

1. 毫针刺法

选穴：风池、翳风、颊车、下关、地仓、合谷、太冲。

加减：鼻唇沟平坦配迎香、禾髎；鼻唇沟歪斜配水沟；颏唇沟歪斜配承浆；目不能合配阳白、攒竹；面部板滞配四白、颧髎。

操作：每日 1 次，留针 20~30 分钟，7 次为一疗程。一般 2~4 个疗程。

2. 皮肤针法　用皮肤针叩刺阳白、太阳、四白、地仓、颊车、合谷等穴，以局部微红为度。每日或隔日 1 次，10 次为一疗程。此法适宜于恢复期及后遗症期。

（二）推拿法

选穴：印堂、睛明、阳白、四白、下关、颊车、地仓、风池、合谷。

手法：按法、揉法、一指禅推法、擦法、拿法。

操作：以患侧颜面部为主，健侧做辅助治疗。

1. 患者取坐位或仰卧位。医者在患者一侧，用一指禅推法自印堂、阳白、睛明、四白、下关、颊车、地仓穴往返施术；并可用揉法或按法先患侧后健侧，配合擦法治疗，手法宜轻。

2. 患者取坐位。医者站在其背后，用一指禅推法施于风池及项部；最后拿风池、合谷穴结束治疗。

【注意事项】

1. 本病在针灸、推拿治疗期间，可配合热敷，每次 10 分钟，每日 2~3 次。
2. 局部避免吹风受寒，必要时可戴口罩保护。
3. 因眼睑闭合不全，灰尘容易侵入，每天点眼药水 2~3 次，以防感染。

痹　　证

痹证是指外邪侵袭人体，闭阻经络，气血运行不畅所导致的以肌肉、筋骨、关节发生酸痛、麻木、重着、屈伸不利，甚或关节肿大灼热为主要临床表现的病证。临床根据病邪偏胜和症状特点，分为行痹、痛痹、着痹和热痹。多发于冬春季节。

现代医学的风湿性关节炎、类风湿关节炎、风湿热、痛风性关节炎、骨关节炎、纤维织炎和神经痛等可参照本证治疗。

【病因病机】

本病与人体正气不足，感受风、寒、湿、热等邪气有关。素体虚弱，卫外不固，腠理空虚，或坐卧湿地，涉水冒寒，或劳累之后，汗出当风等，以致风寒湿邪乘虚而入侵机体，经络气血痹阻，发为风寒湿痹。由于感受风寒湿邪各有偏胜，故风寒湿痹又分为行痹、痛痹、着痹，风气胜者为行痹，寒气胜者为痛痹，湿气胜者为着痹。若兼见感受热邪，留注关节，或素体阳盛或阴虚火旺，复感风寒湿邪，邪从热化，则发为热痹。

【临床表现】

1. 行痹　风邪偏胜。症见肢体关节走窜疼痛，痛无定处，并可见关节屈伸不利或寒热表证，舌苔薄白或腻，脉浮。

2. 痛痹　寒邪偏胜。症见肌肉关节疼痛，痛势较剧，痛处有冷感，得热痛减，遇寒则甚，舌苔薄白，脉浮紧。

3. 着痹　湿邪偏胜。症见肢体关节酸痛沉重，肌肤微肿，皮色不变，痛有定处，舌苔白腻，脉濡。

4. 热痹　风湿化热。症见四肢关节酸痛，红肿，痛不可近，活动受限，可伴有发热，咽痛，多汗而热不退，小便短赤，舌质红，苔厚腻而黄，脉濡数。

【治疗】

（一）针灸法

1. 毫针刺法

选穴：

肩部：肩髎、肩髃、臑俞。

肘臂：曲池、合谷、天井、尺泽、外关。

腕部：阳池、外关、阳溪、腕骨。

背脊：人中、身柱、腰阳关。

髀部：环跳、居髎、绝骨。

股部：秩边、承扶、阴陵泉。

膝部：犊鼻、梁丘、膝阳关、阳陵泉。

踝部：申脉、照海、昆仑、丘墟。

加减：

行痹：风门、膈俞、血海。

痛痹：肾俞、关元。

着痹：脾俞、阴陵泉、足三里。

热痹：大椎、曲池。

操作：每日或隔日治疗 1 次，留针 30 分钟，运针 2~3 次。6 次为一疗程。宜坚持治疗若干疗程。

2. 穴位注射　采用当归、威灵仙等注射液，注射于肩、肘、髋、膝部穴位，注意勿刺入关节腔内。每隔 1~3 天注射 1 次，10 次为一疗程。

3. 皮肤针 常用于以肿胀为主的关节炎，叩刺局部肿胀处，或在患病关节周围叩刺。隔日 1 次，6 次为一疗程。

（二）推拿法

选穴：病变关节或病变局部的穴位。

手法：一指禅推、按、揉、摇、拔伸、拿、搓、擦等。

操作：

（1）上肢部 患者坐位。医者站于一侧，用一手托住患肢，一手用按揉法在手臂内、外侧施术，从腕部到肩部，上下往返，同时适当配合各关节的被动活动；再从肩部到腕部，用拿法上下往返施术，重点在肩、肘、腕部，配合按揉肩髃、肩贞、肩髎、曲池、尺泽、手三里、合谷、阳池、大陵；捻揉腕部及各掌指和指间关节，同时配合适度的摇法；然后再摇肩、肘关节，搓上肢 3~5 次。

（2）下肢部 患者俯卧位。医者站其一侧，用按揉法施于臀部，向下至小腿后侧，配合髋关节后伸、外展及膝关节的伸屈被动活动；然后按环跳、居髎、委中、承山；再令患者仰卧位，用按揉法施于大腿前部及内、外侧，向下至小腿外侧，沿足三里、阳陵泉向下到踝部，同时配合髋关节的外展、外旋被动活动；按揉膝眼；做踝关节屈伸及内、外翻活动；再摇踝关节和捻足趾；然后拿委中，沿小腿后侧向下到跟腱 3~5 次；最后搓、抖下肢。

【注意事项】

1. 针灸、推拿治疗痹证有较好的效果，但类风湿关节炎病情缠绵，必要时可采取综合治疗。

2. 本证还须与骨结核、骨肿瘤相鉴别，以免延误治疗时机。

痿 证

痿证，是指肢体萎弱无力，肌肉萎缩，甚至运动功能丧失而成瘫痪的病证。因其多见于下肢，故又称"痿躄"。

本病多见于现代医学的周围神经病变、脊髓病变、肌萎缩性侧索硬化症、周期性瘫痪等。

【病因病机】

本病多由外感湿热，侵袭于肺，肺热伤津，津液不布，筋脉失养；或由湿热浸淫，蕴蒸阳明，气血不运，宗筋弛缓，筋脉肌肉失养；或脾胃亏虚，化源不足，精微不布，以致筋骨失养，肌肉瘦削；或久病体虚，房劳过度，肝肾亏损，髓枯筋萎而成。

【临床表现】

1. 肺热 发热日久，突发或渐发肢体萎软不用，口渴心烦，咽干咳嗽，小便短赤，舌红苔黄，脉细数。

2. 湿热 发热，喜凉恶热，四肢萎软不用，感觉障碍，身重，胸脘痞闷，小便短赤，舌苔黄腻，脉濡数。

3. 肝肾亏虚 久病、重病之后，渐见下肢萎弱不用，腰膝酸软，遗精早泄，头晕目眩，舌质红少苔，脉细数。

4. 外伤筋骨 跌打损伤后，下肢或四肢萎弱不用，或麻木不仁，或知觉全无，舌苔薄白，脉沉细。

【治疗】

（一）针灸法

1. 毫针刺法

选穴：

上肢：肩髃、曲池、合谷、阳溪。

下肢：髀关、梁丘、足三里、解溪。

加减：肺热配尺泽、肺俞、大椎；湿热配阴陵泉、脾俞；肝肾亏虚配肝俞、肾俞、悬钟、阳陵泉；外伤筋骨配血海、膈俞、胃俞。

操作：每日 1 次，留针 20~30 分钟，7 次为一疗程。应坚持长期治疗。

2. 穴位注射 用当归注射液或维生素 B_1、B_{12} 注射液，注射于曲池、外关、足三里、三阴交等穴。每穴 1mL，隔日注射 1 次。

3. 皮肤针 用皮肤针轻叩背部肺俞、肝俞、脾俞、胃俞等和手足阳明经脉，隔日 1 次，10 次为一疗程。

（二）推拿法

选穴：大椎、肩井、手三里、合谷、肾俞、腰阳关、环跳、委中、承山、髀关、伏兔、风市、血海、阳陵泉、阴陵泉、足三里、解溪、阿是穴等。

手法：按法、揉法、拿法、捏法、一指禅推法、擦法、搓法、摇法等。

操作：

（1）颈及上肢部 患者坐位。先按揉大椎、肩井等穴；再用一指禅推法自天柱经大椎至肩井，往返 2~3 遍；然后用一指禅推法，从肩部开始到腕部，分别推上肢的后侧、外侧与前侧，往返各 2~3 遍；最后拿手三里、合谷，捻五指，搓上肢，擦肩部及上肢的后、外侧和前侧。

（2）腰部及下肢部 患者俯卧位。先按揉肾俞、腰阳关、环跳、阿是穴诸穴；再用一指禅推法自腰部起至骶尾部，往返 2~3 遍；然后用一指禅推法从腰部开始经臀部，沿大腿后部到足跟部，往返 2~3 遍；按揉肾俞、腰阳关、环跳、委中、承山、阿是穴诸穴；擦腰骶部、臀部和下肢后侧。

患者仰卧位。用一指禅推法从腹股沟向下，分别推下肢的外侧、内侧及前面，往返各 2~3 遍；拿捏大腿部；按揉伏兔、风市、髀关、血海、阳陵泉、足三里、解溪等穴，配合膝、踝关节的摇法及被动活动；搓下肢；最后擦下肢的外侧、内侧与前面，擦膝关节和踝关节周围。

【注意事项】

1. 及时尽早进行治疗，可缓解病情，对促进功能恢复有积极作用。
2. 注意保暖，加强护理与功能锻炼。

实　　训

填写下列表格，并按表格内容实践操作：

病名	诊断（或辨证）	针灸治疗	推拿治疗	其他疗法
头痛				
失眠				
中风				
胃痛				
泄泻				
面瘫				

第三节　外科疾病

乳　痈

乳痈是乳房红肿疼痛，乳汁排出不畅，以致结脓成痈的急性化脓性病证。多发生于哺乳期的妇女，尤以初产妇为多见，未分娩时、非哺乳期也可偶见本病。初期治疗及时、适当，一般多能消散痊愈；重者有传囊之变。若处理不当，可形成瘘管。本病相当于西医学的急性化脓性乳腺炎。

【病因病机】

本病多由忧思恼怒，肝气失于疏泄，或过食肥甘厚味，胃腑积热，致使肝气、胃热相互郁结，经络气血蕴热阻滞，结肿成痈；或因产妇乳头皲裂，乳汁不能吸尽而结；或因产后虚弱外邪易于侵入；或因乳汁壅滞；或因胎气旺盛，胸满气胀，气机失于疏泄，热毒郁久，耗伤正气，气血虚弱不能拒邪外出。

【临床表现】

患侧乳房出现结块、肿胀疼痛，或伴有全身发热，溃后脓出稠厚。多发于产后尚未满月的哺乳妇女，尤以乳汁淤积者多见。

1. 郁乳期　乳汁淤积结块，皮色不变或微红，肿胀疼痛，或伴有恶寒发热、头痛、周身酸楚、口渴、便秘等症。

2. 酿脓期　肿块逐渐增大，焮红跳痛，持续性加剧，伴有高热不退；甚则壮热，乳房肿痛，皮肤焮红灼热，肿块变软，有应指感，有"传囊"现象，舌红，苔黄腻，脉洪数。

3. 溃脓期　脓肿形成，中央软陷，触之有波动感，势已成脓，切开或自行溃后有脓液排出。溃脓后乳房胀痛虽轻，但疮口脓水不断，脓汁清稀，愈合缓慢或形成乳漏，伴全身乏力、面色少华，或低热不退、饮食减少，舌淡，苔薄，脉弱无力。

因肝气郁结者，兼见胸闷胁痛，呃逆，纳呆，苔薄，脉弦；因胃经积热者，兼见口渴欲饮，或恶心呕吐，口臭，便秘，苔黄腻，脉弦数。

【治疗】

（一）针灸法

1. 毫针刺法

选穴：期门、肩井、天宗、合谷、膻中、少泽、太冲、膺窗。

加减：胃热配内庭、胃俞、梁丘、乳根；气郁加行间、期门；乳汁壅胀加少泽、膻中；发热头痛加合谷、大椎、风池；正虚邪恋加足三里、气海。

操作：膻中向患侧乳房横刺；肩井穴不可向下深刺，以免伤及肺尖，针尖应向前或后下方刺入；其他腧穴常规针刺。每日1次，留针20~30分钟。

2. 艾灸法

主穴：肩井、乳根。

配穴：曲池、手三里、足三里。

艾条温和灸法，均灸患侧穴位，每穴每次灸5~10分钟，每天灸1~2次。

3. 拔罐法

选穴：早期选大椎、第4胸椎夹脊、乳根（患侧）。溃脓期局部取穴。

操作：乳痈早期在大椎穴处用三棱针点刺出血后拔火罐，每日1次。

4. 刺血法　在患者背部寻找红色丘疹，局部消毒后，用针刺破，以手挤压出血少许。一般红疹见于第7颈椎至12胸椎之间的背部，直径约为0.5mm，不高出皮肤表面，颜色鲜红，指压不退，稀疏散在，数量不等。所有红疹均须用针挑刺出血。只针1次，不必进行第2次。

5. 耳针法

选穴：乳腺、内分泌、肾上腺、胸。

操作：毫针强刺激泻法，留针20~30分钟，注意局部消毒，慎防感染。

（二）推拿法

选穴：肩井、乳根、膻中、章门、期门。

手法：按、揉、拿、摩法。

操作：患者坐位。先拿揉肩井 2~3 分钟。再仰卧位。按揉乳根、膻中、章门、期门及肋间隙部位，每个部位 1~2 分钟；以两手食、中指点按胸骨 1~2 分钟；以两手掌面分推胸部 2~3 分钟；以手掌面沿前正中线从胸骨向下反复推数次。然后俯卧位，拿捏颈项部、颈肩部及上背部，拍打肩背部各 2 分钟。

【注意事项】

1. 针灸治疗本病初期未化脓者疗效较为满意。

2. 乳痛初期，可配合局部热敷、按摩，以提高疗效。化脓者要及时切开排脓，如高热肿痛重者应采取综合治疗措施。

3. 注意饮食调配，宜清淡，忌食辛辣肥甘之品。

4. 哺乳妇女乳头应经常清洗，断乳时应先逐渐减少哺乳时间，再行断乳，以防乳汁淤积。同时，应注意精神调养，避免情绪激动。

痤　疮

痤疮俗称"青春痘""粉刺"，是青春期常见的一种毛囊皮脂腺的慢性炎症性皮肤疾患。多发于青年男女，男性多于女性，一般青春期过后都自然痊愈。好发于面部、胸背部皮脂腺丰富的部位。可形成粉刺、丘疹、脓肿等损害，有碍美观。如果失治误治，病情恶化，会遗留瘢痕。

本病相当于现代医学的寻常性痤疮，与遗传因素相关，与内分泌因素、皮质分泌过多等也有一定的关系。

【病因病机】

中医学人为，人在青春期生机旺盛，由于先天禀赋的原因，使肺经血热郁于肌肤，熏蒸面部而发为痤疮；或恣食膏粱厚味、辛辣之品，使脾胃运化失常，湿热内生，蕴于肠胃，不能下达，上蒸头面、胸背而成。

【临床表现】

本病多见于 18~30 岁的青年男女，损害的部位为颜面、前额部，其次为胸背部。初期为粉刺，可挤出乳白色粉质样物，常对称分布，也可散在发生。之后可演变为炎性丘疹、脓疱、结节、囊肿和瘢痕等，常数种情况同时存在。病程长短不一，成年后多可缓解自愈，遗留或多或少的凹陷状瘢痕或瘢痕疙瘩。

1. 肺经风热　以丘疹损害为主，可有脓疱、结节、囊肿等，口渴，小便短赤，大便秘结，苔薄黄，脉数。

2. 脾胃湿热　颜面皮肤油腻不适，皮损有脓疱、结节、囊肿等，伴有口渴、便秘，舌红，苔黄腻，脉濡数。

3. 痰湿凝滞　丘疹以脓疱、结节、瘢痕等多种损害为主，伴有纳呆、便溏，舌淡，苔腻，脉滑。

4. 冲任不调　病情与月经周期相关，伴有月经不调、痛经等，舌红，苔薄黄，脉弦数。

【治疗】

（一）毫针刺法

选穴：合谷、曲池、足三里、病位局部穴。

加减：肺经风热加大椎、少商、尺泽、肺俞；脾胃湿热加内庭；痰湿凝滞加三阴交、阴陵泉；冲任不调加血海、膈俞、关元。

操作：毫针刺，每日 1 次，每次留针 20~30 分钟，6 次为一疗程。

（二）刺络拔罐法

选穴：大椎、肺俞、膈俞、尺泽、太阳、委中。

操作：每次选 2 穴，用三棱针快速点刺穴位处瘀血的络脉，使之自然出血，待血色转淡后拔罐。2~3 日一次。

（三）耳针法

选穴：肺、大肠、膈、内分泌、皮质下、神门、面颊、肾上腺、耳尖。

操作：可用三棱针在内分泌、皮质下、耳尖等穴位处进行毫针中强刺激，动留针15~20 分钟；也可用王不留行籽贴压。

（四）三棱针法

部位：在背部第 1~12 胸椎旁开 0.5~3 寸的范围内，寻找丘疹样阳性反应点；大椎、耳背静脉、与病位相关经脉的井穴。

操作：常规消毒后，用三棱针挑刺法，挑断皮下纤维组织，使之出血少许。每周1~2 次。

【注意事项】

1. 局部勿滥涂外用药物及化妆品。

2. 勿用手挤压，以防感染，遗留瘢痕。

3. 轻症注意面部清洁卫生即可，无须治疗。

4. 忌食肥甘厚味，多食新鲜蔬菜及水果，要保持大便通畅。

5. 注意生活要规律。

痄　腮

痄腮是指因感受风温邪毒而引起的以发热、耳下腮部漫肿疼痛为主要临床表现的急性传染病。本病又称"蛤蟆瘟""大头瘟"等，全年均可发生，而以冬春季较多见，5~9 岁儿童发病率较高，成人发病，症状往往较儿童为重。绝大多数可获终生免疫，也有少数反复发作。本病相当于现代医学的流行性腮腺炎。

【病因病机】

中医学认为本病因外感风温邪毒，从口鼻而入，夹痰化火，遏阻少阳、阳明经脉，郁而不散，失于疏泄，结于腮部所致。少阳与厥阴为表里，足厥阴之脉循少腹络阴器，若受邪较重则常并发少腹痛，睾丸肿胀。若温毒炽盛，热极生风，内窜心肝，则出现高热、昏迷、痉厥等变症。

现代医学认为本病由腮腺炎病毒所引起，该病毒主要侵犯腮腺，但也可侵犯各种腺组织、神经系统及肝、肾、心脏等几乎所有的器官；因此除腮腺肿痛外常可引起脑膜脑炎、睾丸炎、胰腺炎、卵巢炎等。

【临床表现】

本病发病前可有轻度发热、头痛、呕吐等症状。腮部肿胀可发生于一侧或两侧，其特点是以耳垂为中心漫肿，边缘不清楚，外表皮肤不红，触之有压痛，张口不利，咀嚼疼痛。

1. 温毒袭表　发热恶寒，一侧或两侧腮部漫肿疼痛，压之有弹性感，舌尖红，苔薄黄，脉浮数。

2. 热毒蕴结　壮热，头痛，口渴多饮，烦躁，腮部肿胀，疼痛拒按，舌红，苔黄，脉滑数。

3. 邪郁肝经　腮部肿痛，发热，男性睾丸肿胀疼痛，女性小腹痛，舌红，苔黄，脉弦数。

4. 毒陷心包　腮部肿胀，高热，头痛，呕吐，神昏，项强，甚则惊厥、抽搐，舌红，苔黄，脉洪数。

【治疗】

（一）毫针刺法

选穴：翳风、颊车、外关、合谷、关冲、足窍阴。
加减：温毒在表配风池、少商；热毒蕴结配商阳、曲池；头痛配风池、太阳；睾丸肿痛配太冲、曲泉；神昏惊厥配水沟、十宣；邪郁肝经配大敦、足临泣；高热者加大椎；睾丸肿痛者加蠡沟；毒陷心肝配劳宫、百会、水沟、行间、十宣。
操作：毫针刺，针用泻法。每日 1 次，每次留针 20~30 分钟，6 次为一疗程。

（二）灯火灸法

选穴：角孙、翳风。

操作：用灯心草一根，蘸麻油点燃后，对准病侧角孙和翳风迅速点灸皮肤，一点即起，灸时可听到一响声。灸治 1~2 次即可，若不愈，次日再旁开 0.1~0.2 寸灸一次，3 次为一疗程。

（三）耳针法

选穴：耳尖、对屏尖、面颊、肾上腺、神门、轮 4、轮 5、轮 6。

操作：耳尖以三棱针点刺出血，余穴毫针强刺激，每次留针 15~30 分钟，间歇运针，每日或隔日 1 次，左右交替。

【注意事项】

1. 本病属呼吸道传染病，故治疗期间应注意隔离，一般至腮部肿胀完全消失为止。
2. 如有严重并发症，应配合其他疗法。
3. 发病期间宜清淡饮食，多饮水，保持大便通畅。

风　疹

风疹是以皮肤瘙痒异常，出现成块成片、疏密不一的疹团为主症的一种皮肤病，又名"隐疹"。本病发病迅速，遇风易发，有急性和慢性之分。其特征是皮肤上出现大小不等、数目不一的风疹块，时隐时现，伴有强烈的瘙痒感。急性者短期发作后多可痊愈，慢性者常表现为疹块反复发生，时轻时重，病程可达数月或经久难愈。本病可发生于任何年龄、季节。发病突然，皮损可发生于身体的任何部位，发无定处，骤起骤退，消退后不留任何痕迹。相当于西医学之"荨麻疹"。

【病因病机】

外感风邪，因腠理不密，为风邪侵袭，遏于肌肤而成；或胃肠湿热，郁于肌表；或因食鱼虾荤腥发物，或有肠道寄生虫，以致内生湿热，逗留肌肤，致发本病。或气血两虚：气虚卫外不固，风邪易于乘袭；血虚，肌肤失养，生风生燥。

【临床表现】

1. **风热犯表**　风疹色红，灼热刺痒，遇热加剧，搔抓后起风团或条痕，伴发热恶寒，咽喉肿痛，苔薄黄，脉浮数。

2. **风寒束表**　皮疹色淡微红，遇风寒加重，得暖则减，冬重夏轻，伴恶寒，口不渴，舌淡，苔薄白，脉浮紧。

3. **肠胃实热**　皮疹色红，成块成片，瘙痒异常，伴脘腹疼痛、恶心、呕吐、便秘或泄泻，苔黄腻，脉滑数。

4. **血虚风燥**　皮疹淡红，反复发作，迁延日久，疲劳时或夜间加重，伴心烦少寐、口干、手足心热，舌红，少苔，脉细数。

【治疗】

（一）毫针刺法

选穴：曲池、合谷、血海、三阴交、膈俞、委中。

加减：风热犯表加大椎、风池。咽喉肿痛甚者加商阳、鱼际；呼吸困难配天突、膻中；咽痛加少商点刺出血；腹痛腹泻加天枢。风寒束表加风门、风池。头痛者加太阳；若夹湿兼见面部水肿者加阴陵泉。肠胃实热加足三里。脘腹疼痛者加中脘、天枢；恶心呕吐者加内关。血虚风燥加足三里、三阴交、脾俞。心烦少寐、手足心热者加神门、风池。

操作：毫针刺，每日 1 次，留针 20~30 分钟，6 次为一疗程。

（二）耳针法

选穴：肺、大肠、肾上腺、神门、内分泌、风溪、肾、胃。

操作：每次取 2~3 穴，毫针刺用中强刺激，留针 20~30 分钟。或用压丸法，每日按压 3~5 次，每次每穴按压 20~30 下，3 天换药 1 次，两耳轮换，贴压 5 次为 1 疗程。也可在耳背静脉放血数滴。

（三）拔罐法

选穴：神阙。

操作：用闪火法拔罐。留 3~5 分钟即可起罐，稍停片刻再行拔罐，反复 3 次结束。每日 1 次。也可以用闪罐法反复拔罐至穴位局部充血。

（四）三棱针法

选穴：主穴：大椎、血海。配穴：疹发上肢配曲池；疹发下肢配委中；疹发背部配膈俞。

操作：在穴位局部揉按后常规消毒，用三棱针点刺使血溢出，加拔火罐 15 分钟。隔日 1 次。

（五）灸法

选穴：合谷、阳池、行间、解溪。

操作：按照艾炷隔姜灸法操作。艾炷为半个枣核大，每穴每次各灸 3 壮，一般一日灸 1~2 次，至症状完全消失停止，慢性者需再灸 2~5 次以巩固疗效。

【注意事项】

1. 针灸治疗风疹效果较好，对反复发作者需查明原因，针对病因治疗。
2. 本病属过敏性皮肤病，病原很难找到，某些慢性风疹较难根治。若发作时出现呼吸困难（合并过敏性哮喘），应及时采取综合治疗，以免发生窒息。

3. 忌食鱼腥虾蟹等易致过敏的食物；对易致过敏的药物，也应避免应用；便秘者应保持大便通畅。

脱　肛

脱肛是指直肠下端脱出肛门之外，好发于老人、经产妇、儿童和久病体虚之人。西医学称直肠脱垂，即指直肠黏膜、肠管、直肠、乙状结肠下段向下移位，脱出肛门之外的疾病。认为本病是由于肛提肌和盆底肌薄弱或肛门括约肌松弛引起。

【病因病机】

脱肛与大肠直接相关，涉及肺、胃、脾、肾等脏腑。肺与大肠相表里，脾为肺之母，胃为五脏六腑之大源，肾开窍于二阴，又主一身之元气，这些脏腑病变都可影响大肠。脱肛之虚者，多因素体虚弱，中气不足，可劳伤耗气，或产育过多，或大病久病后气血亏虚，或便秘努责，或慢性腹泻，或久咳等可以致气虚下陷，固摄失司而脱肛。若小儿先天不足，气血未旺，或年老体衰，或滥用苦寒攻伐药物亦能导致真阴不足，关门不固而脱肛。脱肛之实者，多由湿热下注直肠而发。

【临床表现】

初期大便时感觉肛门坠胀，肠端轻度脱出，便后可自行回纳，不易出血。日久失治，脱肛日趋严重，稍劳则发，脱垂后收摄无力，便后需以手帮助回纳，常伴神疲乏力，气短声低，头晕心悸，面色萎黄，舌淡苔白，脉细弱；若有湿热或痔疮迫使直肠脱垂，可伴局部灼热肿痛，苔黄，脉滑数。

【治疗】

（一）针灸法

1. 毫针刺法
选穴：百会、长强、肾俞、大肠俞、承山、阴陵泉。
加减：神疲乏力者配足三里；有痔疮者配支沟、天枢。
操作：毫针刺，百会可施灸，每日1次，每次留针20~30分钟，6次为一疗程。

2. 三棱针挑治法
选穴：在腰3至骶2之间，脊柱中线旁开1.5寸的纵线上寻找皮肤反应点。
操作：用三棱针挑破出血，外敷消毒纱布。

3. 耳针法
选穴：直肠下段、大肠、皮质下、神门。
操作：中等刺激，两耳交替，每日或隔日1次，10次为一疗程。

（二）推拿法

选穴：督脉及膀胱经穴。

手法：按、揉、拿、捏、推、抹、摩等。

操作：患者俯卧位，先拿肩井 2~3 分钟，按天宗 1~2 分钟并分别揉之；自大椎至腰阳关用掌推法推 100 次；用拇指面自大杼推至腰骶部 50 次，按揉诸背俞穴，每穴 20 秒；分抹背部膀胱经腧穴 3 分钟；按揉肾俞、大肠俞，每穴各 1 分钟；按揉环跳、阿是穴；拍打腰骶部 1 分钟。

【注意事项】

1. 重度脱肛或局部感染者应采取综合治疗。
2. 调情志，慎起居。
3. 注意饮食卫生，避免暴饮暴食，禁刺激性饮食，以减轻对直肠的刺激。

实　训

填写下列表格，并按表格内容实践操作：

病名	诊断（或辨证）	针灸治疗	推拿步骤	其他疗法
乳痈				
痤疮				
风疹				
脱肛				

第四节　妇科疾病

痛　经

痛经是指妇女在行经前后，或行经期间，小腹及腰部疼痛，甚则剧痛难忍，并随着月经周期而发作。

子宫过度前倾和后倾、子宫颈管狭窄、子宫内膜增厚、盆腔炎、子宫内膜异位等病所引起的痛经，均可参照辨证论治。

【病因病机】

本病多因经期受寒饮冷，坐卧湿地，冒雨涉水，而致寒客冲任；或肝郁气滞，经血滞于胞宫；或脾胃虚弱，化源不足；或大病久病，气血亏虚，或禀赋素弱，肝肾不足，精血亏损，加之行经之后精血更虚，以致冲任不足，胞脉失养。

【临床表现】

1. 气滞血瘀　经前或经期小腹胀痛，或阵痛拒按，经行量少，淋漓不畅，血色紫暗有血块，血块下后则疼痛减轻，或见心烦易怒，胸胁两乳作胀，舌质紫暗，舌边有瘀点或瘀斑，脉沉弦。

2. 寒湿凝滞　经前或经行时小腹冷痛，甚则牵连腰脊，得热则舒，月经量少，色暗有血块，畏寒肢冷，大便溏泄，舌苔白腻，脉沉紧。

3. 气血虚弱　经期或经后小腹绵绵作痛，喜按，或小腹空坠，经行量少，经色淡而清稀，面色苍白，神疲乏力，或纳少便溏，舌质淡，苔薄白，脉虚细。

4. 肝肾亏损　经后小腹绵绵作痛，喜按，经来色淡量少，质稀薄，头晕耳鸣，腰脊酸痛，精神倦怠，舌淡红，苔薄白，脉沉细。

【治疗】

(一) 针灸法

1. 毫针刺法

(1) 气滞血瘀

选穴：中极、次髎、地机、血海、太冲。

加减：腹胀满加天枢、气穴；胁痛加阳陵泉、光明；胸闷加内关。

操作：月经前 3 天开始针灸，每日 1 次，疼痛甚者可一日针灸 2 次，至月经通畅、疼痛消失后停针。

(2) 寒湿凝滞

选穴：关元、三阴交、公孙、筑宾、解溪、归来。

加减：剧痛加次髎、归来；腹痛连腰加命门、肾俞。

操作：月经前 3~5 天开始针灸，每日 1 次，疼痛甚者可一日针灸 2 次或配合艾灸治疗，至月经尽后痛减停止针灸。

(3) 气血虚弱

选穴：关元、气海、膈俞、足三里、三阴交。

加减：腰膝酸痛加命门、腰眼、阴谷；纳少便溏加中脘、天枢。

操作：月经前 3~5 天开始针灸，每日 1 次，疼痛甚者可一日针灸 2 次，至月经尽后痛减停止针灸。

(4) 肝肾亏损

选穴：肝俞、期门、肾俞、太溪、关元、三阴交、足三里。

加减：头晕耳鸣加悬钟、太溪；腹痛加大赫、气穴。

操作：月经前 3~5 天开始针灸，每日 1 次，疼痛甚者可一日针灸 2 次，至月经尽后痛减停止针灸。

2. 耳针

选穴：子宫、内分泌、交感、神门。

操作：每次取穴 2~3 个，毫针刺，中强刺激，每次留针 30 分钟，亦可揿针埋藏或王不留行籽贴压，每 3~5 日更换 1 次。

3. 穴位注射

选穴：上髎、次髎、关元、地机、血海。

操作：1%普鲁卡因注射液 1mL，皮下注射上髎、次髎，每日 1 次。此法有即刻止痛之效。5%当归注射液或 10%红花注射液，每次取两穴，每穴注射 0.5~1mL，每日 1 次，连续注射 2~5 次。

（二）推拿法

1. 基本治法

选穴：气海、关元、肾俞、肝俞、脾俞、膈俞、八髎、三阴交。

手法：摩法、揉法、一指禅推法、按法、擦法。

操作：患者仰卧位。医者坐于一侧，先抹任脉（自膻中至中极）；继之摩小腹部5~10 分钟；再用一指禅推法施于气海、关元、中极，往返推 2~3 遍；按揉气海、关元；拿、揉血海、三阴交。然后令患者俯卧，医者立于一侧。用一指禅推法在腰部脊柱两旁及骶部施术；按揉膈俞、肝俞、脾俞、肾俞与八髎诸穴；擦八髎穴，使之有温热感。

2. 加减

（1）气滞血瘀　加按揉章门、期门，掐太冲。

（2）寒湿凝滞　加按大椎、拿风池，按揉曲池、丰隆。

（3）气血虚弱　加按揉胃俞、足三里，推并按揉中脘，振关元。

（4）肝肾亏损　按揉肝俞、肾俞、血海、筑宾、涌泉。

每月在月经前 1 周治疗 2 次，连续 3 个月为一疗程。

【注意事项】

1. 在经期注意保暖，避免寒冷刺激，注意经期卫生。
2. 适当休息，不要过度疲劳。
3. 情绪安宁，避免暴怒、忧郁。

闭　　经

女子年过 18 周岁而月经尚未来潮，或已行经又中断 3 个周期以上者，为闭经。前者为原发性闭经，后者为继发性闭经。

因卵巢、内分泌障碍等原因引起的闭经，可参考辨证论治。而因先天生殖器官发育异常或后天器质性损伤所致的闭经，则不属本节闭经所论。

【病因病机】

闭经多因禀赋不足，肾气未充，或思虑劳累过度，损伤脾胃，气血生化之源不足，或久病大病，营血耗损，因而血源枯竭，血海空虚，无血以下，乃至血枯经闭。亦可因受寒饮冷，血为寒凝，或情志抑郁，气机不畅，气滞血瘀，胞脉闭阻而致血滞经闭。

【临床表现】

1. **血枯经闭**　月经超龄未至或先见经期错后，经量逐渐减少，终至经闭。若兼见头晕耳鸣，腰膝酸软，口干咽燥，五心烦热，潮热盗汗，舌红、少苔，脉弦细者，为肝肾不足；若兼见头晕目眩，心悸气短，神疲肢倦，食欲不振，舌淡，苔薄白，脉缓弱者，为气血虚弱。

2. **血滞经闭**　月经停闭数月，小腹胀痛拒按，精神抑郁，烦躁易怒，胸胁胀满，嗳气叹息，舌紫暗或有瘀点，脉沉弦者，为肝气郁结；若经闭，小腹冷痛拒按，得热痛减，形寒肢冷，苔白，脉沉紧者，为寒凝血滞。

【治疗】

（一）针灸法

1. 毫针刺法

（1）血枯经闭

选穴：关元、肝俞、肾俞、脾俞、足三里。

加减：腰膝酸痛加命门、腰眼、阴谷；潮热盗汗加膏肓俞、然谷；纳少泄泻加天枢、阴陵泉、中脘；心悸怔忡加内关。

操作：每日1次，每次留针30分钟，10次为1个疗程。

（2）血滞经闭

选穴：中极、太冲、血海、三阴交、合谷。

加减：小腹胀满加气海、四满；胸胁胀满加期门、支沟；小腹痛重灸关元、中极；白带多加次髎。

操作：每日1次，每次留针30分钟，10次为1个疗程。

2. 耳针法

选穴：内生殖器、内分泌、卵巢、肝、肾、脾。

操作：每次取2~3穴，毫针刺，中强刺激，每日1次，每次留针30分钟，10次为1疗程。也可用揿针埋藏或王不留行籽贴压。

3. 皮肤针法

选穴：腰骶、督脉、膀胱经、足三阴经。

操作：轻或中等强度叩击，每日1次，10次为1疗程。

（二）推拿法

1. 基本治疗

选穴：肾俞、肝俞、脾俞、膈俞、八髎、气海、关元、三阴交、血海。

手法：摩法、揉法、一指禅推法、按法、擦法。

操作：患者仰卧位。医者坐于一侧，用按法作用于关元、气海穴 3 分钟；用摩、揉法于小腹、少腹部操作 3 分钟；指推腹部任脉，自巨阙推至曲骨穴，自上而下操作 5~7 遍；用拇指按法施于气冲穴，使热觉直达足底，以引血下行；用一指禅推法施于气海、关元、中极，往返推 1 分钟；按揉或一指禅推血海、三阴交。然后令患者俯卧，医者立于一侧，用一指禅推法在腰部脊柱两旁及骶部施术，按揉膈俞、肝俞、脾俞、肾俞与八髎诸穴，擦八髎穴，使之有温热感。

2. 加减

（1）肝肾不足 用掌直擦法于督脉，掌横擦法于肝俞、肾俞穴，均以透热为度；用一指禅推或拇指按揉期门、中极、三阴交、太溪穴，每穴操作 1 分钟。

（2）气血虚弱 用一指禅推法或拇指揉推法于足三里、三阴交穴，以酸胀感觉为度；掌直擦法于督脉，横擦法于膻中穴和背部膈俞、脾俞、胃俞，均以透热为度。

（3）肝气郁结 用按揉法于章门、期门穴，每穴操作 1 分钟；斜擦两肋，以温热为度；用按揉法于地机、太冲穴，以酸胀感为度。

（4）寒凝血滞 用掌直擦法于背部督脉，掌横擦法于膈俞、肝俞、肾俞、命门、八髎穴，斜擦法于少腹部，均以透热为度；用指推法自章门穴推至急脉穴，反复操作 5~7 遍；用拇指按揉法于血海、地机穴，以酸胀感为度。

【注意事项】

1. 闭经首先要与早期妊娠相鉴别。
2. 闭经治疗经血复通后，仍需坚持治疗一段时间，以巩固疗效。

月经不调

月经不调，是以月经周期、经量、经色等发生改变为主症的病证。常见的有经行先期（经早）、经行后期（经迟）、经行先后无定期（经乱）等。

现代医学认为内分泌失调、自主神经功能紊乱、精神刺激、寒冷、疲劳和某些全身性疾病等，都可以导致此病的发生。

【病因病机】

素体阳盛，过食辛辣，热伏冲任，或肝郁化火，热扰血海，或久病阴亏，阴虚内热，热扰冲任，或饮食不节，劳倦过度，思虑伤脾，统摄无权，冲任不固，均可导致月经先期。若外感寒邪，血为寒凝，或久病伤阳，影响血运，或久病体虚，阴血亏损，或饮食劳倦思虑伤脾、化源不足，而致月经后期。若情志抑郁，疏泄失常，或肝气不疏，血为气滞，或肾气亏虚，失其封藏，冲任失调，以致血海溢蓄失常，而致月经先后无定期。

【临床表现】

1. 经早 月经周期提前 7 天以上，甚至一月两次。月经量多，色深红或紫红，经质黏稠，兼有心胸烦热，面赤口干，大便干，小便黄，脉滑数者，为实热证。月经量少色红，经质黏稠，潮热盗汗，手足心热，腰膝酸软，舌红少苔，脉细数者为虚热证。月经量多色淡，质地清稀，神倦肢疲，心悸气短，纳少便溏，小腹下坠，舌淡苔薄，脉弱无力者为气虚证。

2. 经迟 月经周期推迟 7 天以上，甚则四五十天一潮。经期延后，月经色暗而量少，小腹冷痛，得热则减，畏寒肢冷，面色苍白，舌苔薄白，脉沉紧者为寒实证。月经色淡而量少，经质清稀，小腹隐隐作痛，喜按喜热，大便溏薄，小便清长，舌质淡，苔薄白，脉沉迟者为虚寒证。月经量少色淡，经质清稀，面色苍白，头晕目眩，心悸少寐，舌淡苔少，脉细弱者为血虚证。

3. 经乱 月经不能按周期来潮，或提前或延后，经量或多或少，经色紫暗，经行不畅，胸胁乳房胀痛，嗳气不舒，喜叹息，苔薄白，脉弦者为肝郁证。经来先后不定，量少色淡，腰膝酸软，头晕耳鸣，舌淡苔白，脉象沉弱者为肾虚证。

【治疗】

（一）针刺法

1. 毫针刺法

（1）经早

选穴：关元、血海。

加减：实热配太冲、曲池；虚热配三阴交、然谷、太溪；气虚配脾俞、足三里；肝郁配行间、期门；心烦配神门；月经量多配隐白。

操作：月经前 3 天开始针刺，每日 1 次，月经尽后停针，至下次月经前 3 天再针。

（2）经迟

选穴：气海、气穴、三阴交。

加减：寒实配归来、天枢；虚寒配命门、太溪；血虚配膈俞、脾俞、足三里。

操作：月经来潮前 3 天开始针灸，每日 1 次，连续针灸 2 周，至下次月经来潮前 3 天再针灸。

（3）经乱

选穴：关元、三阴交。

加减：肝郁配太冲、肝俞、期门；肾虚配肾俞、太溪、水泉。

操作：月经来潮前 3 天或来潮时针灸，每日 1 次，连续针灸 2 周，至下次月经来潮前 3 天或来潮时再针灸。

2. 耳针法

选穴：内分泌、子宫、肾、肝、脾。

操作：每次选穴 2~4 个，毫针刺，施捻转手法。中等强度刺激，留针 30 分钟，每日 1 次。也可揿针埋针或王不留行籽贴压，每 3~5 日更换 1 次。

3. 皮肤针法

选穴：足三阴经及冲、任、督脉在下腹部和第 2 腰椎以下腰骶部的经脉循行线。

操作：中等刺激强度，每日叩刺 1~2 次，每次 30 分钟，7 日为 1 疗程。经期暂停。

4. 穴位注射法

选穴：脾俞、肾俞、肝俞、三阴交、血海、关元、足三里。

操作：用 5% 当归液或 10% 丹参液，每穴注射 0.5mL，每次 2~3 穴，每日或隔日 1 次，10 次为一疗程。

（二）推拿法

1. 基本治疗

选穴：中脘、气海、关元、肝俞、脾俞、肾俞、命门、八髎、章门、期门。

手法：摩法、按法、揉法、拿法、一指禅推法、擦法。

操作：患者仰卧位。医者以掌摩法或一指禅推法于中脘、关元、气海穴操作 10 分钟；然后取俯卧位，以一指禅推法在肝俞、脾俞、肾俞穴往返施术 5 分钟，并按揉命门穴、八髎穴使之有酸胀感；最后拿揉血海、三阴交、阴陵泉、足三里穴。

2. 加减

（1）血热证　按揉大椎穴，并擦该部以透热为度；点按曲池、神门穴各 1 分钟；擦涌泉穴 1 分钟。

（2）气虚证　腹全摩 5 分钟，再以掌置关元穴处振颤 2~3 分钟。

（3）寒凝证　拿肩井穴 5~10 次；沿脐以掌分推腹部，以透热为度。

（4）气滞证　点按膻中穴 1 分钟；按揉章门、期门，并搓擦两胁肋。

【注意事项】

1. 平时宜注意生活调养，保持精神愉快，避免情绪激动。
2. 寒温有节，忌食生冷及辛辣食物。
3. 避免过劳，注意经期卫生。

胎位不正

胎位不正是指孕妇在妊娠 30 周后，产科检查时发现枕后位、臀位、横位等胎位异常。本病常见于腹壁松弛的孕妇或经产妇，是导致难产的主要因素之一。孕妇素体虚弱或脾虚化源不足，或久立、负重、劳作过度，均能损耗气血，致胎儿转动无力；或情志不舒，忧思气结，均可导致气机不顺，胎体不能应时转位。

【病因病机】

本病多由素体虚弱，中气不足，无力促胎调转，或孕后肝郁不舒，气机不畅，胎儿不得回转，以致胎位不正。

【临床表现】

妊娠 28 周后，产科检查发现胎儿在子宫内的位置不是枕前位，而是斜位、横位、臀位和足位等。若面色萎黄，神疲懒言，食少便溏，舌淡苔白，脉滑无力者，为气血虚弱；若精神抑郁，烦躁易怒，胸胁胀满，苔薄白，脉弦滑者，为气机郁滞。

【治疗】

（一）毫针刺法

选穴：至阴。

加减：肝郁配太冲、肝俞、期门；肾虚配肾俞、太溪、水泉；气血虚弱者加足三里、肾俞、太溪；气机郁滞者加太冲、期门、肝俞。

操作：以灸法为主。孕妇松解腰带，坐于靠背椅上或半仰卧于床上。至阴穴以艾条温和灸或雀啄灸，每次 15~20 分钟；也可用小艾炷灸，每次 7~10 壮。气血虚弱者针刺用补法，配合灸法；气机郁滞者针用泻法。每日 1~2 次，至胎位转正为止。

（二）耳针法

选交感、子宫、皮质下、肝、脾、腹。每次取 3~4 穴用耳穴压丸法，每隔 3 天更换 1 次。

【注意事项】

1. 针灸治疗后，可指导患者每天做膝胸卧位 10~15 分钟，能提高疗效。
2. 如骨盆狭窄、子宫畸形，应由产科处理。

乳　少

乳少是以产妇在哺乳期乳汁甚少或全无为主症的疾病。哺乳中期月经复潮后乳汁相应减少，属正常生理现象。产妇因不按时哺乳，或不适当休息而至乳汁不足，经纠正其不良习惯，乳汁自然充足者，亦不能作病态而论。

【病因病机】

本病的主要病机为化源不足或瘀滞不行。如素体气血虚弱，又因分娩失血过多，气血耗损，致乳汁化源不足；或素性抑郁，或产后情志不遂，致肝郁气滞，乳汁运行不畅而致缺乳。

【临床表现】

1. 气血不足　产后乳少，甚或全无，乳汁清稀，乳房柔软，无胀痛，食少神倦，面色少华，舌淡苔薄白，脉细弱。

2. 肝气郁滞　产后乳汁不行或乳少，乳房胀满疼痛，甚至身有微热，情志抑郁不乐，胸胁胀闷，脘痞食少，舌红，苔薄黄，脉弦。

【治疗】

（一）针灸法

1. 毫针刺法

选穴：乳根、膻中、少泽。

加减：气血不足者，加足三里、脾俞、胃俞；肝气郁结者，加太冲、内关；食少便溏者，加中脘、天枢；失血过多者，加肝俞、膈俞；胸胁胀满者，加期门；胃脘胀满者，加中脘、足三里。

操作：少泽点刺出血，其余穴位虚补实泻，每日 1 次，每次留针 30 分钟。

2. 耳针法

选穴：胸、内分泌、交感、脾、胃。

操作：每次取 2~3 穴，毫针刺，中等强度刺激，每日 1 次，每次留针 15~20 分钟。

4. 皮肤针法

选穴：背部第 3~5 胸椎旁开 2 寸的两侧平行线，肋间与乳房周围。

操作：第 3~5 胸椎旁开处，每行从上而下垂直叩打 4~5 次，再沿肋间向左右两侧斜行叩打 5~7 次，两乳房放射状叩打，乳晕部做环形叩打，轻刺激，每日 1 次。

（二）推拿法

1. 基本治疗

选穴：膻中、乳根、少泽、肺俞、心俞、膈俞。

操作：患者仰卧位。拇指按揉或一指禅推膻中穴，再擦膻中穴，以温热为度；拇指按揉乳根穴；掐少泽穴，以酸胀感为度。然后患者俯卧位。㨰胸椎两侧足太阳经，往返操作 3~5 分钟；拇指按揉肺俞、心俞、膈俞，以酸胀感觉为度。

2. 加减

（1）气血不足 按中脘穴、掌摩腹部，操作 5 分钟；拇指按揉足三里、三阴交，以酸胀感为度；拇指按揉脾俞、胃俞，并用掌横擦脾俞、胃俞，以透热为度。

（2）肝气郁滞 按上脘穴，拇指按揉章门、期门，操作 5 分钟；擦两胁，以温热为度；拇指按揉肝俞、胆俞、太冲、内关、支沟，以酸胀感为度。

【注意事项】

1. 应积极早期治疗，在乳少发生最迟不超过 1 周，及时治疗，缺乳时间越短针灸疗效越好。

2. 哺乳期应心情舒畅，避免过度疲劳，保证充足睡眠，掌握正确哺乳方法，可多食高蛋白食物。

3. 对因乳汁排出不畅而有乳房胀满者应及时挤出积乳，以防乳痈。

实 训

填写下列表格，并按表格内容实践操作：

病名	诊断（或辨证）	针灸治疗	推拿治疗	其他疗法
痛经				
闭经				
月经不调				
胎位不正				
乳少				

第五节 儿科疾病

发 热

发热是指体温升高超过正常范围，是多种急慢性病证临床常见的症状之一。

【病因病机】

中医认为本病主要是由于小儿形气未充，卫表不固，加之冷热不知调理，或家长护理不当，受风寒侵袭，卫外之阳被郁而致发热；或外感风热，肺卫失和，邪正交争致发热；或小儿先天不足，后天失调，久病耗气伤阴，肺肾不足，阴亏火旺，以致虚热不退；或因外感误治或乳食内伤，造成肺胃壅实，郁而化热。病性多属实证或虚实夹杂。

【临床表现】

1. 外感发热　有感受外邪病史，体温升高超过正常范围。

（1）**外感风寒**　兼有头痛，发热恶寒，无汗，鼻塞，流清涕，苔薄白，脉浮紧，指纹鲜红等。

（2）**外感风热**　兼发热重，恶寒轻，微汗出，口干渴，咽痛，流浊涕，舌红，苔薄黄，脉浮数，指纹红或紫等。

（3）**外感暑热**　兼小儿长期发热不退，口渴多尿，少汗，倦怠嗜卧，舌红苔腻，指纹红或紫等。

2. 内伤发热　体温升高超过正常范围。

（1）**实热**　兼有腹痛拒按，面赤唇红，便秘或溏，舌苔黄腻，脉弦滑数，指纹深紫。

（2）**虚热**　兼有午后低热，心烦易怒，潮热盗汗，舌红少苔，脉细数，指纹淡紫。

【治疗】

推拿法

处方：开天门、推坎宫、揉太阳、揉风池、清肺经、运内八卦、分腕阴阳、清天河水、退六腑、自上而下推脊柱、自上而下捏脊柱。

方义：开天门、推坎宫、揉太阳、揉风池以疏风解表；清肺经、运内八卦、分腕阴阳、清天河水、退六腑、自上而下推脊柱、自上而下捏脊柱重在清热。

加减：

（1）外感发热 外感风寒加拿肩井、推三关、揉外劳宫、掐揉二扇门；外感风热加揉迎香、揉肺俞，痰多加分推膻中、揉丰隆；外感暑热加补脾经、补肾经、清胃经、揉板门、摩腹揉脐及天枢。

（2）内伤发热 里实热证加清胃经、清肺经、清大肠经、揉板门、揉内劳宫、打马过天河、水底捞月、摩腹揉脐及天枢、分推腹阴阳、推下七节骨、揉龟尾；里虚热证加补肺经、补脾经、补肾经、揉肾顶、揉二人上马、运内劳宫、揉按足三里、推揉涌泉。

【注意事项】

1. 加强小儿护理，根据季节及气温变化及时增减衣服，避风邪。
2. 注意饮食调节，禁食不洁及生冷食物，以保护脾胃。
3. 积极治疗原发病，感染性发热者应配合中西药物治疗，以防止发生高热惊厥。

咳　嗽

咳嗽是肺脏疾病的主要证候之一，为临床所常见。

【病因病机】

中医学认为小儿形体未充，稚阴稚阳，肺为娇脏，职司呼吸，开窍于鼻，外合皮毛，主一身之表，外感邪气，首当犯肺。当风寒或风热外侵，邪束肌表，肺气不宣，清肃失职，痰液滋生，或感受燥气，气道干燥，肺津受灼，痰涎黏结致咳嗽；或因平素体虚，肺阴虚损，肺气上逆，或脾胃虚寒，健运失职，痰湿内生，上扰肺络，亦可致咳嗽。病性多属实证或虚实夹杂。肺部积热，或肺阴虚为本；风寒、风热、痰湿为标。

【临床表现】

1. 外感咳嗽 发热，头痛，鼻塞，流涕，苔薄，脉浮。如为风寒咳嗽则见流清涕，恶寒重，无汗，舌淡，苔薄白，脉浮紧；若是风热咳嗽则见流浊涕，发热重，恶寒轻，微汗出，咽痛，口渴，舌红，苔薄黄，脉浮数。

2. 内伤咳嗽 肺虚、阴伤引起的咳嗽，见干咳无痰，或痰少黏稠，口燥咽干，喉痒声嘶，舌红少苔，脉细数；脾失健运所致咳嗽可见发热痰多，神疲乏力，食欲不振，舌淡苔白，脉细弱。

【治疗】

推拿法

1. 外感咳嗽

处方：开天门、推坎宫、揉太阳、揉耳后高骨、揉膻中、运内八卦、推肺经、揉乳旁、揉乳根、揉肺俞、分推肩胛骨。

方义：开天门、推坎宫、揉太阳、揉耳后高骨以疏风解表；运内八卦、揉膻中以宽胸理气、化痰止咳；揉乳旁、揉乳根、揉肺俞、分推肩胛骨、推肺经以宣肺化痰止咳。

加减：风寒咳嗽加推三关、揉外劳宫；风热咳嗽加清天河水；咳嗽痰多加揉掌小横纹、推小横纹。

2. 内伤咳嗽

处方：补脾经、补胃经、补肺经、运内八卦、揉乳旁、揉乳根、揉膻中、揉肺俞、揉中脘、按揉足三里。

方义：补肺经滋阴润肺，补脾经、补胃经、揉足三里、揉中脘健脾益胃；揉膻中、运内八卦宽胸理气、化痰止咳；揉乳根、乳旁、肺俞宣肺止咳。

加减：久咳体虚者加捏脊、推三关；虚热咳嗽加揉上马；痰壅胸闷、咳痰不爽者加揉天突。

【注意事项】

1. 推拿主要适用于以咳嗽为主的急、慢性支气管炎症，对于因肺炎、肺结核等疾病所引起的咳嗽，应选用其他方法治疗。

2. 注意保暖，预防外感风寒。

腹　泻

腹泻是小儿科最常见的一种临床疾病，以大便次数增多、便质清稀或呈水样、带有不消化食物及黏液为特征。一年四季均可发生，以夏、秋两季最为多见。若失治或误治，可致伤阴、伤阳或阴阳两伤等危重变证。如迁延日久，可影响小儿的生长与发育，临床上必须引起高度重视。

【病因病机】

中医认为泄泻主要责之脾胃，外感六淫、内伤乳食或素体脾胃虚弱，均可致脾胃运化功能失调而发生婴幼儿腹泻。小儿脏腑娇嫩，卫外不固，易为外邪所侵，尤以湿邪引起为多，脾喜燥恶湿，湿困脾阳，使运化不健而致泄泻。或素体脾胃虚弱，加之饮食不节，喂养不当，则纳运失司，水谷不得运化而为泄泻。病性多属虚实夹杂。

【临床表现】

1. 寒湿泻　大便清稀，多沫，腹痛肠鸣，色淡，臭味较轻，口淡不渴，舌淡，苔白腻，脉濡缓。

2. 湿热泻　腹痛即泻，大便色黄而臭，口渴，小便短赤，肛门灼热而红，舌红，苔黄腻，脉滑数。

3. 伤食泻　腹痛腹胀，痛则欲泻，泻后痛减，大便酸臭如败卵，恶心，呕吐，不思乳食，舌苔垢腻或微黄，脉滑。

4. 脾虚泻　久泻不愈，时轻时重，大便稀溏，多见食后作泻，粪便有奶块或不消化的食物残渣，食欲不振，神疲乏力，面色萎黄，舌淡苔白，脉缓弱。

【治疗】

推拿法

1. 寒湿泻

处方：推三关、揉外劳、补脾经、摩腹、揉脐、推上七节骨、揉龟尾、按揉足三里。

方义：推三关、揉外劳温阳散寒；补脾经、按揉足三里健脾化湿；摩腹、揉脐、推上七节骨、揉龟尾温中调肠止泻。

加减：腹痛肠鸣者加掐揉一窝风。

2. 湿热泻

处方：清脾经、清胃经、清大肠、退六腑、清小肠、摩腹、推上七节骨、揉龟尾。

方义：清脾经、清胃经、清大肠、退六腑、清小肠以清利湿热；摩腹、推上七节骨、揉龟尾理肠止泻。

加减：热重者加清天河水。

3. 伤食泻

处方：补脾经、运内八卦、揉板门、清大肠、揉中脘、揉天枢、摩腹、推上七节骨、揉龟尾。

方义：补脾经、运内八卦、揉板门、揉中脘、摩腹健脾和胃；清大肠、揉天枢疏调胃肠积滞；推上七节骨、揉龟尾理肠止泻。

加减：热重者加清天河水。

4. 脾虚泻

处方：补脾经、补大肠、推三关、摩腹、揉脐、推上七节骨、揉龟尾、捏脊。

方义：补脾经、补大肠、摩腹健脾益气、固肠止泻；推三关、揉脐、捏脊温中补虚；推上七节骨、揉龟尾理肠止泻。

【注意事项】

1. 推拿效果不佳者，宜考虑西医治疗，以防病情加重。

2. 适当控制饮食，养成良好的喂养习惯。

3. 每次大便后用温水冲洗臀部，拭干后，涂上滑石粉。

4. 注意勿饮食生冷，避免腹部受凉。

呕　吐

呕吐是小儿常见的一种症状，主要由各种原因引起胃失和降、胃气上逆所致。婴幼儿哺乳后，有时会出现乳汁自口角溢出，称为"溢乳"，多由喂养方法不当所致，并非病态。

【病因病机】

中医认为呕吐病变部位主要在胃，亦与脾脏密切相关。胃为水谷之海，以降为和。小儿脾胃薄弱，凡外感六淫或秽浊之气侵扰及胃，致胃失和降，气逆于上而呕吐发作；小儿脾常不足，饮食不节，喂养不当，食滞胃脘，损伤脾胃，致胃不受纳，脾失运化，气机升降失司，胃气上逆，也可发生呕吐。病性多属虚实夹杂。

【临床表现】

1. 伤食吐　呕吐酸腐，有不消化乳食，嗳气，恶心，口臭，厌食，脘腹胀满，大便秘结或泻下酸臭，舌苔厚腻，脉滑。

2. 寒吐　起病较缓，呕吐不消化乳食或清稀黏液，面色苍白，四肢不温，腹痛腹胀，喜温喜按，大便溏薄，舌淡苔白，脉濡缓。

3. 热吐　食入即吐，吐物酸臭，口渴喜冷饮，身热，烦躁，大便臭秽或秘结不通，小便短赤，舌红，苔黄，脉滑数。

【治疗】

推拿法

1. 伤食吐

处方：横纹推向板门、补脾经、揉板门、运内八卦、推天柱骨、分腹阴阳、按揉足三里。

方义：补脾经、按揉足三里健脾和胃；揉板门、运内八卦宽胸理气、消食导滞；横纹推向板门、推天柱骨、分腹阴阳降逆止呕。

加减：大便秘结者加清大肠。

2. 寒吐

处方：补脾经、横纹推向板门、揉外劳、推三关、推天柱骨、揉中脘、摩腹。

方义：横纹推向板门、推天柱骨和胃降逆、祛寒止呕；补脾经、揉中脘、摩腹健脾和胃、温中散寒；推三关、揉外劳温阳散寒以增强温中作用。

加减：腹痛者加揉一窝风。

3. 热吐

处方：清脾经、清胃经、清大肠、运内八卦、退六腑、横纹推向板门、推天柱骨、分腹阴阳、推下七节骨。

方义：清脾经、清胃经、清大肠以清中焦积热；运内八卦宽胸理气、和胃止呕；退六腑以增强清热作用；推下七节骨泄热通便；横纹推向板门、推天柱骨、分腹阴阳降逆止呕。

【注意事项】

1. 加强患儿的护理，呕吐时应注意将患儿的头转向一侧，以免呕吐物吸入气管。

2. 呕吐一症，可见于多种疾病中，对于因某些传染病、急腹症和食物中毒等所引起的呕吐，宜考虑西医治疗，以防病情加重。

疳　积

疳积是疳证和积滞的总称。积滞是指小儿脾胃受损，运化失司，消化吸收功能长期障碍，以致气阴耗伤，体虚瘦弱而形成的慢性疾患。而疳证是由积滞进一步发展而来，故古人有"无积不成疳"之说。本病与现代医学所称的"营养不良"极为相似。

【病因病机】

中医认为脾胃为后天之本、气血生化之源。脾主运化，胃主受纳，脾健胃和，纳化正常，则气血津液化生有源，五脏六腑、四肢百骸得以濡养。若乳食不节，伤及脾胃，或素体脾胃虚寒薄弱，脾胃受损，纳化失健，生化乏源，气血津液亏耗，则脏腑、肌肉、筋骨、皮毛无以濡养，日久则形成疳证。病性多属虚实夹杂。

【临床表现】

1. 乳食不节　形体消瘦，腹部胀满，甚则青筋暴露，精神不振，乳食减退，夜眠不安，大便不调，常有恶臭，手足心热，舌苔厚腻，脉弱或滑。

2. 脾胃虚弱　骨瘦如柴，头大颈细，毛发枯软，面色萎黄，精神萎靡，睡眠露睛，睡卧不宁，哭声低怯，不思乳食或善饥，喜食异物，四肢不温，大便溏泻，腹部凹陷如舟，舌淡，苔薄，脉细弱。

【治疗】

推拿法

1. 乳食不节

处方：补脾经、推四横纹、揉板门、运内八卦、揉天枢、揉中脘、摩腹、分腹阴阳、按揉足三里。

方义：揉板门、揉天枢消食导滞；推四横纹、运内八卦、分腹阴阳、揉中脘除加强以上作用外，还能理气调中；补脾经、按揉足三里、摩腹健脾开胃，消食和中。

加减：便溏者加补大肠；便秘者加推下七节骨；手足心热者加清天河水、揉二马。

2. 脾胃虚弱

处方：补脾经、补大肠、揉外劳宫、掐揉四横纹、运内八卦、推三关、揉中脘、摩腹、按揉足三里、捏脊。

方义：补脾经、补大肠、按揉足三里健脾益肠；推三关、揉外劳宫温中健脾；运内八卦、摩腹、捏脊和中补虚；掐揉四横纹主治疳积；揉中脘消食助运化。

加减：五心烦热者减推三关、揉外劳宫，加补肾经、揉上马；便秘者减补大肠，加推下七节骨、清大肠。

【注意事项】

1. 宜注意合理喂养小儿，纠正挑食、偏食等不良习惯。
2. 讲究卫生，预防各种寄生虫病。
3. 小儿应多晒太阳，增强体质。

腹　　痛

腹痛为小儿常见的临床症状。其涉及的疾病范围非常广泛，很多内、外科疾病均可出现腹痛的症状。

【病因病机】

中医认为小儿脏腑薄弱，经脉未盛，易因调护不当或气候突然变化，感受寒邪，寒主收引，性凝不散，搏结肠间，以致气机阻滞，不通则痛；或因小儿脾弱，乳食不节，致食滞中焦，气机受阻致腹痛；或因感染蛔虫，扰动肠中，阻滞气机而致气滞作痛；或因平素脾胃虚弱，气血不足以温养而致腹痛。多种病因均易伤及小儿肠胃，引起气机阻滞，经脉失调而发生腹痛。病性多属实证或虚实夹杂。

【临床表现】

1. 实寒痛　腹部疼痛，阵阵发作，得温则舒，面色苍白，四肢不温，小便清长，大便清稀，舌淡，苔白，脉濡缓。

2. 伤食痛　腹部胀满疼痛，按之则甚，嗳腐吞酸，不思乳食，时有呕吐，吐物酸馊，腹痛欲泻，泻后痛减，大便秽臭，夜卧不宁，时有啼哭，舌淡，苔厚腻，脉滑。

3. 虫痛　腹痛时作时止，以脐周为甚，有时在腹部可摸到蠕动之块状物，患儿身体消瘦，食欲不振，或嗜食异物，多有便虫史，或脸上有虫斑，若蛔虫入胆道，则痛如钻顶，伴有呕吐。

4. 虚寒痛　腹痛隐隐，时作时止，喜暖喜按，面色萎黄，精神疲倦，四肢不温，食欲不振，小便清长，大便溏薄，舌淡苔白。

【治疗】

推拿法

1. 实寒痛

处方：掐揉一窝风、拿肚角、补脾经、揉外劳宫、推三关、摩腹、揉脐。

方义：掐揉一窝风、拿肚角理气散寒止痛；推三关、揉外劳宫、摩腹、揉脐、补脾经温中健脾，助阳除寒。

加减：大便清稀者加按揉足三里。

2. 伤食痛

处方：补脾经、清大肠、揉中脘、揉天枢、揉板门、运内八卦、拿肚角。

方义：拿肚角止腹痛；揉板门、补脾经、揉中脘、按揉足三里健脾和胃，消食导滞；揉天枢、清大肠疏调肠腑积滞；运内八卦宽胸理气。

加减：呕吐者加横纹推向板门。

3. 虫痛

处方：揉一窝风、拿肚角、揉外劳宫、推三关、摩腹、揉脐。

方义：揉一窝风、拿肚角、揉外劳宫、推三关温中安蛔；摩腹、揉脐健脾和胃，行气止痛。

加减：食欲不振者加揉板门、运内八卦。

4. 虚寒腹痛

处方：补脾经、补肾经、揉外劳宫、推三关、揉中脘、揉脐、摩腹、按揉足三里、捏脊。

方义：推三关、补脾经、补肾经、揉外劳宫温补脾肾；摩腹、揉中脘、揉脐温中和胃；按揉足三里补益脾胃，增进饮食；捏脊补益气血。

加减：腹泻者加推上七节骨。

【注意事项】

1. 虫痛者，宜配合服用驱虫药。
2. 对于急腹症引起的腹痛，应及时采取西医治疗，以防病情加重。

便　　秘

便秘是以排便次数减少或秘结不通、粪质干燥坚硬或有便意但艰涩不畅为主要临床表现的病证，是儿科病证中很常见的一种。

【病因病机】

便秘主要是由于大肠津液不足，传导功能失常，粪便在肠道停留过久，水分被吸收而过于干燥、坚硬所致。因饮食不节，过食辛热厚味，致肠胃积热，气滞不行，或热病后耗伤津液，导致肠道燥热，津液失于输布而不能下润致大便秘结；或因先天不足，病后体虚，气血亏损，气虚则大肠传送无力，血虚则津少不能滋润大肠，致大便秘结。病性多属实证或虚实夹杂。

现代医学中的胃肠功能紊乱综合征可见便秘，现代医学认为是因胃肠道的蠕动功能紊乱，粪便在肠道内停留时间过久，水分被吸收过多导致。

【临床表现】

1. **实证** 排便次数减少或秘结不通，便质干燥甚则呈颗粒状，面红身热，口干口渴，口臭烦躁，小便短赤，舌红，苔黄厚腻，脉沉数。

2. **虚证** 排便次数减少或秘结不通，便质并不坚硬，但努责难下，面唇爪甲淡白，形体消瘦，神疲困倦乏力，小便清长，舌淡，苔白，脉虚无力。

【治疗】

推拿法

1. **实证**

处方：揉中脘、摩腹、揉脐及天枢、分腹阴阳、推下七节骨、揉龟尾、清天河水、退六腑、清脾经、清胃经、清大肠、揉板门、按揉膊阳池、运外八卦。

方义：揉中脘、摩腹、揉脐及天枢、分腹阴阳、推下七节骨、揉龟尾重在加速胃肠蠕动，导滞通便；清天河水、退六腑、清脾经、清胃经、清大肠、揉板门、按揉膊阳池、运外八卦可清泻胃肠道热邪，以利排便。

2. **虚证**

处方：补脾经、揉中脘、摩腹、揉脐及丹田、分腹阴阳、按揉膊阳池、捏脊、按揉脾俞和胃俞、推下七节骨、揉龟尾、按揉血海和足三里。

方义：揉中脘、摩腹、揉脐及丹田、分腹阴阳、按揉膊阳池、捏脊、推下七节骨、揉龟尾重在调理胃肠道功能，加速胃肠道蠕动，导滞通便；补脾经、按揉脾俞、胃俞、血海、足三里等重在健脾和胃，益气养血，气血充、脾胃健，二便调。

【注意事项】

1. 注意饮食调节，少吃辛辣刺激性食物及过于精细食物，多吃粗纤维食物如芹菜等。

2. 应保持足够的饮水量，体质瘦弱者，应加强体育锻炼。

3. 养成良好的排便习惯，每日定时排便，形成条件反射，建立良好的排便规律。

4. 避免滥用泻药。滥用泻药可使肠道的敏感性减弱，形成对某些泻药的依赖性，导致便秘。

惊　风

小儿惊风又称"惊厥"或"抽风"，是以四肢抽搐，角弓反张，口噤不开，甚则神志不清为主要临床表现的儿科常见病证。发病年龄多在 1~5 岁，年龄越小，发病率越高。在临床上因发病缓急、病情轻重的不同而分为急惊风与慢惊风，急惊风多因感受时邪、饮食不节或暴受惊恐而致热盛动风，风痰内结，肝风内动，气机逆乱；慢惊风则多由于久病邪恋，脾肾虚弱，虚风内动而致。

现代医学中因高热、脑膜炎、脑炎、血钙过低、脑发育不全、癫痫、中毒性脑病恢复期等所致抽搐者可参照治疗。

【病因病机】

中医认为风、热、痰、火之邪或突受惊吓及食滞等是引起惊风最常见的原因。小儿体属纯阳，感受六淫外邪，化热极速，热盛生风，风热相煽，熬津为痰，痰热壅闭，或因乳食不节，积滞痰热内壅，气机逆乱，清窍蔽塞，发为惊风；或因津亏、阴血不足，筋脉失养，致肢体拘急、抽搐，角弓反张发作。慢惊风多因急惊失治或突受惊吓，或久痢久泻、大病后正气亏损，津血耗伤，筋脉失于滋养而致。病性多属实证或虚实夹杂。

【临床表现】

1. 急惊风　高热，面红，气息急促，鼻翼扇动，烦躁不安，继则出现神志不清，两目上视或斜视，牙关紧闭，四肢抽搐等症状。因痰热内阻者，可兼有喉中痰鸣，呼吸气粗，舌红，苔黄厚而腻。因食积引起者，可兼见脘腹胀满，便秘等症。

2. 慢惊风　形神疲惫，嗜睡或昏迷，面色萎黄，四肢不温或手足心热，时有抽搐，食欲不振，大便溏薄，舌淡苔白，脉细弱。

【治疗】

（一）推拿法

1. 急惊风

处方：拿肩井、拿合谷、拿曲池、拿百虫窝、拿委中、拿承山、清心经、清肝经、清肺经、退六腑、清天河水、揉天突、推揉膻中、搓摩胁肋、揉肺俞、揉丰隆、补脾经、清大肠、揉板门、揉中脘、揉天枢、摩腹、按揉足三里、推下七节骨。

方义：拿肩井、拿合谷、拿曲池、拿百虫窝、拿委中、拿承山，可止搐定惊；清肺经、揉天突、推揉膻中、搓摩胁肋、揉肺俞、揉丰隆等导痰化痰；补脾经、清大肠、揉板门、揉中脘、揉天枢、摩腹、按揉足三里、推下七节骨等可消食导滞；清心经、清肝经、清肺经、退六腑、清天河水等可清除热邪。

加减：角弓反张者加拿风池、拿肩井、推天柱骨、推脊、按阳陵泉、拿承山。

2. 慢惊风

处方：补脾经、补肾经、推三关、揉中脘、按揉足三里、清肝经、按百会、拿风池、拿委中、按揉百虫窝、捏脊。

方义：补脾经、补肾经、推三关、揉中脘、捏脊、按揉足三里健脾和胃，培补元气；清肝经、拿风池、按百会、按揉百虫窝、拿委中平肝息风，止搐定惊。

加减：大便溏薄者加推上七节骨。

（二）耳针法

选穴：神门、皮质下、心、肝、脑干。

操作：每次取 2~3 穴，毫针刺，急惊风用强刺激，慢惊风用中等刺激，不留针，日 1 次。慢惊风亦可用揿针埋藏或王不留行籽贴压。

【注意事项】

1. 小儿高热要及时处理，以防惊厥。
2. 保持呼吸道通畅，防止窒息。
3. 保持环境安静，以防小儿受到惊吓刺激。
4. 如疑为颅内压增高引起的惊风，应及时西医救治。

夜　啼

夜啼多见于婴幼儿。其主要表现为白天如常，夜间则啼哭不安，或每夜定时啼哭，甚则通宵达旦。

【病因病机】

中医认为脾寒、心热、惊恐、食积等皆可致小儿夜啼。婴儿素体禀赋虚弱，脾常不足，至夜阴盛，脾为阴中之阴，若护理不慎，脾寒乃生，寒邪凝滞，故入夜腹痛而啼；或因乳母平日恣食辛辣肥甘，火伏热郁，心火上炎，阴不能制阳，故夜间不寐而啼哭不宁；或因惊恐致神志不安，寐中惊惕，因惊而啼；或因婴儿乳食不节，内伤脾胃，"胃不和则卧不安"，入夜而啼。病性多属实证。

【临床表现】

1. 脾寒啼　啼哭声低无力，腹中疼痛，喜温喜按，面色青白，手足不温，大便溏薄，舌淡白，脉细弱。

2. 心热啼　烦躁啼哭，声音洪亮有力，遇灯光则啼哭尤甚，面红唇赤，小便短赤，大便秘结，舌红，苔黄，脉数。

3. 惊吓啼　睡中时作惊惕，突然啼哭，有恐惧之状，紧偎母怀，面色乍青乍白，舌淡，舌薄白，脉来急数。

【治疗】

推拿法

1. 脾寒啼

处方：补脾经、推三关、揉中脘、摩腹、揉外劳宫、揉脐、揉百会、揉小天心。

方义：补脾经、推三关、揉中脘、摩腹温中健脾；揉外劳宫、揉脐温中散寒，止腹痛；揉百会、揉小天心养心安神。

加减：食欲不振者加揉板门、运内八卦。

2. 心热啼

处方：清心经、清小肠、清天河水、掐捣小天心、掐揉五指节。

方义：清心经、清天河水、掐捣小天心清心降火，宁心益智；清小肠可泻心火；掐揉五指节以清热安神除烦。

加减：五心烦热加揉内劳宫。

3. 惊吓啼

处方：推攒竹、清肝经、掐捣小天心、揉五指节。

方义：推攒竹、清肝经、掐捣小天心镇惊除烦；揉五指节以安神。

加减：抽搐者加捏脊。

【注意事项】

1. 保持环境安静，以防小儿受到惊吓刺激。
2. 治疗期间，尽量减少小儿白天睡眠时间。
3. 如疑为颅内压高引起的惊风，应及时西医救治。

遗　　尿

遗尿俗称"尿床"，是指3岁以上小儿睡眠中不自主排尿。该病常反复发作，虽然预后较好，但在一定程度上影响患儿的身心健康和生长发育。现代医学认为兴奋、惊恐、过度疲劳等均可导致膀胱括约肌功能失调而发生遗尿。

【病因病机】

中医学认为小儿遗尿与肺、脾、肾三脏气化功能失常有关，其中肾与遗尿关系更为密切。肾主闭藏，开窍于二阴，职司二便，肾气不足，膀胱虚冷，关门不利，或脾肺气虚，致上虚不能制下，下虚不能上承，运化无力，节制无权，则水液趋下，以致膀胱失约，关门不固；或湿热之邪，郁于肝经，使肝的疏泄功能失常，肾关开阖约制失力，膀胱不藏等均可导致本病的发生。病性虚证居多，实证较少。

【临床表现】

1. 肾阳虚　睡眠中不自主排尿，醒后方觉，伴有神疲乏力，腰腿酸软，记忆力减退或智力较差，小便清长，舌淡，苔少，脉细。

2. 肺脾气虚　睡眠中不自主排尿，醒后方觉，伴有自汗，面色萎黄，少气懒言，食欲不振，大便溏薄，舌淡，苔薄白，脉细。

3. 肝经郁热　睡眠中不自主排尿，醒后方觉，伴有尿量不多，气味腥臊，尿色较黄，平时性情急躁，夜间梦语，苔黄腻，脉弦细。

【治疗】

推拿法

1. 肾阳虚

处方：揉肾顶，补肾经，推三关，拇指按揉气海、关元、中极、三阴交、肺俞、脾俞、肾俞、大肠俞、膀胱俞，掌擦命门、肾俞、八髎，揉外劳宫，用较为轻柔的手法顺时针方向摩全腹，按揉神阙，捏脊，揉龟尾，推上七节骨。

方义：诸穴合用温肾固涩。

加减：尿频加揉百会。

2. 肺脾气虚

处方：揉肾顶，补肾经，推三关，拇指按揉气海、关元、中极、三阴交、肺俞、脾俞、肾俞、大肠俞、膀胱俞，掌擦命门、肾俞、八髎，揉外劳宫，用较为轻柔的手法顺时针方向摩全腹，按揉神阙，捏脊，揉龟尾，推上七节骨，补肺经，补脾经，按揉板门，按揉百会、足三里。

方义：诸穴合用重在温肾固涩，健脾益气。

加减：消化不良加揉内关。

3. 肝经郁热

处方：揉肾顶，补肾经，推三关，拇指按揉气海、关元、中极、三阴交、肺俞、脾俞、肾俞、大肠俞、膀胱俞，掌擦命门、肾俞、八髎，揉外劳宫，顺时针方向摩全腹，清肝经，清心经，清大肠，清小肠，按弦走搓摩，用食、中二指自上而下推膀胱经下肢循行线，推三阴交、涌泉。

作用：诸穴合用重在温肾固涩，佐以疏肝清热。

加减：湿热盛加揉阴陵泉、太冲。

【注意事项】

1. 合理安排患儿生活，坚持排尿训练，培养定时排尿习惯；晚餐宜少盐饮食，晚餐后不再喝过多水；注意劳逸结合，不宜让患儿过度疲劳。

2. 注意心理疏导，避免精神性或心理性遗尿，切记歧视、责骂、处罚患儿等。

3. 3岁以下儿童，由于脑髓未充，或正常的排尿习惯尚未养成而尿床者不属病理现象。个别儿童因贪睡，或懒卧不起而致尿床，只需定时唤醒排尿，不需治疗。

4. 因膀胱、尿道及附近器官炎症，包茎，蛲虫病，大脑发育不全等引起的遗尿，需积极治疗原发病。

肌性斜颈

小儿肌性斜颈是以患儿颜面转向健侧、头向患侧倾斜为特征的病证。是由于胸锁乳突肌痉挛或挛缩所致。致病原因可能与产伤或胎儿在子宫内位置不当等有关，多不能自愈，且随患儿发育而加重。

【病因病机】

中医认为禀赋不足，颈肌气血瘀滞是产生斜颈的内在因素；孕妇少动及胎儿出生时局部受损是发生斜颈的外在因素。孕妇由于坐卧少动致胎儿头偏斜，不能及时调整，阻碍一侧胸锁乳突肌血运供给，引起该肌缺血性改变，导致肌肉挛缩；或小儿出生时娩出困难，致使一侧胸锁乳突肌因受产道或产钳挤压受伤出血，血肿机化形成挛缩。病性多属虚证。

【临床表现】

患儿出生后，颈部一侧可发现有梭形肿物，以后患侧的胸锁乳突肌逐渐挛缩，可摸到较硬的肿块，患儿颜面部转向健侧，头向患侧倾斜，少数患儿颈部较硬之肿块只见于患侧锁骨端的附着处。病程较久者，可见颜面两侧不对称。

【治疗】

（一）针灸法

1. 毫针刺法

选穴：患侧肿块处。

操作：固定患儿颈部，当医者摸到患儿颈项部一梭形肿物后，左手捏起肿块，进行常规消毒，然后以 30 号 1 寸毫针对准肿块中心，直刺 0.5～0.8cm（注意勿刺穿肿物，以防刺伤颈部神经及大血管），行捻转手法 2 分钟，每日 1 次，10 次为 1 疗程。

2. 艾灸法

选穴：患侧肿块处。

操作：固定患儿颈部，医者左手拇指指腹轻按患处外侧以体验温度，防止灼伤。右手持点燃之艾条，以雀啄法灸于穴上，待皮肤红晕后，用左手指腹轻按患处。每日 1 次，10 次为 1 疗程。

（二）推拿法

选穴：患侧肿块处、天井、风池。

手法：按、揉、拿、捏、弹拨、牵拉等。

操作：患儿由家长抱坐，医者在局部施以按揉法约 10 分钟；拿捏患侧胸锁乳突肌约 10 分钟；弹拨患侧胸锁乳突肌 3～5 分钟；然后医者一手扶住患侧肩部，另一手扶住患儿头部，使患儿头颈向健侧牵引，反复数次，再以推揉手法在患侧胸锁乳突肌部操作 5 分钟。

【注意事项】

1. 手法要柔和，切忌动作生硬；牵拉颈部要适可而止，不可用蛮力。
2. 操作部位重点在肿块处，但周围组织也要照顾到。
3. 经推拿治疗数月后无效者，可考虑手术治疗。
4. 嘱家长尽量将患儿头颈姿势摆放于能牵拉胸锁乳突肌的位置，以帮助矫正畸形。

脑　瘫

脑瘫，即小儿脑性瘫痪，又称小儿大脑性瘫痪。是指出生前至出生后一个月内脑发育尚未成熟阶段，由于非进行性脑损伤所致的以姿势和运动功能障碍为主的综合征，是小儿时期常见的中枢神经障碍综合征。病变部位在脑，累及四肢，常伴有智力缺陷、癫痫、行为异常、精神障碍及视觉、听觉、语言障碍等症状。其主要病理变化是中枢神经的发育异常和脑实质的破坏性病变。

中医认为该病属于"五迟""五软""五硬"及痿证、胎怯等范畴，多与风火痰瘀等因素有关。

【病因病机】

中医学认为导致小儿脑瘫的原因有先天和后天两方面。因父母精血不足或孕妇调摄失宜，损伤胎元之气，或年事已高，患儿先天精气不足，脏气虚弱，髓海不满，筋骨肌肉失养。后天因分娩时难产、产伤，致颅内出血；或生产过程中胎盘早剥，生产后发生窒息、中毒、护理不当；或高热惊厥、昏迷造成脑髓损伤；或喂养不当，致脾胃虚弱，精髓不充，生长发育障碍而累及四肢百骸，五官九窍，以致产生脑瘫。病性多属虚证，脑髓未充或受损为本。

现代医学认为致小儿脑瘫的原因很多。父母亲有吸烟、酗酒、吸毒等不良嗜好，宫内感染、胎儿发育迟缓、早产、新生儿窒息、新生儿脑血管障碍、其他缺氧缺血性脑病及核黄疸、迁延性黄疸、颅内出血、感染、中毒等均可导致。

【临床表现】

脑瘫的表现由于病因及分型的不同而各异，以整体发育延迟，特别是运动发育延迟，原始反射残存及姿势异常，肌力、肌张力及腱反射异常等为主要临床表现。如身体发软及自发运动减少（肌张力低下），身体发硬、固定姿势（肌张力亢进），反应迟钝及叫名无反应、不笑（智力低下），头围异常，体重增加不良，吮乳无力等。

【治疗】

（一）针灸法

1. 毫针刺法

选穴：督脉穴，华佗夹脊穴及背腰部膀胱经第 1、2 侧线上的腧穴，中脘，天枢，气海，关元，曲池，外关，合谷，足三里，三阴交，百会，四神聪。

操作：固定好患儿，针刺部位进行常规消毒，然后以 30 号 0.5 寸毫针进行点刺不留针（头部腧穴可留针），每日 1 次，10 次为一疗程。

2. 灸法

选穴：中脘、天枢、气海、关元、肾俞、命门、足三里。

操作：医者左手拇指指腹轻按穴位外侧以体验温度，防止灼伤。右手持点燃之艾条，以雀啄法灸于上述穴位上，以皮肤红晕为度。每日 1 次，10 次为 1 疗程。

（二）推拿法

1. 基本操作手法

（1）患儿俯卧。医者自上而下掌摩整个脊柱 3~5 遍；用拇指自上而下依次按揉督脉穴，华佗夹脊穴及背腰部膀胱经第 1、2 侧线上的腧穴 3~5 遍；横擦腰骶部，重点擦命门、肾俞、腰阳关和八髎穴，以透热为度；掌振法振命门 2 分钟。

（2）患儿仰卧。医者用一指禅推法自印堂推至百会 7~8 遍；开天门 100 次，推坎宫 100 次，揉太阳 100 次；点按或按揉攒竹、阳白、太阳、神庭、头维、风池、天柱、哑门、风府、肩井等穴，每穴约 1 分钟；用掌摩法轻轻摩囟门 2 分钟，振百会 1 分钟；拿五经及颈项部 3~5 遍。

（3）患儿仰卧。用轻柔的㨰法、揉法作用于上下肢，同时配合关节的被动运动，每侧肢体约 10 分钟左右；按揉或点按腧穴，上肢以肩井、肩髃、肩髎、肩贞、极泉、臂臑、曲池、手三里、外关、阳池、合谷等穴为主，下肢以环跳、秩边、殷门、血海、梁丘、委中、阳陵泉、阴陵泉、足三里、丰隆、承山、昆仑、太溪、太冲、涌泉等穴为主，每穴约半分钟；用拿揉法拿四肢 3~5 遍；配合适度的摇法、拔伸法及扳法做关节的被动运动以矫正关节畸形。

2. 辨证加减

（1）肝肾亏虚　在基本操作手法的基础上，增加补脾经、补肾经各 300 次，清肝经 100 次，揉小天心 100 次，按揉或点按四神聪 5 分钟，捏脊 3~5 遍，重点按揉肝俞、肾俞、脾俞、胃俞，每穴约半分钟。

（2）痰瘀阻络　在基本操作手法的基础上，增加四肢操作时间约 15 分钟，补脾经 300 次，清肺经、清胃经各 100 次，揉天突穴、丰隆穴各 100 次，分背阴阳、腹阴阳、腕阴阳各 100 次。

【注意事项】

1. 手法要柔和，切忌动作生硬；被动运动关节时要适可而止，不可用蛮力。

2. 合理饮食，在脑瘫患儿的饮食方面要注意少食多餐，每天饮 1~2 次淡盐水，以补充水和电解质。饮食要高热量、高蛋白、高脂肪、高纤维素，及多种维生素、多种微量元素的平衡膳食。还应补充钙与维生素 A 和 D，以防骨质疏松。

3. 完善的护理、良好的卫生和充足的营养；长期坚持科学的语言和技能训练；采用理疗、体疗并结合按摩等促使肌肉松弛，改善下肢运动功能、步态和姿势；支具和矫正器可帮助控制无目的动作，改善姿势和防止畸形；手指的作业治疗有利于进食、穿衣、写字等与生活自理有关的动作训练。

小儿麻痹症

小儿麻痹症即脊髓灰质炎，是由特异性嗜神经病毒（脊髓灰质炎病毒）引起的一种急性传染病。以肢体下运动神经元性瘫痪为特征，好发于下肢。本病常发生于夏秋季节，1~5 岁小儿多见，尤其以 6 个月~2 岁者最多，成人也可发生。临床表现以发热、上消化道及肢体疼痛或无菌性脑膜炎等症状为主，部分病例发生肢体麻痹和弛缓性麻痹。若发病后一年半以上尚未完全恢复的即为小儿麻痹后遗症。

中医认为属"暑湿""湿热"范畴，因感受湿热、时疫之毒，由口鼻侵入肺、胃二经，流注经络，致气血失调，筋脉肌肉失养。后期出现肢体麻痹、肌肉萎缩、瘫痪等症，属于"痿证""痿躄"范畴。

【临床表现】

根据有无肌肉瘫痪可以将小儿麻痹症分为瘫痪型和非瘫痪型。非瘫痪型在急性期过后症状完全消失，不留任何后遗症；瘫痪型小儿麻痹一般要经过以下 3 个发展阶段。

1. 急性期　从接触感染到出现肢体瘫痪，平均 17 天。又分为潜伏期 7 天，瘫痪前期 5 天，瘫痪期 5 天。历经潜伏期，为全身反应期，有短期发热，出现类似感冒症状，约 2~5 天体温恢复正常，突然出现肢体瘫痪。

2. 恢复期　急性期后，体温正常，一般症状消失，肌肉瘫痪不再发展并开始恢复，这种恢复在头 3~6 月内速度较快，6 个月后逐渐缓慢，发病 2 年后进入后遗症期。

3. 后遗症期　神经和肌肉功能的恢复已经停止，但继发性病理改变将继续发展，相应神经支配的肌肉麻痹，这时肌肉明显萎缩，各种畸形出现在肢体上，如膝后凸或外展、足内翻、马蹄足等。临床表现轻重悬殊，病态复杂，但一般都有瘫、软、细、冷、变的特点。

【治疗】

（一）针灸法

选穴：

颈肌瘫痪：天柱、天鼎、天容。

上肢麻痹：颈夹脊、肩髃、肩髎、曲池、大椎、手三里、合谷。

下肢麻痹：腰夹脊、髀关、伏兔、足三里、解溪、环跳、风市、阳陵泉。

腹肌麻痹：胸夹脊、带脉、中脘、梁门、气海。

加减：肺热加风池、列缺，湿热加阴陵泉，肝肾虚加肝俞、肾俞。腕下垂加外关，足下垂加解溪，足内翻加悬钟，足外翻加三阴交。

操作：固定好患儿，针刺部位进行常规消毒，然后以 30 号 0.5~1 寸毫针进行针刺，补虚泻实，每次选 4~5 穴，每日 1 次，交替使用，不留针，10 次为一疗程。虚者可灸。

（二）推拿法

1. 基本操作手法

（1）患儿俯卧。医者用拇指按揉法按揉风池、天柱、大椎、肩井等穴，每穴约 1 分钟；然后用按揉法或拿揉法在颈椎两侧缓缓操作 3~5 遍；拿风池 1 分钟；用掌揉法揉肩胛及上背部约 2 分钟；拿肩井 10~20 次；滚背腰部膀胱经第 1、2 侧线约 2 分钟；用拇指按揉背腰部膀胱经第 1、2 侧线上的腧穴（重点按揉肺俞、心俞、膈俞、肝俞、肾俞等）3 遍；横擦腰骶部，重点擦命门、肾俞、腰阳关和八髎穴，以透热为度；掌振法振命门约 2 分钟。

（2）患儿仰卧。医者用拇指或中指按揉膻中、中脘、天枢等穴，每穴约 1 分钟；用一指禅推法或按揉法施于气海、关元穴，每穴约 2 分钟；掌摩法摩腹约 5 分钟；按揉或点按足三里约 2 分钟。

2. 对症施治

（1）上肢瘫痪　用滚法、揉法作用于肩关节及上肢，同时配合关节的被动运动，如外展及肘关节屈伸等，每侧肢体 2~3 分钟；按揉或点按肩井、肩外俞、天宗、肩髃、肩髎、肩贞、极泉、臂臑、曲池、手三里、外关、阳池、合谷等，每穴约 1 分钟；拿上肢 3~5 遍；摇肩、肘、腕关节 7~10 次；捻手指约 3 分钟；搓上肢 3~5 遍；抖上肢约半分钟。

（2）下肢瘫痪　用滚法、揉法作用于下肢，同时配合关节的被动运动，每侧肢体10 分钟；按揉或点按环跳、秩边、殷门、风市、血海、梁丘、委中、阳陵泉、阴陵泉、足三里、上巨虚、下巨虚、丰隆、承山、昆仑、太溪、太冲、涌泉等，每穴约半分钟；用拿揉法拿下肢 3~5 遍；配合适度的摇法、拔伸法及扳法做关节的被动运动以矫正关节畸形；捻趾间关节约 3 分钟，搓下肢 3~5 遍；抖下肢约半分钟。

【注意事项】

1. 控制传染源。严格隔离患者，隔离时间自发病起不得少于 45 天。彻底消毒患者的粪便和呼吸道分泌物。恢复期适当加强下肢功能锻炼，如上下楼梯等。

2. 小儿麻痹症是一种严重的致残性疾病，发病的结果造成患儿的肢体终生残疾，影响患儿的生活、生长和发育成熟，不仅造成患儿身体畸形，还为患儿生活自理、学习以及进入社会造成了严重障碍，所以应积极治疗。

3. 康复训练最主要的目的是恢复或代偿小儿麻痹症患者已丧失的运动功能，进而提高上肢的日常活动能力以及下肢站立和行走功能，争取达到生活自理。经常训练的内容主要有增强肌力训练、扩大关节活动范围训练，矫形器制作和使用，以及手术后肢体功能恢复训练。康复训练最好在医生指导下进行。

4. 针灸治疗小儿麻痹后遗症弛缓型瘫痪有较好效果。

实　训

填写下列表格，并按表格内容实践操作：

病名	诊断（或辨证）	针灸治疗	推拿治疗	其他疗法
发热				
腹泻				
呕吐				
腹痛				
便秘				
惊风				

第六节　五官科疾病

麦粒肿

麦粒肿俗称"针眼"，是一种常见的眼睑腺组织急性化脓性炎症，又称为睑腺炎。因发病部位的不同，有内、外麦粒肿之分：在睑缘外者，称"外麦粒肿"，在睑缘内者，称"内麦粒肿"。本病是青少年的常见病。

【病因病机】

本病多因风邪外袭，客于胞睑化热，风热煎灼津液变成疮疖；或因多食辛辣炙煿等物，以致脾胃蕴积湿热，遂使气血凝滞，停聚于胞睑皮肤经络之间而成。初起以风热外袭表现为主，继而为热毒炽盛，并可发展为热毒内陷，若反复发作则为脾虚湿热。

【临床表现】

1. **风热外袭**　本病初期，痒痛微作，局部微红肿，可触及硬结，压痛明显，或伴有发热、头痛、全身不适，苔薄黄，脉浮数。

2. **热毒炽盛**　胞睑红肿疼痛，硬结较大，有黄白色脓点，口渴喜饮，口臭，溲赤，便秘，舌红，苔黄，脉弦数。

3. **脾胃积热**　麦粒肿反复发作，症状不重，面色少华，腹胀，便结，舌红，苔薄黄，脉细数。

【治疗】

（一）毫针刺法

1. 风热外袭

选穴：合谷、风池、少泽、天井。

加减：头痛重者加太阳；麦粒肿若在上睑内眦部加睛明、攒竹，若在外眦部加瞳子髎、丝竹空，若在两眦之间加鱼腰，若在下睑者加承泣、四白。

操作：毫针刺法，少泽可用三棱针点刺出血。每日 1 次，每次留针 20～30 分钟，6 次为一疗程。

2. 热毒炽盛

选穴：曲池、内庭、行间、合谷、支沟、少冲。

加减：可根据患病部位配穴，参考风热外袭型。

操作：针用泻法，少冲可用三棱针点刺出血。每日 1 次，每次留针 20～30 分钟，6 次为一疗程。

3. 脾胃积热

选穴：阴陵泉、曲池、足三里、合谷、大横。

加减：兼有腹胀、疳积者加四缝，用三棱针点刺，挤出黏液或血水。

操作：足三里施以补法，余穴施以泻法。每日 1 次，每次留针20～30 分钟，6 次为一疗程。

（二）三棱针挑治法

选穴：肩胛间第 1～5 胸椎旁淡红色皮疹或敏感点。

操作：挑断皮疹下白色纤维组织，并捏挤使之点状出血，每次挑 2～3 根，每日 1 次。

（三）耳针法

选穴：眼、肝、脾、耳尖。

操作：耳尖点刺放血。其他穴位针刺，强刺激，留针 30 分钟，每日 1 次。屡发者可用王不留行籽或磁珠贴压法。

（四）拔罐法

选穴：大椎。

操作：用三棱针散刺出血后拔罐。

【注意事项】

1. 针灸治疗期间，切忌挤压，以免脓毒扩散，变生他证。

2. 注意眼部卫生，增强体质。

3. 本病之惯发者，常因气血虚弱，热毒易伏而再生，故肿核消退后，仍应进行辨证治疗。

4. 禁食辛辣之品，清淡饮食。

近 视 眼

近视眼是眼科常见的疾病，表现为视近物清晰，视远物模糊不清。其与远视、散光同属于屈光不正类眼病。古称"能近怯远症"。现代医学认为近视眼除遗传因素之外，多与青少年时期读写时灯光暗淡、坐位姿势不正确使眼睛的调节系统长期过度疲劳，睫状肌长期痉挛，导致晶状体亦长期处于凸度增加状态，使眼球屈光不正，前后轴变长，远处来的平行光线经瞳孔进入眼内，聚焦在视网膜之前，在视网膜上不能形成清晰的物像。

【病因病机】

近视多由青少年学习、工作不善用目力，劳瞻竭视，或禀赋不足，先天遗传所致。由于心阳不足，脾虚气弱，神光不得发越远处；或为肝血不足，肝肾亏虚以致神光衰微，光体不能远及。

【临床表现】

1. 心阳不足　视近清晰，视远模糊，视力减退，伴有心烦，失眠健忘，畏寒肢冷，神疲乏力，舌淡，苔薄，脉细弱。

2. 脾虚气弱　视近清晰，视远模糊，久视疲劳，目喜垂闭，伴食欲不振，四肢乏力，大便溏薄，舌淡红，苔薄白，脉细弱。

3. 肝肾亏虚　视近较清，但久视亦昏，远视力下降，眼前黑花飞舞，伴头晕、耳鸣、失眠多梦、腰膝酸软，舌红，少苔，脉沉细。

【治疗】

（一）针灸法

1. 毫针刺法

（1）心阳不足

选穴：睛明、风池、心俞、膈俞、内关、神门。

加减：心悸、怔忡者加巨阙、郄门；兼有头痛者，加攒竹、上星。

操作：针用补法，心俞、膈俞针后可加灸。每日 1 次，每次留针 20~30 分钟，6 次为一疗程。

（2）脾虚气弱

选穴：承泣、四白、脾俞、胃俞、足三里、三阴交。

加减：食欲不振者加中脘；前额疼痛者加头维、神庭。

操作：针用补法。脾俞、胃俞、足三里、三阴交可针灸并施。每日 1 次，每次留针 20~30 分钟，6 次为一疗程。

（3）肝肾亏虚

选穴：睛明、攒竹、肝俞、肾俞、太溪、光明。

加减：眩晕者加风池；耳鸣、耳聋者加听宫、听会。

操作：针用补法。除睛明、攒竹外，余穴可针灸并用。每日 1 次，每次留针 20~30 分钟，6 次为一疗程。

2. 皮肤针法

选穴：眼周围穴位及风池穴等。

操作：轻度或中度叩刺，每日 1 次，10 日为 1 疗程。

3. 耳针法

选穴：眼、肝、肾、心、神门。

操作：每次选 2~3 穴，中等刺激，留针 30 分钟，隔日 1 次，10 次为 1 疗程。

4. 头针法　枕上旁线、枕上正中线。两区交替使用，每日 1 次，15 次为 1 疗程。

（二）推拿法

选穴：印堂、神庭、睛明、攒竹、鱼腰、丝竹空、太阳、承泣、四白、风池、光明、养老、阳白、肩井等穴。

手法：一指禅推、按、揉、拿、捏、抹、点等。

操作：患者仰卧位，两目闭合，呼吸自然。医者以两手拇指面交替自印堂推至神庭，以两手拇指面自眉头推至眉梢，反复操作 3~5 遍；以两手拇指或中指面轻揉眼眶周围睛明、攒竹、鱼腰、丝竹空、太阳、承泣、四白、阳白等穴，每穴 1 分钟；以两手拇指面分抹上下眼眶，从内向外分抹 1 分钟；以两手拇指面按揉四肢的光明、养老、合谷，每穴 1~2 分钟。患者坐位。医者以较轻的手法拿揉风池 2 分钟；捏拿项部，由上而下，3~5遍；拿风池、肩井，每穴1分钟。

加减：

（1）心阳不足　加按揉心俞、肝俞，每穴1~2分钟；点按神门、内关穴，每穴1~2分钟。

（2）脾虚气弱　加按揉脾俞、胃俞、足三里、三阴交，每穴1~2分钟，以酸胀为度。

（3）肝肾亏虚　加按揉肝俞、肾俞、太溪，每穴1~2分钟；掌擦法横擦肾俞、命门，以透热为度。

【注意事项】

1. 针灸、推拿对轻度、中度近视疗效肯定，对假性近视疗效明显。年龄愈小治愈率愈高。

2. 在视力减退的学生中，近视眼占80%以上，说明防治视力减退的主要问题是预防近视。

3. 在针灸、推拿治疗期间，同时应重视对眼的保护，坚持做眼保健操。当看书等用眼时间较长后，应向远处眺望，对保护眼睛和预防近视有重要的作用。

耳鸣、耳聋

耳鸣、耳聋都属听觉异常、听力下降的病证。耳鸣是指耳内鸣响，如蝉如潮，妨碍听觉；耳聋是指听力不同程度减退或失听，其轻者又称为"重听"。两者可单独出现也可同时存在，后者多由前者发展而来。

现代医学的耳科病变如中耳炎、鼓膜穿孔，以及高血压、贫血、神经衰弱、药物中毒等疾病，均可出现耳鸣、耳聋，可参照治疗。

【病因病机】

耳为胆经所辖，若情志不舒，气机郁结，气郁化火，或暴怒伤肝，逆气上冲，循经上扰清窍，或饮食不节，水湿内停，聚而为痰，痰郁化火，以致蒙蔽清窍发为本病。先天禀赋不足或病后精气不充，恣情纵欲等可使肾气耗伤，髓海空虚，导致耳窍失聪；或饮食劳倦，损伤脾胃，使气血生化之源不足，经脉空虚不能上承于耳发为本病。

【临床表现】

1. 实证　突发耳鸣、耳聋，耳中闷胀，耳鸣如蝉或海潮声。肝胆火旺者耳鸣、耳聋每于郁怒之后突发或加重，多伴有头胀、烦躁、口苦、咽干、夜寐不安，舌红苔黄，脉弦数；痰火壅塞者，多见脘腹胀满，呕吐痰涎，口苦，舌质红，苔黄腻，脉弦数。

2. 虚证　耳鸣时作时止。脾胃虚弱者，劳则加剧，伴听力减退，神疲乏力，头晕目眩，食少腹胀，便溏，舌淡，苔薄白或微腻，脉细弱；肾精亏损者，耳聋渐至，耳鸣夜间尤甚，伴腰膝酸软，虚烦失眠，遗精带下，舌红，苔少或无，脉细弱等。

【治疗】

（一）针灸法

1. 毫针刺法

（1）实证

选穴：翳风、听会、外关、足临泣、中渚、丘墟。

加减：肝胆火旺者加太冲；痰火壅塞者加丰隆。

操作：每日 1 次，每次留针 20~30 分钟，6 次为一疗程。耳周腧穴的针感要求向耳底或耳周传导。

（2）虚证

选穴：翳风、耳门、太溪、听会、关元、足三里、肾俞。

加减：头晕目眩者加上星；虚烦失眠者加三阴交。

操作：每日 1 次，每次留针 20~30 分钟，6 次为一疗程。耳周腧穴的针感要求向耳底或耳周传导。

2. 耳针法

选穴：内耳、外耳、三焦、神门、皮质下、内分泌、肝、胆、肾或耳郭上的反应点。

操作：每次选 3~5 穴，毫针浅刺激，留针 20~30 分钟；或用王不留行籽贴压。隔日 1 次。

3. 穴位注射法

选穴：听宫、翳风、听会、完骨、肾俞、阳陵泉等。

操作：每次选 2~3 穴，用维生素 B_{12} 注射液，每穴注入 0.5~1mL；每日或隔日 1 次。

4. 头针法　取颞后线，间歇运针，留针 20 分钟，每日或隔日 1 次。

（二）推拿法

选穴：太阳、肩井、天宗、风池、听会、听宫、耳门、翳风、上关、下关。

手法：按、揉、拿、捏、推、抹等。

操作：

（1）患者仰卧位。分推前额 30~50 次；揉太阳 1 分钟；从上至下推耳前 100 次；按揉耳周围听会、听宫、耳门、翳风、上关、下关诸穴，每穴 1 分钟；拿捏耳郭 3 分钟。

（2）患者坐位，医者立于其后。拿肩井 50 次，按天宗 1 分钟，并分别揉之；拿揉风池及颈项部两侧，从上至下、从下而上地往返 2~3 分钟；推抹五经 1 分钟；拍打肩背部 1~3 分钟。

【注意事项】

1. 针灸、推拿治疗本病有一定效果，但应根据发病原因，对因治疗。

2. 耳鸣、耳聋的治疗效果与其病因相关。一般属实证、病程较短者疗效较好；若因药物致聋或鼓膜已严重受损，或年老肾虚者，疗效较差。

3. 生活规律和精神调节对耳鸣、耳聋患者的康复具有重要意义。应避免劳倦，节制房事，调适情绪。

咽喉肿痛

咽喉肿痛是喉咽部病变的一个主要症状，以咽喉部红肿疼痛、吞咽不利为特征，又称"喉痹"。

本病包括西医学的急、慢性扁桃体炎，急、慢性咽炎，单纯性喉炎，以及扁桃体周围脓肿等疾病。

【病因病机】

咽为胃系所属，与胃相近，喉为肺系所属，与肺相通。风热邪毒，从口鼻而入，侵犯肺系，咽喉首先受之，或过食辛热，引动胃火，灼津成痰，痰火蕴结，搏结于喉，或热邪伤阴，阴液不能上承咽喉，虚火上炎，而致咽喉肿痛。

【临床表现】

1. **风热外袭** 咽喉红肿疼痛，有干燥灼热感，吞咽不利，当吞咽或咳嗽时疼痛加重，伴有发热恶寒、头痛、口渴，舌红，苔薄，脉浮数。

2. **肺胃实热** 咽喉红肿疼痛，痛连耳根和颌下，颌下压痛明显，伴有高热、头痛、咽干、烦渴、口臭、咳痰黄稠、腹胀、便秘、小便短赤，舌红，苔黄，脉洪数。

3. **肺肾阴虚** 咽喉稍见红肿，疼痛较轻，伴有口干舌燥、手足心热，入夜症状加重，或虚烦失眠，耳鸣，舌红少苔，脉细数。

【治疗】

（一）毫针刺法

1. 风热外袭

选穴：少商、商阳、大椎、尺泽、合谷。

加减：声音嘶哑者加廉泉；咳嗽者加肺俞；咳痰不爽者加列缺。

操作：少商、大椎可用三棱针点刺出血。每日1次，每次留针20~30分钟，6次为一疗程。

2. 肺胃实热

选穴：内庭、天突、丰隆、大椎、少商。

加减：便秘、腹胀者加天枢、支沟。

操作：少商可点刺出血，余穴常规针刺。每日 1 次，每次留针 20～30 分钟，6 次为一疗程。

3. 肺肾阴虚

选穴：太溪、照海、鱼际、天突。

加减：伴有失音者加通里、廉泉。

操作：针用平补平泻法。每日 1 次，每次留针 20～30 分钟，6 次为一疗程。

（二）三棱针刺法

1. 刺血法

选穴：咽部的下 1/2 处。

操作：患者张口，医者左手持压舌板将舌体压平，右手持较长毫针沿压舌板向咽部下 1/2 处散刺约 1 分深，共 3～5 处，以出血为度。

2. 点刺法

选穴：少商、商阳、耳背静脉。

操作：穴位常规消毒后，以三棱针点刺出血，每穴挤出新鲜血液 3～5 滴，再用干棉球按压片刻，每日 1 次。

（三）耳针法

选穴：咽喉、肺、轮 1～6、扁桃体、肾上腺。

操作：实热证毫针强刺激，嘱患者做吞咽动作。留针 60 分钟，每日 1 次。

（四）穴位注射法

选穴：合谷。

操作：用 0.5～1%盐酸普鲁卡因，每次注入 0.5mL，每日 1 次，或用维生素 B_{12} 注射液，注射大椎、曲池，每次注射 0.5mL，每日 1 次。儿童一般不在合谷行穴位注射，以免导致鱼际肌挛缩等事故。

【注意事项】

1. 针刺治疗急性扁桃体炎效果较好。若扁桃体周围脓肿可转科治疗。
2. 减少刺激性食物，有助于防止其复发。

牙 痛

牙痛是口腔疾病中最常见的症状之一，属中医"牙宣""骨槽风"范畴。任何年龄和季节均可发病。

西医学中的龋齿、牙周炎、牙髓炎、根尖炎和牙本质过敏等多有牙痛症状出现。

【病因病机】

本证多因胃火、风火和肾阴不足所致。由于手足阳明经分别入上下齿，故而肠胃火盛，或过食辛辣，或风热邪毒外犯引动胃火循经上蒸牙床，伤及龈肉，损伤络脉为病者属实证。肾主骨，齿为骨之余，平素体虚和先天不足，或年老体弱，肾元亏虚，肾阴不足，虚火上炎，灼烁牙龈，骨髓空虚，牙失荣养，致牙齿松动而痛者为虚证。

【临床表现】

1. **风火牙痛** 牙痛剧烈，齿龈肿胀，遇冷、热或风等刺激时发作或加重，兼身热，口干，苔薄黄，脉浮数。

2. **实火牙痛** 牙痛剧烈，遇热或风刺激时加重，牙龈红肿，兼有口渴、口臭，便秘，或有出血、出脓等，苔黄，脉洪数。

3. **虚火牙痛** 牙痛隐隐，时作时止，常在夜间加重，齿龈微肿微红，牙根松动，咀嚼无力，可兼有头晕耳鸣、腰酸膝软等症，舌红，脉细数。

【治疗】

（一）针灸法

1. 毫针刺法

（1）风火牙痛

选穴：合谷、颊车、下关、曲池、风池、外关。

加减：咽喉痛者加少商、商阳。

操作：针用泻法，强刺激，先针刺局部腧穴，再针刺远端腧穴，合谷可左右交叉刺。每日1次，每次留针20~30分钟，6次为一疗程。

（2）实火牙痛

选穴：颊车、下关、合谷、内庭、二间。

加减：头痛者加太阳；出血者加孔最。

操作：针用泻法。每日1次，每次留针20~30分钟，6次为一疗程。

（3）虚火牙痛

选穴：太溪、合谷、颊车、下关、太冲、行间。

加减：伴有腰痛者加肾俞；头痛者加涌泉。

操作：太溪针用补法，余穴用泻法。每日1次，每次留针20~30分钟，6次为一疗程。

2. 耳针法

选穴：颌、牙、神门、屏间等穴。

操作：毫针中强度刺激，留针30分钟，或埋揿针2~3日。

3. 电针法

选穴：颊车、下关、合谷。

操作：先行毫针刺，得气后用脉冲电流，选用密波，通电 20~30 分钟。每日 1~2 次，直至缓解为止。

4. 穴位注射法　取颊车、下关、合谷、翳风。每次选 1~2 穴，用安痛定注射液，每穴注入 0.5~1mL。

（二）推拿法

选穴：合谷、外关、曲池、风池、肩井、大杼、天宗、大椎、下关、上关、地仓、颊车等。

手法：按、揉、拿、捏、擦、摩等。

操作：

（1）患者坐位，医者立于其侧。按揉合谷、外关、曲池诸穴，每穴 2 分钟，以有胀感为度；拿揉风池、肩井各 1 分钟；按揉大杼、天宗、大椎各 1 分钟；按揉下关、上关各 1 分钟；揉地仓、颊车各 1 分钟。

（2）胃火牙痛先取仰卧位，用掌摩法摩腹部 3 分钟；再取俯卧位，用指擦法从大椎擦至尾骶部，反复进行 10 次。虚火牙痛取仰卧位，双手自上而下从腹股沟捏下肢至内踝，反复进行 5 遍；再用指掐法掐太溪、行间、太冲穴各 1 分钟。

（3）取俯卧位。用拇指指腹端按揉背部两侧肾俞穴各 1 分钟；再用手小鱼际擦两足底涌泉穴各 2 分钟。

【注意事项】

1. 平时应注意口腔卫生。
2. 龋齿感染、坏死性牙髓炎、智齿难生等原因所致的牙痛，应同时针对病因治疗。
3. 本病遇咀嚼硬物和冷、热、酸、甜等刺激时加剧，若防护得当，可减少发作。

实　训

填写下列表格，并按表格内容实践操作：

病名	诊断（或辨证）	针灸治疗	推拿步骤	其他疗法
麦粒肿				
近视眼				
耳鸣、耳聋				
牙痛				

参考书目

1. 刘清国 . 经络腧穴学 . 第 9 版 . 北京：中国中医药出版社 . 2012

2. 王德敬 . 经络腧穴学 . 第 1 版 . 北京：人民卫生出版社 . 2005

3. 陆寿康 . 刺法灸法学 . 第 1 版 . 北京：中国中医药出版社 . 2003

4. 吕选民 . 推拿学 . 第 1 版 . 北京：中国中医药出版社 . 2006

5. 那继文 . 推拿手法 . 第 3 版 . 北京：人民卫生出版社 . 2014

6. 宋少军 . 推拿技术 . 第 1 版 . 西安：西安交通大学出版社 . 2013

7. 周信文 . 推拿治疗学 . 第 2 版 . 上海：上海中医药大学出版社 . 2012